AUGENFITNESS

Strategien für gutes Sehen bis ins Alter

R.C. Jann

Impressum

Bibliografische Informationen der Deutschen Nationalbibliothek
Die Deutsche Nationalbibliothek verzeichnet diese Publikation in der Deutschen Nationalbibliografie; detaillierte bibliografische Daten sind im Internet über http://dnb.d-nb.de abrufbar.

ISBN: 978-3-95894-286-8 (Print)

Umschlag: Prodesign (UA)
Grafiken: Gus (ID) & FCG (LK)

Für meine Familie und guten Freunde

Inhalt

Motivation

Ich bin Augenoptiker geworden, weil ich mir schon mit 14 Jahren nicht vorstellen konnte und wollte, jemals einen anderen Beruf zu ergreifen. Bis heute liebe ich es, jeden einzelnen Tag meinen Traumberuf ausführen zu können. Brillen und Kontaktlinsen sind fast ein familiäres Mitglied in meinem Leben. Eines Tages aber kam es, wie es kommen musste. Ich stellte mir eine Frage:

Warum haben manche Menschen eine Brille und andere nicht?

Es gibt in den Hochlands im südlichen Ecuador eine sehr naturverbundene Einwohnergruppe, die keine Brillen braucht und zudem, im Schnitt älter wird als die Einwohner Europas.

Sind es die Gene, die das begünstigen, oder gibt es andere Gründe?

Das führte mich zwangsläufig zu einer Problematik unserer Zeit. Wir leben in einer sehr privilegierten Welt und haben dauerhaften Zugang zu Wasser und Nahrungsmitteln. Allerdings haben wir, meiner Meinung nach, verlernt, uns um uns selbst und unsere Gesundheit zu kümmern. Menschen in der sogenannten «zivilisierten» westlichen Welt gehen zum Arzt, wenn sie krank sind und erhalten dann eine Diagnose. Nun fordern wir, flehen fast, dass der Arzt uns vor den Konsequenzen dieser Erkrankung rettet. Wir versprechen auch alles zu tun, um es wieder besser werden zu lassen. Was aber wäre, wenn wir nicht eine sekundäre Prävention geloben, dann wenn uns das Schicksal zwingt, sondern wir würden eine primäre Prävention betreiben und dafür sorgen, dass wir niemals krank werden.

Jetzt könnten Sie meinen, ich als Optiker habe doch in der Regel nichts mit Krankheiten zu tun. Da haben Sie teilweise recht. Ich bin kein Arzt und habe keine konventionelle, medizinische Ausbildung. Aber nehmen wir gerne einmal die Kurzsichtigkeit. Vielleicht haben Sie davon schon einmal gehört. Immer mehr Kinder, und die WHO sagt bis 2050, sogar 50% der Welt, können ohne Brille den Lehrer an der Tafel nicht mehr sehen. In einigen Fällen vermutlich kein größeres Problem, aber in manchen schon. Diese Kurzsichtigkeit selbst wird ab einer höheren Ausprägung als Krankheit definiert und hat eine Vielzahl von sekundären Erkrankungen zur Folge. Eine davon ist Blindheit, also eine recht imposante.

Die heutigen, modernen Lösungen unserer Medizin und Wissenschaft sind unter anderem Brillengläser. In diesem Fall sehr spezielle und besonders teure. Wir haben also einige Mittel gefunden, um das Problem zu «bekämpfen».

Ich möchte Ihnen, mir und meinen Kindern aber einen Weg anbieten und Sie einladen, diesen wenigstens einmal ernsthaft zu durchdenken. Und zwar indem wir versuchen, diese erste «Erkrankung» mit einer primären Prävention zu verhindern. Es gibt noch mehr Menschen, als die indigenen Einwohner in Ecuador, die deutlich machen, dass es sehr wohl möglich sein kann gesund zu bleiben.[1]

Statt dem Kind im Brunnen ein Seil zuzuwerfen und es zu retten, will ich mit Ihnen ein Holzbrett auf den Brunnen legen, damit das Kind erst gar nicht hineinfällt.

---

[1] Googeln Sie in diesem Zusammenhang gerne einmal den Begriff «blaue Zonen» und lassen sich im WWW treiben.

Vorwort

Jetzt stellen Sie sich doch bitte mal Folgendes vor:
Sie liegen entspannt und wohlig in Ihrem Bett. Es war eine wunderbare Nacht. Sie hatten einen unglaublich schönen Traum. Die Bettdecke ist warm von der Nacht und liegt weich auf der Haut. Es drängt Sie kein Wecker nach draußen. Es ist Sonntag, vielleicht der beste Tag der Woche. Sie haben keinen Stress, keine Arbeit.

Vielleicht liegt sogar noch ein wunderbarer Mensch neben Ihnen und atmet langsam und ruhig. Es könnte nicht besser sein. Sie räkeln sich und fangen langsam an, sich zu bewegen. Erst zuckt der Arm ein wenig, dann vielleicht ein Bein. Sie entscheiden sich, die Nacht zu beenden und öffnen die Augen und sehen: **NICHTS**.

Gar nichts, um genau zu sein. Sie reiben die Augen und werden langsam nervös. Es bleibt dabei: Ihre Welt ist schwarz und dunkel. Es wird kalt und unwirklich um Sie herum und Sie hoffen, in einem bösen Traum zu sein. Aber nein – es ist die Realität: *Sie sind über Nacht blind geworden.*

Geraten Sie nun nicht in Panik. Panik ist nie gut, wie meine dreijährige Tochter zu sagen pflegte und da Sie diese Zeilen lesen können, auch nicht angebracht. Wenn Sie nun aber auf einen Sinn verzichten müssten, warum auch immer:

Was würden Sie opfern? Das Hören, Schmecken, Riechen, Fühlen oder das Sehen?

In diversen Umfragen quer über den Globus wurde immer wieder bestätigt, dass sich Menschen lieber von allen anderen Sinnen oder gar einem Bein oder Arm trennen würden als vom Augenlicht.

Gibt es auch Gründe dafür, lieber das Sehen zu opfern als das Schmecken, Fühlen, Riechen oder Hören?

Welche wunderbare Musik hätte Beethoven[2] wohl noch komponiert, wäre er nicht derart schwerhörig geworden? Sein Leiden, als Musiker kaum etwas zu hören, führte ihn in schwere Depressionen und zu Suizidgedanken. Hier haben wir sicher einen Menschen, der sich den Verlust eines anderen Sinnes als dem Hören gewünscht hätte, oder vielleicht sogar hat. Oder kennen Sie Jane Eyre[3], sie hat ihren «Helden» erst bekommen, als dieser blind war. Vermutlich waren das aber Ausnahmen. Viele Experten nehmen an, dass wir die meisten Informationen über das Auge aufnehmen. Und ich vermute, wir sind uns einig, dass es wohl auch die Wichtigsten sind. Das Sehen wird in hohem Maße direkt mit dem Lernen in Verbindung gebracht. Es zeigt sich in vielen Studien und Theorien zum Lernen, dass wir wohl im Schnitt mehr als zwei Drittel unseres Wissens über die Augen aufnehmen.

Im Übrigen nehmen wir mit einem anderen Körperteil viel mehr Daten auf. Es handelt sich dabei rein um die Datenmenge, nicht um die Wichtigkeit. Während wir die Augen bei Bedarf schließen können, sind die Ohren dauerhaft online. Die Datenmenge, die hier produziert wird, ist damit vermutlich den Augen überlegen. Die Verarbeitung im Gehirn spricht allerdings dafür, dass die meisten Menschen sich nach dem Sehen ausrichten.

Erinnern Sie sich gerne an das Gedankenexperiment vom Anfang. In der Regel werden Sie nicht über Nacht blind. Die meisten Menschen erwerben im Laufe eines Lebens die Blindheit durch einen Unfall oder eine Krankheit. In der heutigen Zeit ist die Wissenschaft in der Lage, eine Vielzahl von Ursachen präzise zu identifizieren, die Ihnen in diesem umfassenden Radgeber nähergebracht werden. Trotz dieser

---

[2] Ludwig lebte von 1770 bis 1827. Er hatte ein Gehörleiden das seine Karriere als Komponist viel zu früh beendete.

[3] Der Roman von Charlotte Brontë wurde 1847 zuerst unter einem Pseudonym veröffentlicht. Lesen Sie diesen Roman gerne mal bei Gelegenheit.

Fortschritte gibt es immer noch viele Menschen, die sich unbeabsichtigt selbst schaden, insbesondere wenn es um die Pflege ihrer Augen geht. Unsere Augen sind ein kostbares Gut, das wir täglich nutzen, und dennoch behandeln wir sie oft lieblos. Doch das muss nicht sein, und sollte es auch nicht.

Die Verantwortung für das «gute Gelingen» Ihrer Sehkraft liegt in Ihren eigenen Händen. Dieser Radgeber bietet Ihnen die Möglichkeit, Ihre Augenpflege zu optimieren und ein tieferes Verständnis für die Zusammenhänge zu entwickeln, die Ihre Sehkraft beeinflussen können. Indem Sie sich auf eine faszinierende Reise in die wunderbare Welt der Augen begeben, öffnen Sie sich neuen Erkenntnissen und staunenswerten Möglichkeiten. Ein bewusster Umgang mit Ihren Augen und deren Pflege kann nicht nur die aktuelle Sehkraft verbessern, sondern auch eine Grundlage für eine langfristige visuelle Gesundheit legen. Die im Buch vorgestellten Informationen und Empfehlungen bieten Ihnen eine solide Basis, um Ihre Augenpflege-Routine zu optimieren und potenzielle Risiken zu minimieren.

Es ist wichtig zu erkennen, dass jeder Einzelne die Macht hat, aktiv zur Erhaltung seiner Sehkraft beizutragen. Indem Sie die Inhalte dieses Radgebers verinnerlichen und die vorgestellten Prinzipien in Ihren Alltag integrieren, können Sie die Gesundheit Ihrer Augen langfristig fördern. Die bewusste Entscheidung, sich um die eigene Sehkraft zu kümmern, ist ein Schritt in Richtung einer visuellen Zukunft, die durch Klarheit, Komfort und Wohlbefinden geprägt ist.

«Reisen ist das Entdecken, dass alle Unrecht haben mit dem, was sie über andere Länder denken.»
Aldous Huxley[4]

[4] Aldous lebte von 1894 bis 1963 und schrieb einige sehr berühmte Romane. Nebenbei hat er auch noch eine wunderbare, aber ungewöhnliche, Autobiografie zum Thema «Sehen» verfasst.

Handhabungshinweis

Ich freue mich, Sie als Leser:in in meinem Buch begrüßen zu dürfen. Gerne möchte ich Sie in den nächsten Wochen begleiten und auf eine abenteuerliche Reise in den menschlichen Körper mitnehmen. Sie werden alles mit einem Filter anschauen: **den Augen**. Sie werden erkennen, dass Sehen mehr ist als ein Fotoapparat.

Vielleicht fragen Sie sich nun: Was soll das? Noch ein Buch aus der Rubrik der Körperteil-Ratgeber?

Nun, Ja und Ja – dieses Buch ist keine Kopie oder der Versuch, einen großen Erfolg als Trittbrettfahrer zu nutzen. Nein, ich sehe das so: Jedes dieser Bücher ist ein Puzzle-Stück, das im gesamten den Menschen darstellt. Es wäre also sehr gut, wenn Sie auch all die anderen Körperteil-Ratgeber lesen. Diese Version allerdings, das mag ich Ihnen jetzt schon verraten, ist kein klassischer Ratgeber.

Meine Frau und ich haben das große Glück, spät noch Eltern geworden zu sein. Obwohl die Zwerge mich um viel Nachtschlaf bringen, würde ich sie niemals eintauschen. Beeindruckt bin ich als Neu-Elternteil über die schier unglaubliche Menge an Erziehungsempfehlungen, die man, besonders als Mann, erhält.

Deswegen mag ich auch keine nur allzu gut gemeinten Ratschläge mehr hören und werde Ihnen keine geben. Ich werde Ihnen in diesem Buch ein «Rad[5]» geben.

---

[5] Warten Sie bitte bevor Sie mit einem Rotstift einen Schreibfehler anstreichen. Dies hier ist ausnahmsweise keiner.

Dieses Rad finden Sie nach den Kapiteln Eins bis Sieben und können es gerne für das private und berufliche Leben nutzen oder auch nicht.

Ich habe mich schon als Jugendlicher dazu berufen gefühlt, Optiker zu werden und möchte nun auch Sie anstecken mit der Begeisterung für ein Körperteil, das vielleicht ein ganz kleines Stück mehr einem Wunder gleichkommt als alle anderen. Dabei verzichte ich fast vollkommen auf medizinische Namen und Zahlen. Sie sollen wie ein Forscher die beeindruckende Welt Ihrer Augen kennenlernen. Wie viele Millimeter es groß ist oder wie der Arzt oder Optiker dies oder das nennt, ist unerheblich. Wir wollen zusammen das Wesen der Augen erkennen und nicht die einzelnen Körperstellen etikettieren. Sind Sie dabei? Dann lassen Sie mich kurz einige Regeln für das Lesen aufstellen.

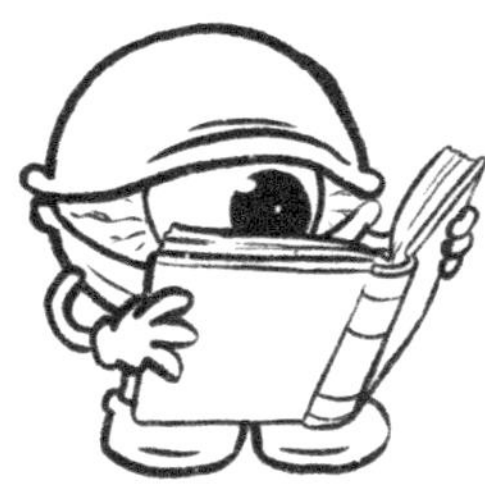

Leseregeln:

- maximal 10 Minuten am Stück, Timer stellen
- mindestens 20 Minuten Pause einlegen
- maximal 30 Minuten am Tag

In diesem Buch werden Sie das Sehen erleben.

Damit sich dieses *(vermutlich neue)* Wissen bei Ihnen auch im Alltag durchsetzt, möchte ich Sie gerne einladen und inspirieren, zusätzlich einige bewährte Lernmethoden auszuprobieren.

ABC-Methode[6]

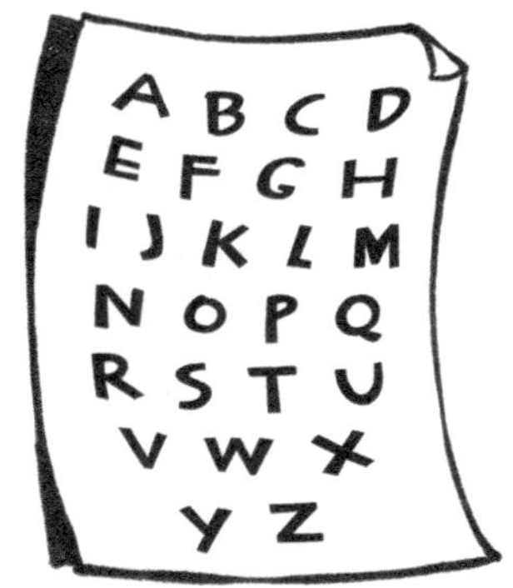

Vor jedem Kapitel machen Sie bitte eine Inventur. Nein, nicht im Betrieb oder als studentische Aushilfskraft im Baumarkt Schrauben zählen. Ich möchte, dass Sie sich hinsetzen und eine Inventur von einem Thema machen. Zu diesem Zweck nutzen wir eine geniale, einfache Idee.

Sie finden im Anhang für jedes Kapitel einen geeigneten Vordruck. Falls Sie das Buch aber nicht beschmieren wollen, nutzen Sie die Seite einfach als Kopiervorlage oder laden sich auf der Homepage www.op2metrie.blog[7] die Vorlage herunter.

Nun starten wir mit der Aufgabe. Ähnlich, wie in dem vermutlich bekannten Spiel «Stadt-Land-Fluss» machen wir eine senkrechte Version davon. Schauen Sie sich gerne den Vordruck im Anhang an, das hilft vermutlich die Fragezeichen aus Ihrem Blick zu entfernen.

Stellen wir uns vor, das Kapitel hieße «Bäckerei». Dann haben Sie nun zwei Minuten, um zu jedem Buchstaben alle Begriffe zu eben diesem Begriff zu notieren, die Ihnen einfallen.

Es gibt hierbei im Übrigen nicht, wie in der Schule, richtig oder falsch. Es handelt sich um Ihre Inventur, nicht um meine.

Es können auch mehrere Begriffe mit einem Buchstaben gefunden werden, wie zum Beispiel: Brot, Brötchen, Baguette. Sie müssen auch nicht von A bis Z arbeiten, sondern können kreuz und quer mit den Augen springen. Nach zwei Minuten ist aber Schluss. Seien Sie bitte ehrlich zu sich selbst. Im Anhang finden Sie neben den Vordrucken auch einen Interpretationsvorschlag für die Ergebnisse.

---

[6] Nach einer Idee von Vera F. Birkenbihl

[7] Die Liste ist kostenpflichtig, mit dem Code: ABC123 bekommen Sie aber durch den Kauf dieses Buches 100% Rabatt.

Natürlich ist das eine sehr persönliche Angelegenheit und eine Auswertung ist nur bedingt möglich. Aber ich behaupte mal, dass die Menge und die Qualität der angegebenen Wörter einen kleinen Rückschluss auf Ihre Expertise erlaubt. Sollten Sie bereits bei fast allen Buchstaben einen Begriff eingetragen haben, werden Sie in diesem Thema sicherlich schon ein Experte sein. Falls nicht, herzlichen Glückwunsch: Für Sie ist dieses Buch hervorragend geeignet, um sich dem Thema zu nähern.

Die Idee, die hier vorgestellt wird, stammt von der renommierten Kommunikationswissenschaftlerin Vera F. Birkenbihl. Sie schlägt vor, dass Sie die sogenannte ABC-Liste nicht nur als eine einmalige Übung verwenden sollten, sondern diese regelmäßig aktualisieren können. Dabei ist es hilfreich, jedem Eintrag auf Ihrer Liste das Tagesdatum zuzuordnen. Dies ermöglicht es Ihnen, zu einem späteren Zeitpunkt den Fortschritt Ihrer Lernbemühungen zu visualisieren und nachzuverfolgen. Mit anderen Worten, Sie können Ihre ABC-Liste als ein leistungsfähiges Werkzeug nutzen, um Ihre Lernziele zu erreichen und Ihr persönliches Wachstum über die Zeit hinweg zu dokumentieren. Diese Methode kann Ihnen dabei helfen, Ihre Fortschritte sichtbar zu machen und motiviert zu bleibe.

C wie Cookie
oder K wie Keks?
Egal – ich mag
beides.

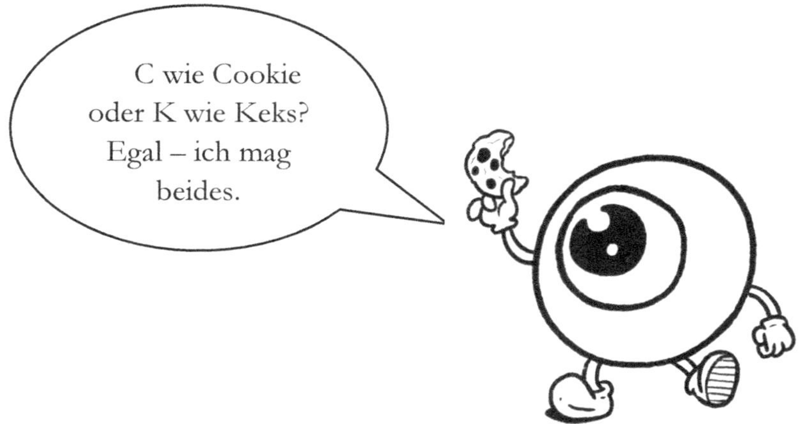

Graffiti-Methode nach Birkenbihl

Nach jedem Kapitel bitte ich Sie, sich Zeit für eine bildliche Reflexion zu nehmen.

Zu diesem Zweck schreiben Sie bitte das Thema oder ein Lieblingswort aus dem Kapitel als Überschrift groß und fett auf ein Blatt Papier. Nun suchen wir, also eigentlich Sie allein, zu jedem dieser Buchstaben eine Assoziation. Der Gedanke ist dabei ähnlich der ABC-Methode, nur sind Sie diesmal limitiert durch die Buchstaben des Wortes.

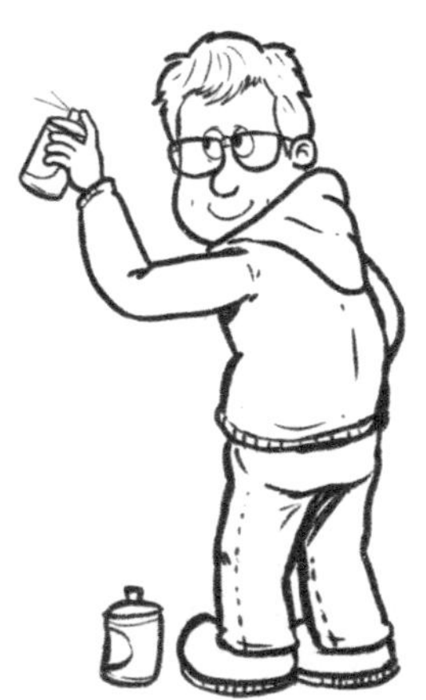

Vertrauen Sie mir – je häufiger Sie das machen, umso mehr verstehen Sie den Sinn dieser Methode und erkennen ihre Wirkung. Sie müssen aber natürlich weder die ABC-Liste noch das Graffiti erstellen.

Modulares Lesen

Es ist nicht zwingend notwendig, dieses Buch in der herkömmlichen Reihenfolge zu lesen. Die Kapitel bilden eigenständige Module, sodass Sie problemlos zwischen den Abschnitten hin- und herspringen können. Da wir uns nicht persönlich kennen, kann ich Ihre individuellen Vorlieben und Lesegewohnheiten nicht kennen. Daher empfehle ich Ihnen, sich auf Ihr Bauchgefühl zu verlassen und nach eigenem Ermessen vorzugehen. Lesen Sie, was Ihnen am meisten zusagt und wo Ihr Interesse am stärksten ist.

Dank dieser flexiblen Herangehensweise können Sie das Buch nach Ihren persönlichen Bedürfnissen und Ihrem eigenen Leseerlebnis erkunden. Passen Sie die Themen an Ihre Interessen und Prioritäten an und lassen Sie sich von Ihrem eigenen Fluss und Ihrer Neugier leiten.

Sind Sie bereit, diese Freiheit bei Ihrer Lektüre zu nutzen?

Kapitel 1

Die wunderbare Welt des Sehens

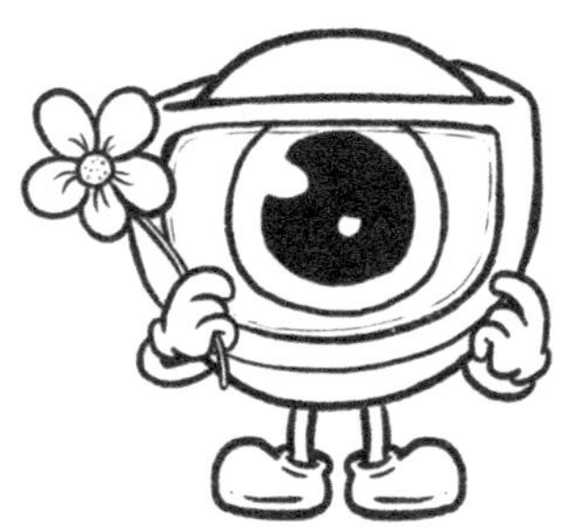

Bevor Sie nun fröhlich vergnügt in das erste Kapitel einsteigen, würde ich mich freuen, wenn Sie sich die zwei Minuten nehmen, um ein ABC zu dem Thema: **Sehen – Was ist das?** zu machen. Sie finden zu diesem Zweck im Anhang eine geeignete Kopiervorlage[8] oder Sie schreiben gleich in das Buch hinein.

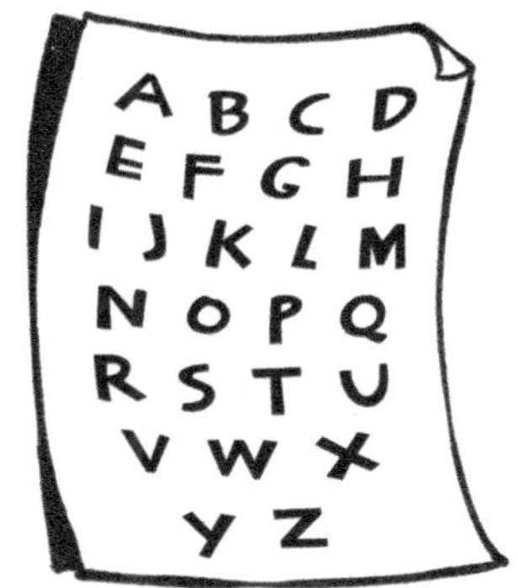

Ging es Ihnen im Vorwort auch so? Dass Ihnen aufgefallen ist, dass wir das, was wir haben, erst zu schätzen wissen, wenn wir es verloren haben?

Jeden Tag gehen wir Menschen durch die Welt und sehen, schauen, betrachten, gucken, erblicken, beobachten und übersehen dennoch so viel. Man sagt, dass Schönheit im Auge des Betrachters liegt. Allerdings behauptet der kleine Prinz[9] vermutlich auch zu Recht, dass wir eigentlich nur mit dem Herzen richtig sehen.

Was bedeutet Sehen wirklich?

Dazu eine kleine Geschichte:

Ein Architekt, ein Maler und ein Casanova machen eine Alpenwanderung und gehen gemeinsam einen Berg hinauf. Dabei beobachtet der Architekt alle Gebäude auf das Genaueste. Wie sich die kleine Berghütte in die Landschaft schmiegt. Wie die Holzbalken die Statik des Gebäudes aufbauen und wie die, teilweise sehr alten, Scheunen doch noch stabil und massiv am Berg stehen. Der Maler hingegen beobachtet das Licht, die Farben und die Empfindungen, die bei ihm geweckt

[8] Falls Ihnen beides nicht gefällt, laden Sie sich die Vorlage auf www.op2metrie.blog herunter. Code: ABC123

[9] Antoine de Saint-Exupéry 1943 – Der kleine Prinz, ein sehr lesenswertes Buch für Groß und Klein.

werden. Er erlebt die ganze Welt und fühlt sich in diese hinein. Der dritte, unser Don Juan, schaut jedem Rock hinterher und erfreut sich des Tages.

Angekommen auf der Bergspitze sitzen die Freunde zusammen bei einem guten Glas Wasser und diskutieren über den Weg, den sie gerade gegangen sind. Es fällt auf, dass der Maler einige Gebäude gesehen hat, von denen der Architekt erzählt. Auch hat der Künstler einige der Damen wahrgenommen, die der Frauenheld beschreibt, aber der Architekt und der Schürzenjäger haben den Weg vollkommen unterschiedlich gesehen. Hier kommt der alte Spruch von Nietzsche[10] gut zur Geltung:

Jedes Sehen ist perspektivisch.

Sie sehen *(schönes Wortspiel – oder?)* also, es kommt nicht nur auf die Augen und ihre Funktion an. Das Sehen geht nicht ohne das Gehirn. Einige Neuro-Wissenschaftler sagen sogar, das Sehen geht nur im Gehirn. Genau genommen sind die Augen sogar die direkte Verlängerung der denkenden Körperorgane und werden daher in vielen Abbildungen in der Medizin direkt mit dem Gehirn zusammen dargestellt. Wir werden also nicht darum herumkommen, uns auch um das Gehirn und die Sehzentren zu kümmern.

Kennen Sie Menschen, die nur glauben, was sie sehen?

Machen Sie doch mal ein Experiment mit Ihren Freunden. Kaufen Sie ein paar unterschiedliche Joghurt-Geschmacksrichtungen; alles außer Erdbeere ist erlaubt. Zudem eine kleine Flasche rote Lebensmittelfarbe. Nun färben Sie mal den Mango-Joghurt zartrosa, so wie Sie einen Erdbeer-Joghurt erwarten würden. Lassen Sie Freunde diesen nun probieren und raten, welcher Geschmack das ist. Sie werden Kirsche und Erdbeere angeben.

---

[10] Friedrich war ein deutscher Philosoph, der eine etwas unorthodoxe Liebe zu Pferden hatte. Er lebte und wirkte in Deutschland und der Schweiz von 1844 bis 1900.

Was bedeutet das aber nun?

Ich finde, dieser Test ist ein eindrücklicher Beweis dafür, dass das Sehen wichtiger bewertet wird als der Geschmack. Es scheint ganz so zu sein, dass manche Sinne mit höherer Priorität verarbeitet werden. Das Sehen gewinnt nicht nur beim Geschmack, nein auch beim Hören wird es höher beurteilt. Was wir sehen, beeinflusst unser Verhalten und Handeln mehr als das, was wir hören. Achten Sie gerne einmal in Ihrem Alltag darauf.

Wie funktioniert das Sehen?

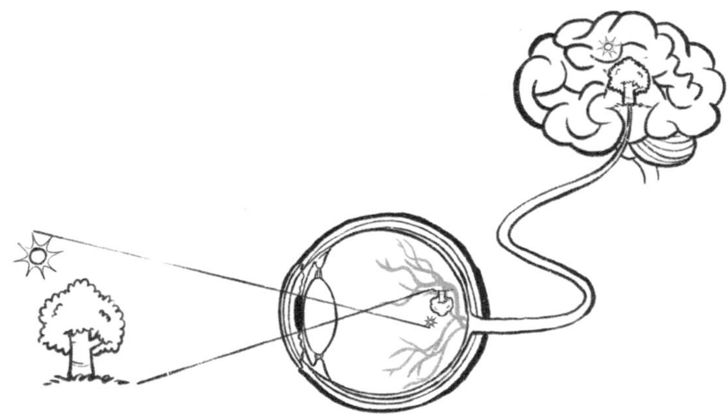

Vor über einem Jahrzehnt hatte ich als Geschäftsführer einer kleinen Optikerkette in der Schweiz die Idee, meine Auszubildenden mit einer Aufgabe zu quälen. Ich forderte meine «Schützlinge» auf, eine Geschichte zu schreiben:

Wie kommt das Licht in das Auge?

Welche Stellen werden passiert und was geschieht dort? All das am besten untermauert mit möglichst vielen Zahlen, Daten und Fakten.

Ich möchte die gleiche Aufgabe heute für Sie erledigen, vielleicht auch als Form der Wiedergutmachung für meine Folter. Um den Text aber auch für einen Laien lesbar zu gestalten, versuche ich das romanhaft anzulegen. Diese Idee stammt nicht von mir, sondern einem sehr guten Freund. Er war ein begeisterter Optiker und hat «Jimmy, den Lichtstrahl» erfunden. Leider habe ich ihm meine Liebe zur Optik wohl nicht vermitteln können, denn einige Jahre später ist er Lehrer für Akustik[11] geworden, wie auch zwei meiner Auszubildenden heute nicht mehr als Optiker, sondern als Akustikexperten tätig sind.

Scheinbar wechselt man die Branche, wenn man länger mit mir zusammenarbeiten muss. Sollten Sie also Optiker sein, nehmen Sie sich bitte in Acht. Ich möchte nicht noch für weitere Verluste in der Branche verantwortlich sein.

Es war einmal …

Vor ungefähr sieben Minuten hat der Wirt angefangen, mein Pils zu zapfen. Ungefähr zur gleichen Zeit hat sich ein Freund von mir auf den Weg gemacht. Er ist einer der besten Surfer der Welt. Jimmy kommt aus einer sehr warmen Region – nein, nicht Australien – er kommt von der Sonne. Jimmy ist ein Photon. Obwohl er so unglaublich klein ist, hat er eine Menge Energie. Diese nutzt er und reitet auf einer Welle zu uns auf die Erde. Er nimmt dabei eine Geschwindigkeit auf, die mehrere millionenfach schneller ist als mein Auto. Das Unglaubliche dabei ist aber, dass sein Tank nicht leer wird. Solange sich ihm niemand in den Weg stellt, surft er einfach weiter. Gelegentlich fliegt Jimmy an Planeten vorbei und es kommt vor, dass die Gravitation ihn von seinem Weg etwas ablenkt. Aber bei der Geschwindigkeit ist so ein Umweg schnell wieder vergessen. Schon kurz bevor das Bier seinen Weg zu mir nimmt, durchbricht Jimmy unsere Atmosphäre und wird etwas von der neuen Umgebungsluft abgelenkt. Das kann ich

---

[11] Thorsten *(Name wurde anonymisiert)* wollte zwar Lokomotivführer werden, ist aber einer der besten Optiker und Akustiker der Welt geworden. Er wohnt, lebt und arbeitet in der Schweiz. Danke, dass wir befreundet sind.

sogar von meinem Platz im Biergarten aus sehen. Jimmy und seine Freunde verursachen einen blauen Schimmer über mir, den ich üblicherweise Himmel nenne. Heute ist er besonders gut zu erkennen, deswegen bin ich ja auch im Biergarten gelandet. Jimmy knallt mit seiner enormen Geschwindigkeit auf das Bierglas und wird davon zurückgeschleudert. Er hat seine Bahn verändert und steuert nun auf mein Auge zu. Jimmy ist nicht einfach irgendein Photon – nein, er liebt besonders die Farbe Goldgelb, weswegen er auch von dem gelblichen Gebräu in meine Richtung abgelenkt wurde. Seine Freunde, die mit ihm unterwegs waren, sind teilweise vorbeigerauscht und erst an der blau-weißen Tischdecke in ihrer Flugbahn gestört worden. Jimmy kommt aber weiterhin ungebremst auf mich zu. Er schlägt wie ein Geschoss auf meinem Auge auf und wird dort unsanft um fast ein Drittel gebremst. Für ihn ist das aber kein Problem, er könnte seine ursprüngliche Geschwindigkeit wieder aufnehmen, wenn er sich nicht in meinen Augen verändern würde.

Jimmy bekommt erstmal nasse Füße, als er auf meinem Auge auftrifft. Das Auge selbst ist etwa halb so groß wie ein Golfball, aber beim besten Willen nicht so stabil. Dennoch übersteht das Auge die dauerhafte Bombardierung mit Lichtteilchen gut. Falls Sie sich nun über den Terminus «Bombardierung» wundern, schauen Sie mal einige Folgen «Raumschiff Enterprise».[12] Dort wird mit Photonentorpedos geschossen. Nun ja, bei Lichte betrachtet ist das also nichts anderes als Licht, das auf jemanden geschossen wird. Das passiert täglich auch in unseren Augen.

Jimmy wurde von meiner Tränenflüssigkeit gebremst. Welchen Zweck die eigentlich hat, merkt man erst, wenn sie mal fehlt.

So wie eine Tür geölt sein sollte, damit sie nicht quietscht, so sollte das Auge benetzt sein, damit es nicht reibt. Trockene Augen sind unglaublich nervig und mühsam. Das fühlt sich nicht gut an und zu allem

---

[12] Beam me up, Scotty.

Überfluss kann Jimmy dann auch nicht mehr so optimal durch unser Auge sausen. Das Wasser ist also ungeheuer notwendig.

Wenn das aber so wichtig ist, dann stellt sich die Frage, warum es bei einigen Menschen fehlt.

Schauen Sie sich noch einmal die Skizze des Auges am Anfang des Kapitels an. Die vorderste Fläche ist wie eine kleine Glaskuppel geformt und auf der schwimmt das Wasser. Leider ist der Mensch aber normalerweise senkrecht unterwegs und deswegen fließt das Wasser der Erdanziehung entgegen. Eigentlich kann das Wasser also gar nicht auf der Bergkuppel verweilen, tut es aber trotzdem. Wir haben glücklicherweise etwas «Tapetenkleister» auf dem Auge. Damit wird das Wasser bestmöglich festgehalten. Zudem wird ständig nachproduziert und das Wasser, das unten ankommt, kann durch einen kleinen Kanal direkt in die Nase abfließen. Schon superclever gemacht von der Natur. Nur leider kommt es gelegentlich dazu, dass der Kleber nicht mehr funktioniert, zu wenig Wasser produziert wird oder das Wasser zu schnell abfließt. Das findet dann nicht nur Jimmy blöd, sondern auch der Besitzer des Auges. Denn das schmerzt ungeheuerlich. Aber ich habe auch eine gute Nachricht: Es gibt Hilfe. Wir sind nicht nur ein Opfer, sondern in vielen Fällen können wir selbst etwas dafür tun, das die Benetzung gut funktioniert. Manchmal muss aber der Augenarzt helfen und zum Glück ist es ganz, ganz selten hoffnungslos.

Es gibt tatsächlich bestätigte Fälle, in denen dauerhaft trockene Augen Menschen in den Selbstmord getrieben haben. Also seien wir alle froh, dass Jimmy jetzt erstmal nasse Füße hat.

Nach dem Tränenfilm kommt die menschliche Hornhaut. Warum die so heißt, weiss ich auch nicht. Als Optiker ist mir bereits frühzeitig aufgefallen, dass die Beschaffenheit meiner Hornhaut am Fuß und jene in meinem Auge nicht übereinstimmt. Die Hornhaut am Fuß ist deutlich sichtbar und relativ unempfindlich; die Hornhaut am Auge ist sehr sensibel und durchsichtig – und das ist gut so. Die Hornhaut ist ein wunderbares Beispiel für die Komplexität der Natur. Wir haben hier ein stabiles Gebilde, das über viele Jahre eines Menschenlebens seine Form aufrechterhalten kann, zudem lebendig und transparent ist. Es wäre echt blöd, wäre Jimmy jetzt auf die Hornhaut an meinem Fuß geknallt. Er wäre wieder reflektiert worden, mehr nicht. Aber weil Jimmy auf meine Augen-Hornhaut geschossen ist, kann er weiter surfen.

Die Struktur der Hornhaut muss wohl so ähnlich sein wie ein Gitter, durch das sich Jimmy schnell durchquetschen kann. Diese Konstruktion macht es erst möglich, dass Sie diesen Text hier lesen können. Im Grunde ist es aber gar nicht so verrückt oder ungewöhnlich. Strahlungen unterschiedlicher Natur können verschiedene Substanzen einfach durchdringen. So ermöglicht uns die Röntgenstrahlung einen Blick in das Innere des Menschen oder die Wellen des Radiosenders durchdringen unsere Wohnung und erlauben uns, Musik zu hören. Da Licht nichts anderes ist als elektromagnetische Strahlung, ist es daher auch nur allzu wahrscheinlich, dass es Körper gibt, die diese Strahlung durchlassen und andere eben nicht. Das Wunder entsteht weiter hinten im Kopf, wenn aus den Lichtphotonen unsere Wirklichkeit entsteht. Also schauen wir mal nach, wohin Jimmy nun fliegt. Die Hornhaut hat ihn nicht nur weiter gebremst, nein – Jimmy wurde auch in seiner Flugbahn abgelenkt.

Die Hornhaut hat das Ziel, alle Lichtstrahlen zusammen zu bringen. Diese Aufgabe kann sie aber nur gemeinsam mit der nachfolgenden Augenlinse erreichen. Nach der Hornhaut wird es wieder feucht. In unseren Augen ist Salzwasser. Neben der Stabilität hat es auch die Aufgabe, das Auge zu versorgen. In der Regel ist diese Flüssigkeit in Menge und Transparenz konstant. Begrenzt wird dieser kleine Raum durch die Iris.

Nein, ich meine nicht meine ehemalige Klassenkameradin, auch nicht die schöne Blume aus der Familie der Schwertlilien.[13] Allerdings

[13] Die Gattung der Blume kannte ich auch nicht, glücklicherweise hilft Google bei solchen Wissenslücken gerne aus.

sind alle drei recht hübsch anzuschauen. Ich meine die Blende in unserem Auge – das Farbige, das den Lichteinfall begrenzt. Wie in einer alten Spiegelreflexkamera wird der Lichteinfall in unserem Auge dadurch geregelt, wie groß das Loch ist, durch das Jimmy und seine Freunde hindurchkommen können.

Lichtphotonen, die auf die Pigmente der Iris treffen, werden reflektiert und lassen dieses Körperteil farbig erscheinen. Dabei ist es so, dass alle Menschen die gleichen Pigmente haben. Einzig die Struktur und die Dichte dieser ist unterschiedlich. So kommt es bei wenigen Pigmenten dazu, dass hauptsächlich blaues Licht reflektiert wird und bei vielen Pigmenten dazu, dass das Auge braun wirkt. Nicht so aber das Schicksal von Jimmy. Er saust genau durch die Mitte in das schwarze Loch des Auges. Manchmal wird der Blick in die Augen auch mit dem Blick in die Seele gleichgesetzt. Ob das stimmt, weiss ich nicht, aber es ist auf alle Fälle ein Blick in den Körper. Nur am Auge können wir mit Hilfe einer Lupe das Innere des Körpers betrachten. Direkt hinter dem schwarzen Loch verbirgt sich eine mit natürlichen Konservierungsmitteln frisch gehaltene Augenlinse.

Diese Linse ist schon früh in der Entwicklung unseres Körpers entstanden und enthält Zellen, die uns seit unserem ersten Tag begleiten.

Die Augenlinse ist also etwas ganz Besonderes und wir sollten darauf achten, diese nicht zu verlieren. Sollte das dennoch passieren und wir haben eine Augenlinse auf dem Tisch liegen, würden wir merken, dass eine junge Linse sich zu einer Kugel zusammenzieht und dabei eine Elastizität an den Tag legt wie ein Gummiband. Je älter wir werden, umso zäher wird die Masse, bis sie am Ende hart ist wie ein Golfball.

Die Augenlinse gibt Jimmy nun einen kleinen Schups und sorgt dafür, dass er annähernd mit Lichtgeschwindigkeit auf das Ende des Auges zurast. Jimmy schlägt nun mit einem gewaltigen Energieniveau auf unserer Netzhaut ein. Ein voller Photonenbeschuss!

Dort haben wir Reaktoren, die diese Energie sofort aufnehmen und in eine elektrische Kraft verwandeln. Diese Kraftwerke befinden sich millionenfach auf der Netzhaut und bewirken ein einzigartiges Wunder der Natur. Aus einer elektromagnetischen Welle wird ein elektrischer Impuls. Diese Veränderung macht aus Jimmy dem Photon nun ein Körpersignal. Welches nicht mehr so schnell wie zuvor ist, aber immer noch deutlich schneller als mein Auto. Dort angekommen, also im Gehirn, werden Jimmy und all seine Freunde zu einer Wahrnehmung verschmolzen. Dabei werden Formen, Farben und Strukturen an unterschiedlichen Stellen analysiert und interpretiert, bis mein Gehirn dann die Information bereitstellt, dass das Bier schal und abgestanden aussieht.

Ein gutes Pils braucht einfach keine sieben Minuten.[14] Wir sehen also: Die wichtigste Erkenntnis ist, ein Bier zu zapfen, geht schneller als mit Lichtgeschwindigkeit zur Sonne zu fliegen.

Was wäre nun gewesen, hätte ich mein Bier oder jedes andere Getränk in einem Dunkelrestaurant bestellt?

Dort ist es finster und kein Photon hätte mein Auge berührt. Das Erlebnis hätte sich auf Geruch, Geschmack und Tastsinn begrenzt. Ich bin ein sehr visueller Mensch und das nicht nur wegen meines Berufes. Dennoch empfehle ich, ab und zu die Augen zu schließen und sich den anderen Sinnen hinzugeben. Es kann sich lohnen.

Ich hoffe, Sie haben einen kleinen Eindruck gewinnen können, wie Licht sich auf das Auge zubewegt und dort im Inneren verarbeitet wird. Es handelt sich um einen einzigartigen Prozess und in meinen Augen um ein wahrhaftiges Wunder. Dieses Wunder kann aber an vielen Stellen aus Gründen der Gesundheit, also dann der Krankheit, eingeschränkt sein.

Daher möchte ich Ihnen gerne einige Bauteile am Auge nochmals im Einzelnen vorstellen und näherbringen. Das Ziel dabei ist es, Ihnen aufzuzeigen, welche Wichtigkeit die einzelnen Bausteine haben. Nur

---

[14] Das habe ich als junger Mann so gehört und nie in Frage gestellt.

wenn uns bewusst ist, welche enorme Notwendigkeit die gute Zusammenarbeit der einzelnen Körperteile hat, können wir sinnvolle und gesunde Entscheidungen für unser Leben treffen.

Sie sollen am Schluss des Buches kein Auge zeichnen noch seine Bauteile benennen können. Ich hoffe, Sie verstehen, am Ende welch ein Zauber in der Welt der Augen liegt und wollen, wie ich, jeden Tag alles dafür machen, um diesem Körperteil zu danken und es zu schützen.

Wie sind die Augen aufgebaut?

Wir starten mit der äußersten Fläche des Auges: der Hornhaut, also die am Auge. Sie besteht aus kleinen Kollagenfasern. Ähnliche Fasern finden sich in unserem Körper an diversen Stellen, am Knie zum Beispiel. Aber diese hier haben eine Besonderheit. Die Fasern in der Hornhaut haben eine spezielle Struktur angenommen, um für Lichtwellen durchlässig zu sein. Deswegen können wir die Hornhaut nicht sehen, aber fühlen. Das Fühlen ist zudem recht intensiv, denn in der Hornhaut befindet sich eine sehr hohe Dichte an Schmerzrezeptoren. Das macht auch Sinn, um eine Verletzung umgehend und sehr intensiv an das Gehirn weiterzutragen.

Auf der Hornhaut schwimmt ein Öl-Wasser-Klebstoff-Gemisch, die Tränenflüssigkeit. Welche neben der optischen Wirkung auch eine Schutzfunktion hat. Die Tränenflüssigkeit ist in der Lage die ersten ungünstigen Keime zu entsorgen. Sollte sich die Tränenflüssigkeit in einem schlechten Zustand befinden, ist eine Attacke von Bakterien auf unsere Hornhaut viel einfacher.

Ich kann Ihnen aus leidvoller Erfahrung sagen, dass eine Entzündung an der Hornhaut nicht nur hochgradig ansteckend, sondern auch äußerst schmerzhaft ist.

Als junger Optiker hatte ich mir einmal von einem Kontaktlinsenträger eine Hornhautentzündung eingehandelt. Ich habe drei Tage bei absoluter Dunkelheit in meinem Zimmer verbracht. Jedes Lichtphoton fühlte sich an, als ob mich das Raumschiff Enterprise mit Photonentorpedos vernichten wollte. Ich rate seit damals beim Tragen von Kontaktlinsen zu maximaler Hygiene. Hier noch eine kleine Ergänzung, die aber sicherlich nicht nur Optiker spannend finden.

Die Hornhaut hat die Form einer Minuslinse. Sie ist in der Mitte sehr, sehr dünn und wird zum Rand hin viel dicker. Strategisch und architektonisch eine gute Entscheidung sie so zu bauen. Optisch bedeutet das aber, dass sie das Licht zerstreut. Das wäre am Auge aber ungeheuer dämlich. Lichtstreuung verursacht nämlich ein unscharfes Bild und das soll das Auge ja eigentlich erzeugen. Da sich die Hornhaut aber in einem feuchten Milieu befindet, wirkt sie völlig anders, als wenn sie allein existieren würde. Sie wirkt wie eine sehr starke Pluslinse, welche in der Mitte dick und am Rand dünn ist. Kein Optiker wäre in der Lage, eine Brille mit solch einer hohen Stärke zu bauen, ohne dass diese an den Ohren zerren würde wie ein Sack Kartoffeln. Einige der vielen wunderbaren Besonderheiten der Hornhaut sind: sie ist transparent, stabil und flexibel, empfindsam und resistent, hat eine zarte Form aber eine starke Wirkung.

Die Tränenflüssigkeit, welche eine Symbiose mit der Hornhaut bildet, wird in der Immunregulierung priorisiert. Sie ist der direkte Kontakt mit der Außenwelt und ein sehr empfindliches Gebiet für Keime.

Bakterien, Viren und Pilze lieben es warm und feucht, und auf dem Auge finden sie beides. An dieser Stelle eine kurze Ergänzung zu unseren kleinen Freunden. Unsere Augen beherbergen eine Vielzahl von Bakterien und anderen Fremdstoffen. Das ist absolut normal und sogar förderlich. Ein desinfiziertes Auge wäre keine gute Idee. Nur wenn unser Immunsystem am Auge nicht in Topform ist, kann es zu einem Ungleichgewicht kommen. Es empfiehlt sich also, auf eine ausgewogene Balance zu achten.

Haben Sie Kinder?

Wenn ja und diese noch im Kleinkindalter sind, dann kennen Sie das vielleicht auch. Kleine Kinder nehmen nicht nur alles in den Mund, nein, bevor es im Mund landet, ist es ja in der Hand. Ich bin kein Laborbiologe, aber ich kann mir sehr gut vorstellen, dass an der Hand von kleinen Kindern allerlei Zeug klebt, das wir lieber nicht auf dem Auge haben wollen. Aber vielleicht doch, es ist immerhin eine Art von Training, welches hier passiert. Der ganze Schmutz, die Bakterien und die ganze Schokolade, die meine Tochter an der Hand kleben hat, motiviert ihr junges Immunsystem, sich anzustrengen und helfen ihr später, größere Herausforderungen besser zu managen. Also ist das wohl eine sinnvolle Sache. Viele Kinder haben im Sandkastenalter immer mal wieder eine leichte Bindehautentzündung. Das scheint normal und muss wohl auch nicht immer mit Antibiotika behandelt werden. Es gibt neben einer guten Vorsorge mit einem funktionierenden Immunsystem auch viele pflanzliche Stoffe, die weiterhelfen können. Allerdings ist eine starke einmalige und besonders eine chronische Bindehautentzündung kein Spaß und muss natürlich in Absprache mit einem Augenarzt im Notfall auch mit Medikamenten behandelt werden.

Wie bereits in diesem Kapitel vermerkt, ist die Tränenflüssigkeit in unserem Körper ein guter und wichtiger Faktor des Immunsystems. Wir haben über einige Mechanismen, wie Ernährung und Verhalten, direkten Einfluss auf unsere Tränenfilm-Qualität und damit auch auf die Augen-Gesundheit.

Unsere Tränenflüssigkeit hat aber auch andere Aufgaben. So wird sie auch bei Traurigkeit und Freude vermehrt. Das zeigt ganz deutlich, wie sehr die Produktion in die Funktionen des Körpers integriert ist. Es kommt also nicht von ungefähr, dass die Augen eine so große Bedeutung in der Dichtung und Literatur haben. Schon vor Hunderten, wenn nicht gar Tausenden von Jahren wurden die Augen als Spiegel der Seele verstanden. Es steht seit Hunderten von Jahren außer Frage, dass die Augen uns einen Blick in die Gefühlswelt des Trägers erlauben.

Fazit: Wir sollten unsere Tränenflüssigkeit und der darunterliegenden Hornhaut jeden Tag danken. Es ist keine Selbstverständlichkeit, mit welcher Energie und Konsequenz sie uns das Sehen ermöglichen. Auch sollten wir uns animiert fühlen, durch unser Verhalten, unsererseits wiederum alles zu machen, damit diese beiden ihre Arbeit gut bis sehr gut erledigen können.

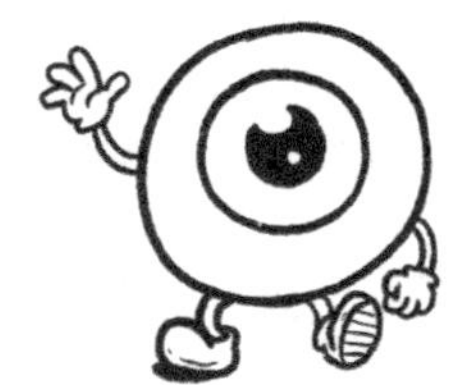

Linsen im Auge

Im Auge hat die Linse eine besondere Stellung. Sie ist hochgradig einstellbar. Je nach Notwendigkeit kann die Augenlinse sich verdicken oder abflachen.

Für einen Menschen wäre das nicht machbar. Sie müssten versuchen, ihr Gewicht innerhalb von Millisekunden zu verdoppeln und dann in der gleichen Geschwindigkeit wieder abnehmen. Diese ungeheure Schnelligkeit und Flexibilität kostet Energie. Gewaltige Mengen an Energie. Hinzu kommt, dass die Augenlinse fast nie allein arbeitet.

Immer wenn wir etwas lesen wollen, muss die Augenlinse dicker werden. Damit wir aber lesen können, müssen die Augen sich auch noch drehen, sodass sie sich den gleichen Punkt anschauen. Das nennen wir Konvergenz und ich halte das Fachwort an dieser Stelle für vertretbar. Der Begriff ist, glaube ich, verständlich genug. Diese Konvergenz kostet Muskelkraft und das nicht zu knapp. Zusätzlich bewegt sich auch noch die Iris und macht das Loch kleiner. Diese Verkleinerung schafft einen Effekt, den Fotografen unter dem Begriff Tiefenschärfe kennen könnten. Die Augenlinse ist also gerne an einer *menage a troi* beteiligt und ist eingebettet in ein kompliziertes Geflecht aus Anstrengung und Entspannung. Vielfach wird behauptet, dass Handys für Augen schädlich seien, aber so einfach ist das nicht.

Die Augenlinsen lieben es, ständig hin und her zu blicken. Genau da steckt vermutlich das Problem. Wenn wir Stunden lang vor dem PC oder dem Smartphone sind, dann «hängen wir fest». Die Linse wird starr und das mag sie am allerwenigsten. Der Effekt tritt aber auch beim Lesen in einem Buch auf, hat also erst einmal nichts mit digitalen Medien zu tun.

Iris war schon immer die Schönste

Manchmal wird sie auch als Regenbogenhaut bezeichnet, allerdings habe ich das nie verstanden. Sie ist nicht bunt wie ein Regenbogen, sondern in der Regel zwei- bis dreifarbig. Falls Sie einmal im Leben die Gelegenheit haben, eine Iris mit einem Mikroskop zu betrachten, machen Sie das. Wenn Ihr Optiker eine Kamera hat, soll er Ihre Iris doch mal fotografieren. Ich behaupte, dass es nichts auf dieser Welt mit der Einzigartigkeit und Pracht der Iris aufnehmen kann. Somit liegt die Schönheit nicht im Auge des Betrachters, sie ist vielmehr in dem Auge des Betrachteten.

Die Iris ist dabei aber keine unveränderliche Struktur. Einige Babys werden mit noch bläulichen Augen geboren. Die Dichte der Pigmente ist noch gering. Diese Pigmente sind im Grunde Farbstoffe, die die Iris prägen. Die sind bei allen Menschen gleich, also Braun, und nur die Anzahl und die Art und Weise, wie sie rumliegen, ergibt verschiedene Farbeindrücke. Blaue Augen haben demnach wenig Pigmente und sind luftig geschichtet. Braune bis schwarze Augen sind einfach pigmentreich und dicht gepackt. Je nach Menge der Pigmente sind diese Augen auch leichter geblendet oder nicht. Helläugige Menschen sollten demnach häufiger zur Sonnenbrille greifen. Zurück zu dem Baby:

Verdichten sich nun diese braunen Pigmente, machen sie nach einem Jahr, bei der Hälfte aller Kinder, die vorläufige Augenfarbe aus. Bei der anderen Hälfte dauert es noch ungefähr bis zum dritten Geburtstag. Dann ist die Iris in der Regel recht stabil und kann manchmal sogar zur Identifikation herangezogen werden. Es gibt aber Gefahren für diese Schönheit. Einige Medikamente können die Farbe beeinflussen, besonders Glaukom-Tropfen haben solch eine Wirkung. Daher empfehle ich, wenn Sie eine schöne Iris haben, alles zu machen, um ein Glaukom zu vermeiden. Oh, verzeihen Sie, Sie wissen gar nicht, was ein Glaukom ist. Das Glaukom wird manchmal auch «Grüner Star» genannt. Es wird oft, aber manchmal fälschlicherweise, mit einem erhöhten Augendruck gleichgesetzt. Hier an der Stelle reicht es, dass ich Ihnen garantieren kann, dass Sie diese Erkrankung nicht haben möchten. Sie kann, oder besser wird, unbehandelt zur Erblindung führen. Sie werden überrascht sein, denn Sie haben es mehr in der Hand, diese Krankheit zu vermeiden, als Sie vermutlich selbst glauben.

Aktuell wird an einem Stoff geforscht, der in ausreichender Dosierung das Glaukom verhindern soll. Es handelt sich dabei um das Coenzym Q10[15] oder besser ein patentrechtlich schutzbares Generikum, das auch sonst an vielen Prozessen im Körper beteiligt ist. Das spannende an diesem Mikronährstoff ist, dass keiner bisher weiss, was die erforderliche Menge im Bio-Kreislauf ist. Während es für Vitamin C eine Vielzahl von zitierbaren Studien gibt und jedes Land, fast jede Region einen eigenen Grenzwert festgelegt hat, ist das bei dem Coenzym noch Neuland. Es verdichtet sich aber die Vermutung, dass viele von uns einen Q10- Mangel haben, der verstärkt zum Glaukom führen könnte.

«Die Einladung zum Flirt wird mit den Augen geschrieben.»
Jeanne Moreau[16]

Da die Iris aber auch direkt mit unserem Gefühlsleben verbunden ist, kann sie auch bei andauerndem Stress die Farbe verlieren. Das ist doch mal ein Hammer, oder? Da haben Sie dauerhaft Stress und auf einmal erkennt Sie der Scanner im Hochsicherheitstrakt nicht mehr, weil die Farbe Ihrer Iris verändert ist. Ich habe auch gehört, dass es bereits ein Verfahren geben soll, bei dem ein Laser einige Pigmente der

---

[15] Das Q10 hat einen protektiven Effekt sowohl beim Glaukom wie auch der Makuladegeneration. Ähnlich nützlich scheint auch die Wirkung von Ginkgo Biloba zu sein.

[16] Jeanne war eine Ikone und lebte in Paris von 1928 bis 2017.

Iris befeuert und zerstört. Wir erinnern uns: Wenn ich weniger Pigmente habe, werden meine Augen blau. Diese Menschen haben wohl den Glauben, dass blaue Augen besonders schön sind. Ich für meinen Teil finde verbrannte Iris-Pigmente nicht sexy. Also lassen Sie es lieber.

Ach ja, kennen Sie Emanuel Felke?

Der lebte um 1900 in der Nähe von Bad Kreuznach und war ein evangelischer Pastor. Irgendwie füllte diese geistliche Tätigkeit aber seinen Alltag nicht aus und so fing er an, allerlei Naturheilverfahren zu studieren und teilweise auch zu entwickeln. Erfunden hat er sie zwar nicht, aber populär hat er sie gemacht: die **Irisdiagnostik**.[17] Felke behauptete, er könne an der Iris die Krankheit eines Menschen ablesen. Er wurde damals wegen «Quatsch» angezeigt. Ob die Anklage wirklich auf Quatsch lautete, weiss ich nicht genau, aber er hat – Achtung festhalten – vor Gericht gewonnen. Seine Anhänger glauben, sein Sieg vor der Justiz sei der Beweis, dass die Methode funktioniere. Allerdings hat, soweit ich das verstehe, das Gericht gar nicht die Methode beurteilt, sondern ob sein Handeln lebensgefährlich für die Patienten war. Ich freue mich aber gerne, falls jemand von Ihnen Genaueres weiss, auf ein Gespräch zu diesem Thema. Rufen Sie mich an.

Bei meinen Recherchen bin ich über eine auf alternative Methoden spezialisierte Privatklinik in den Schweizer Alpen gestoßen, die diese Untersuchung anbietet. Das reichte zwar noch nicht, mich zu überzeugen, aber es hat mein Interesse geweckt. Für preisfreundliche 5000 Euro wird man dort auf eigenen Wunsch mit diversen Methoden untersucht und bekommt nach einer Woche eine Diagnose zu seinen «Leiden».

Ich für meinen Teil war sehr neugierig darauf, dass am eigenen Leib zu erleben und habe mir diese Untersuchungen selbst zum Geburtstag

[17] Es gibt eine Android-App, welche sich «Augendiagnose» nennt und dem Laien kostenfrei für zwei Wochen einen Einblick in diese Materie bietet. Ich persönlich würde diese App aber nicht empfehlen.

geschenkt. Allerdings für alle Geburtstage, die noch bis zu meinem 85.ten Ehrentag kommen werden. Aber wir wollen bei der Gesundheit lieber nicht sparen.

Für alle in Deutschland und Österreich muss vermutlich kurz erklärt werden, dass in einer Abstimmung[18] in der Schweiz die Bevölkerung befragt wurde, ob alternative Behandlungsmethoden annähernd auf dem gleichen Level agieren sollten wie die klassische Schulmedizin. Während es in Deutschland also in einigen Kreisen üblich ist, sich über Homöopathie, TCM, Feldenkrais und viele anderen Varianten der Medizin lustig zu machen, werden diese in der Schweiz je nach Vereinbarung mit dem Kunden manchmal auch von der Krankenkasse bezahlt und deutlich weniger belächelt.

Zu Recht, wie ich finde. Nur weil einige Methoden durch mein «Bewertungsraster» fallen, müssen sie ja nicht schlecht sein und können unter Umständen sogar helfen. Zum Beispiel halte ich Homöopathie, Bachblüten und Schüssler-Salze für inhaltslose[19] Präparate, aber in einigen Fällen sind sie wirksam und darauf kommt es an. Ich versuche mich bei solchen Themen immer in Toleranz zu üben und untersuche die Möglichkeiten zwischen dem Schwarz-Weiß-Denken.

An dieser Stelle frage ich mich aber schon, ob es nur reichen Menschen vorbehalten sein soll, sich so intensiv um die eigene Gesundheit zu kümmern. Die von uns, die in der zivilisierten Welt zur Mittelschicht zählen, und da zähle ich mich auch dazu, haben häufig den Kontakt zum eigenen Körper und dessen Gesundheit verloren. In vielen Fällen müssten wir aber nur die Prioritäten neu setzen. Die meisten, ich behaupte sogar keiner, braucht sau-teure Wochen in einer Spezialklinik. Schon der Hausarzt kann helfen, Physiotherapie oder eine Ernährungsberatung auf Krankenkasse aufschreiben. Manchmal aber sind wir so sehr auf der Suche nach einer äußeren Antwort auf unsere

---

18 Die Schweiz zeichnet sich durch ein wunderbares System der «direkten» Demokratie aus.

19 Befürworter der Methode sagen gerne, es handelt sich um feinstoffliches und das kann man mit den groben Geräten, die wir haben, scheinbar *(noch)* nicht messen.

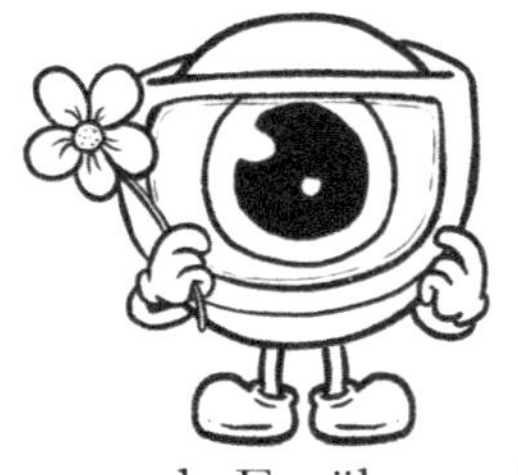

Probleme, dass wir die innere Antwort nicht hören. Wenn ich mit diesem Buch für unter 30 Euro dazu beitragen kann, Ihnen den Weg in eine augengesunde Zukunft zu geben, hat sich das Schreiben für mich gelohnt. Und Sie haben einiges an Geld gespart, welches Sie bitte nun in gesunde Ernährung investieren.

Persönlich war ich von diesem Trip in eine andere Welt beeindruckt. In Bezug auf meine ursprüngliche Frage der Irisdiagnostik, deswegen bin ich ja eigentlich dorthin gegangen, komme ich zu folgendem, vorläufigen Fazit:

Bis jetzt kann ich bestätigen, dass man durch den Blick auf und in die Augen viele Krankheiten erkennen kann, einzig und allein durch die Iris, glaube ich aktuell aber immer noch nicht.

Einige Iriden *(Mehrzahl von Iris – das musste ich auch googeln)* sind flach, andere strukturiert mit einer Tiefe. Manche sind stark begrenzt, andere verwaschener. Manche sind einfarbig in Hell- und Dunkelschattierungen, andere mehrfarbig. Aber alle sind einzigartig. Ob die Irisdiagnostik nun funktioniert oder nicht, soll jeder für sich entscheiden. Ich aber möchte dieses wunderschönste der menschlichen Körperteile nicht als Spiegel einer Krankheit sehen, sondern als das, was es ist: eine Schönheit.

«Du kannst deine Augen schliessen, wenn du etwas nicht sehen willst, aber du kannst nicht dein Herz verschliessen, wenn du etwas nicht fühlen willst.»

Jonny Depp[20]

[20] Wer kennt nicht Captain Jack Sparrow? Johnny wurde 1963 geboren und erfreut sich aktuell hoffentlich guter Gesundheit.

Die Pupille

Wenn wir uns aber gerade eben noch um die Schönheit und Struktur der menschlichen Iris gekümmert haben, so ist diese in unmittelbarer Nähe zu einem Körperteil, das in jedem Anatomiebuch eingezeichnet ist und dennoch gar nicht existiert. Ich meine das Schwarze in unserem Auge. Die Augenärzte und Optiker bezeichnen dieses Schwarz gerne als Pupille, allerdings ist es im Grunde: Nichts. Wir haben hier ein Loch in der Iris und weil in der Regel, außer bei Superman, kein Licht aus den Augen kommt, ist das Loch lichtarm und daher schwarz. Dieses «schwarze Loch» ist allerdings ein guter Indikator für verschiedene Augenerkrankungen. Bei den meisten Menschen sollte die Pupille im rechten wie im linken Auge gleich groß sein und auf Lichtreize gleich stark und schnell reagieren.

Kennen Sie das auch?

Sie fahren mit Ihrem Auto in der Nacht nur ein oder zwei km/h schneller als erlaubt, weil die Straßen so leer sind, und obwohl niemand gefährdet wurde, leuchtet Ihnen der Polizist, welcher Sie angehalten hat, nun in die Augen und beobachtet die Reaktion der Iris. Eine langsame oder nicht vorhandene Reaktion nimmt er zum Anlass, auf Drogen und Alkohol zu testen. Achten Sie also bitte immer beim Autofahren darauf, dass Ihre Pupillen gleichmäßig und ausreichend stark auf Reize aus der Umwelt reagieren.

Sie können neben Alkohol und Drogen aber auch eine andere Methode wählen und Ihre Pupillenfunktion verändern. Sie könnten sich aus Zuneigung zu einer Frau gerne mit einem anderen Mann prügeln. Sollten Sie dabei eins auf den Kopf bekommen, woraufhin Ihre Verbindungen vom Gehirn zum Auge ab diesem Zeitpunkt durcheinandergeraten, kann es sein, dass ein Auge anders reagiert als erwünscht.

Sie werden nun sagen, das sei ja wohl eine gänzlich an den Haaren herbeigezogene Geschichte. Dann hätten Sie gerne einmal den Sänger und Schauspieler David Bowie fragen sollen. Ihm ist genau das und sogar noch mehr passiert. Die Beschädigung hat sogar Einfluss auf seine Iris-Farbe gehabt und er hatte nun zwei unterschiedlich farbige Augen. Das wiederrum kann auch ohne Schlag auf den Kopf vorkommen, ist aber extrem selten. Ich persönlich kenne nur Bob, von den Minions, der sich diesen genetischen Sonderfall mit relativ wenigen Menschen[21] auf der Welt teilt.

Ach ja, nochmals zurück zu David Bowie. Wenn Sie wie er zwei unterschiedliche Pupillen haben, diese aber im Licht gleich reagieren, ist das nichts Besonderes. Sollten Sie allerdings unterschiedlich schnell und intensiv reagieren, ist das, ein klarer Fall für einen Augenarzt oder Neurologen. Falls Sie nun zu Hause mit Taschenlampen experimentieren und unsicher geworden sind, dann können Sie bei ganz vielen Gesundheits-Augenoptikern in Ihrer Nähe diese Funktion auch schnell testen lassen. Allerdings ist die Frage, ob Sie schnell einen finden. Noch sind nicht viele deutschsprachige Augenoptiker auf solche Kontrollen eingestellt, es werden aber immer mehr.

Es gibt auch andere Gründe[22], warum die Pupillen sich nicht wie erwartet verhalten. Es könnte zum Beispiel auch ihre Gefühlswelt gewesen sein, welche ihre Einstellbewegung beeinflusst.

Wenn Sie zum Beispiel die Musik von David Bowie hören und diese als angenehm empfinden, wird sich Ihre Pupille erweitern. Allerdings sorgt auch Angst für eine Öffnung der Augen, sodass man hier nicht sicher sein kann, wie die Musik auf sie gewirkt hat.

Selbst ein liebgewonnener Mensch kann Ihre Pupille erweitern und auch eine kognitive Anstrengung, auch Lernen genannt, kann das bewirken. Stellen Sie sich den kleinen Frank vor, wie er vom Lehrer an die Tafel gerufen wird und vor der ganzen Klasse die Matheaufgabe lösen soll. Er ist derart im Stress, das sich seine Pupillen erweitern,

---

21 Zum Beispiel mit der Schauspielerin Kate Bosworth.

22 Heroin und Morphium führen zu einer kleinen Pupille, Kokain und Ecstasy erweitern die Pupille.

seine Einstellautomatik versagt und er die Aufgabe schlicht und einfach nicht löst, weil er sie nicht lesen kann.

Die Pupille und damit natürlich viel mehr die Iris ist eingebettet in ein wunderbares Regelwerk des Menschen und wird von visuellen Reizen, Licht und Gefühlen beeinflusst. Das zeigt wieder auf sehr liebevolle und beeindruckende Art und Weise, welche Sonderstellung unsere Augen haben.

Kamera mit Full-HD

Also früher, in einer weit entfernten Galaxie, gab es mal analoge Fotoapparate. Diese waren gekennzeichnet durch eine spezielle Anordnung von verschiedenen Linsen. Sie waren ein Meisterwerk der optischen Handwerkskunst und mit einem plastikartigen Film, der meist als Rolle erhältlich war, versorgt. Dieser Film war der Ort des Entstehens des Bildes und wurde daher oft mit der Netzhaut im Auge verglichen. Heute passen digitale Kameras in die Hosentasche und können zudem telefonieren, falls man das mag.

Leider war der Vergleich mit dem Fotofilm und auch moderne Versuche, es mit dem Speicherchip im Handy zu vergleichen, nicht ganz richtig, aber auch nicht prinzipiell falsch. Im Grunde genommen passiert im Auge aber nicht mehr und nicht weniger als ein Wunder. Nicht unbedingt auf physikalischer oder biologischer Ebene, aber ganz sicher in spiritueller Form.

Und zwar: Die kleinen, also wirklich sehr kleinen, Lichtphotonen landen nach einer wahnwitzigen Reise durch das Sternensystem auf der Netzhaut und werden dort umgewandelt. Das Lichtsignal wird zu einem elektrischen Reiz, der dann wiederrum in das Gehirn weitergeleitet wird. Also lässt sich sagen: Die Netzhaut wandelt Licht in Hirnströme um, genauso wie die Ohren den Schall, die Nase den Geruch, die Haut die Berührung und die Zunge den Geschmack. Ein wunderbares Zusammenspiel von grandiosen Fähigkeiten ergibt am Ende die

Komposition der Einzigartigkeit in unserem Gehirn. Sie nennen es dann vielleicht Realität; ich nenne es ein Wunder.

Haben Sie gewusst, dass Sie mit einem Fotoapparat die Funktion der Netzhaut anzeigen lassen können?

Es ist ganz einfach: Bei der nächsten Veranstaltung schnappen Sie sich einen klassischen Fotoapparat und machen Bilder in verschiedenen Positionen, aber immer mit Blitz. Sie kennen das. Manchmal haben die Menschen auf den Bildern dann rote Augen. Das wird heute leider durch moderne digitale Lösungen oftmals schon automatisch korrigiert. Aber in Wirklichkeit ist das etwas Großartiges. An diesem roten Reflex kann man erkennen, dass die Netzhaut des Menschen funktioniert. Wir wissen nicht, ob gut oder schlecht, aber ganz offensichtlich funktioniert sie. Haben Sie zum Beispiel ein Baby fotografiert und stellen fest, dass auf allen Bildern das rechte Auge rot und das Linke schwarz oder weiss ist, dann ist das ein ganz bedenkliches Zeichen, dass vielleicht das linke Auge nicht funktioniert. Gehen Sie sofort zum Augenarzt. Es gibt dafür sogar die eine oder andere App für das Smartphone, die als Diagnose-Hilfsmittel[23] genutzt werden kann. Der Augenarzt und einige Optiker können dann mit einem sehr alten Gerät, einer Taschenlampe mit Loch in der Mitte[24], an der Farbe des Reflexes noch mehr Informationen abschätzen. Die Helligkeit und Farbunterschiede zwischen Rechts und Links sind bis heute unentbehrliche Informationen bei der Kontrolle der Augen von Babys und Kleinkindern. Wo wir gerade bei roten Reflexen, also besser rötlichen Pupillen sind:

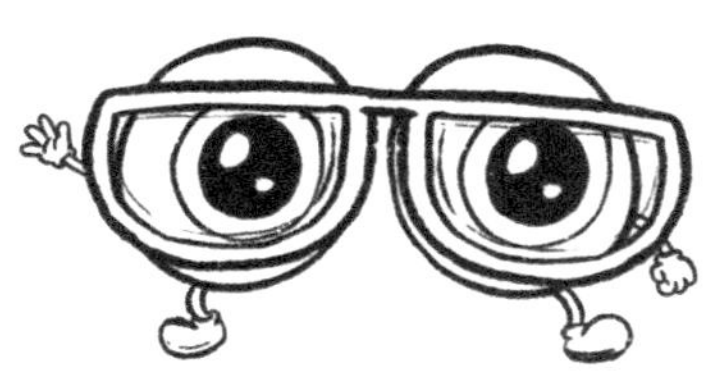

[23] Zum Beispiel: Cradle: White Eye Detector

[24] Dieses Gerät nennt man Ophthalmoskop und soll wohl, bevor es am Menschen zum Einsatz kam an Hunden ausprobiert worden sein.

Ist Ihnen schon mal in den Sinn gekommen, dass es sich bei der Farbe Rot um eine Vorstellung in unserem Kopf handeln könnte?

Die rote Farbe, wie alle anderen Farben auch, existiert nicht wirklich. Sie ist eine reine Vorstellung in unserem Kopf. Es ist eine Strahlung, die auf einen Körper trifft und reflektiert wird. Mehr nicht. Diese Strahlung trifft dann ins Auge und wird verarbeitet.

Erläuterung: Das weiße Licht der Sonne, eigentlich eine Strahlung, besteht aus vielen diversen Farben, also Strahlungen unterschiedlicher Größe. Dieses unbunte, gemischte Licht trifft auf irgendeinen Gegenstand, in diesem Fall die Netzhaut von Elisa. Sie ist eine junge Dame, gesund und munter, trägt eine Brille und hat ein sehr freundliches Wesen. Heute sitzt sie in einer Weiterbildung. Ein Lichtstrahl findet den Weg von der Lampe durch ihr Brillenglas in ihr Auge. Die Netzhaut hat einen Haufen Blutgefäße und diese reflektieren einen bestimmten Teil der Lichtstrahlung zurück aus ihrem Auge.

«Lichtstrahlen kommen aus Elisas Auge?» werden Sie nun sagen. Ist sie die Tochter von Superman, oder was? Nein, der Vorgang ist normal. Das passiert hoffentlich auch bei Ihnen. In der Regel fällt das nicht auf, weil die Lichtmenge, also die Strahlung, die aus dem Auge tritt, so gering ist, dass sie von der Umgebung überstrahlt wird. Heute aber nicht. Ich mache mit meiner alten fast historischen Spiegelreflexkamera ein Bild von ihr und nutze einen gigantischen Blitz dafür. Einige Tage später sehe ich auf den Bildern eine rote Strahlung; dort, wo eigentlich ihre Pupille ist. Der Blitz ist hell und die Lichtmenge lässt die Netzhaut mehr strahlen als sonst. Diese Strahlung wird von mir nun wahrgenommen, und zwar über den Umweg, dass nun erneut Licht auf das Foto trifft und nur diese bestimmte Wellenlänge reflektiert wird, die wir am Ende im Kopf als rot interpretieren werden. Wir geben dieser Wellenlänge dann einen Namen, weil es einfach blöd klingt zu sagen, dieses Kleid mit der Wellenlänge 612 nm sieht sehr schön aus. Elisa hat Glück. Bei ihr reflektieren beide Augen den Blitz und das zeigt deutlich, dass auch beide Augen eine Funktion haben. Der Großteil der Strahlung allerdings wurde nicht reflektiert, sondern in ihrer Netzhaut umgewandelt und die Sehrezeptoren schicken die elektronische Information nun in einer Geschwindigkeit von bis zu 1 Millionen Bits pro Sekunde an das Gehirn weiter. Und jeder von uns weiss: Das ist echt krass schnell. Wenn ich mich aber nicht verrechnet habe, wird G5 Millionen Mal so viele Daten in einer Sekunde verarbeiten können, wie unser Auge liefern kann. So gesehen ist das Auge ganz schön langsam. Und nicht nur, dass es langsam ist. Nein, es nimmt auch nicht den direkten Weg, sondern nutzt allerlei Umwege.

Die Daten aus dem Auge werden an einer Kreuzung im Gehirn noch aufgeteilt und halbiert, sodass in der rechten und linken Gehirnhälfte die Bilder unterschiedlich sind. Das ist umso großartiger und spannender, da sicher keiner von uns den Eindruck hat, dass wir zwei Seheindrücke hätten, sondern lediglich einen. Diese müssen also noch irgendwie verarbeitet werden. Im aktuellen Fall sagt Elisas Gehirn ihr, das ich mir keine vernünftige Kamera leisten kann. Anders kann sie sich meine alte Spiegelreflexkamera nicht erklären.

Das Gehirn: Hier laufen alle Daten zusammen

Die meisten von uns stellen sich das Gehirn als walnussförmige Substanz in unserem Kopf vor. Und im Großen und Ganzen ist das wohl biologisch auch korrekt. Streng genommen darf aber auch das Auge als Teil des Gehirns verstanden werden und wenn ich das richtig begriffen habe, sogar die Nase.

Wie unser Gehirn funktioniert, ist schon sehr gut erforscht. Gleichwohl machen Forscher aber auch immer wieder neue Entdeckungen. Abgeschlossen ist die Forschung also sicherlich noch nicht. Mit fantastischen technischen Möglichkeiten kann man heute den Menschen beim Denken zusehen oder sie eben beim Sehen beobachten. Diese

Beobachtungstechnik führte und führt dazu, dass viele Prozesse mittlerweile sehr gut dokumentiert und zu einem Ablaufplan angeordnet worden sind. Was dieser Schaltplan des Sehens auf alle Fälle zeigt, ist, dass eine Rakete zum Mond definitiv einen einfacheren und übersicht-

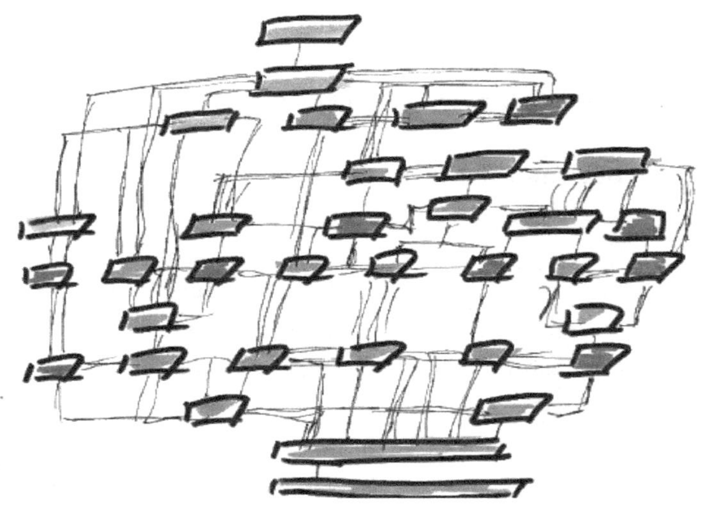

Schematischer Schaltplan des Sehens aus **Nice to see You**, 2020

licheren Aufbau hat als unser Sehvorgang. Unsere Augen sind der verlängerte Arm des Gehirns und bringen die Informationen der Umgebung dorthin, wo sie gebraucht werden. Wie durch ein Wunder werden im Auge die ankommenden Lichtwellen in elektrische Wellen umgewandelt.[25]

Diese sausen dann mit einem Affenzahn in unserem Kopf umher. Der Sehnerv nimmt hierbei nicht nur eine sehr zentrale Rolle in der Weiterleitung ein, nein, er ist zugleich eine Schaltstelle, die die Informationen aufspalten und an diverse Empfänger weiterleiten kann. Ein kleiner Teil der Sehnerven ist sogar für ein Feedback der Gehirnregionen verantwortlich. Dieses Rückmelden vom unbewussten Gehirn ist

[25] Das habe ich schon einige Male erwähnt, weil es einfach ein so zauberhafter Prozess ist.

eine regulatorische Notwendigkeit und dient der Geschwindigkeits-Optimierung im Sehprozess. So kann eine Bewegung in der Peripherie *(also nicht in unserer Blickrichtung)* die Augen dazu bewegen sich ruckartig dort hinzubewegen. Dies dient der Sicherheit des ganzen Körpers. Nur wenn wir alle «Gefahren» um uns herum schneller als mit der üblichen Wahrnehmung erkennen, können wir uns vor Schäden schützen.

Wenn wir Sehen und uns über unser Sehen unterhalten, dann ist unsere Wahrnehmung immer ganzheitlich zu begreifen.

Was bedeutet das aber nun, dass wir unser Sehen ganzheitlich[26] wahrnehmen?

Fast jeder Gegenstand um uns herum reflektiert Licht. Diese Lichtstrahlen landen dann gelegentlich in unserem Auge. Diese Daten werden dann in elektrische Signale verwandelt und gesehen. Und das meine ich nun mit «ganzheitlich»?

Nein – das Sehen ist viel komplexer. Ich werde es anhand einer Orange versuchen zu beschreiben. Wir schauen uns eine Orange an und meinen, diese zu sehen, aber so ist es gar nicht. Unser Gehirn wird die einzelnen Teile der Orange in Kategorien aufteilen und einzeln bearbeiten oder verarbeiten, je nachdem wie man es bezeichnen will. Was wären das für Kategorien? Im Rahmen der Verwandlung von Licht in Elektrizität sind das zum einen die Farbinformationen. Hier ist es ein Orange-Gelb-Rot in feinen Abstufungen. Dann kommt noch die Form: ungefähr rund. Wir haben also schon jetzt die Orange zerlegt, in ihre Farbe, Struktur und Form. An diesem Punkt handelt es sich aber immer noch um einen fast runden, orangenen Fleck in der Umgebung. Um daraus eine Orange zu machen, benötigen wir die Kraft der Erkennung, Wiedererkennung oder Assoziation. Ohne dass unser

---

[26] Ganzheitlich bezieht sich auf eine ganzheitliche Betrachtung oder Herangehensweise, bei der alle Aspekte eines Systems oder einer Situation berücksichtigt werden, um ein umfassendes Verständnis zu erreichen und die Wechselwirkungen zwischen den Teilen zu erkennen.

Gehirn etwas hineininterpretiert, erkennen wir nichts. Und nur unser Gehirn kann das, unsere Augen nicht.

Viele, eigentlich alle, Prozesse des Sehens, die uns heute als Erwachsene so vertraut sind, denen wir zusprechen, sie schon immer gehabt zu haben, wurden erlernt. Jedes Objekt, jede Entfernung musste vom Gehirn aufgenommen und verarbeitet werden. Dieser natürliche und liebevolle Prozess darf in seiner Einzigartigkeit nicht negativ beeinflusst werden, sonst kommt es zu Störungen. Das kann bedeuten, dass man nicht die maximale Sehfähigkeit erreicht, die genetisch möglich gewesen wäre oder dass man im 3-D-Kino keinen räumlichen Genuss erlebt. Im schlimmsten Fall kann es aber auch sein, dass wir schlecht, ungenau und quer in der Gegend rumschauen. Wir sollten also Störungen dringend vermeiden.

Sehen ist ein ganzheitliches[27] Wahrnehmen von Signalen aus der Umwelt und deren Verarbeitung und Verknüpfung mit der Vergangenheit in unserem Gehirn. Der kleine Prinz sagt in seiner Geschichte, man sehe nur mit dem Herzen richtig. Das muss ich leider korrigieren: Wir sehen nur mit dem Gehirn richtig. Auch wenn mir klar ist, dass der kleine Prinz hier etwas anderes gemeint hat, erlauben Sie sich doch, diesen Gedanken eine Weile festzuhalten und zu durchdenken.

Können Sie zum Beispiel etwas sehen und erkennen, dass Sie noch nicht gelernt haben? Abstrus würden Sie vielleicht sagen, Sie können ja auch Dinge sehen, die Sie noch nicht kennen. Aber können das auch kleine Kinder? Haben Sie einmal beobachtet, wie lange kleine Kinder Dinge in den Mund nehmen, um sie zu erkennen? Und später in der Entwicklung, wie wichtig es ihnen ist, die Dinge zu berühren, um sie benennen zu können. Wir brauchen eine lange Zeit, im Vergleich zu vielen anderen Tieren, bis wir unsere Umwelt im Groben erkundet und allgemeingültige Regeln erkannt haben. Ich denke, es lohnt sich, diese Entwicklung der Augen etwas genauer zu betrachten.

---

[27] Hierzu ein Zitat aus dem Buch «Praxisfeld Erziehung», 1997 ISBN 3-8237-1593-3: «Projektorientiertes Lernen bedeutet ganzheitliches Lernen, d. h. Lernen mit Kopf, Herz und Hand.»

Wie Sie sehen – sehen Sie nichts!

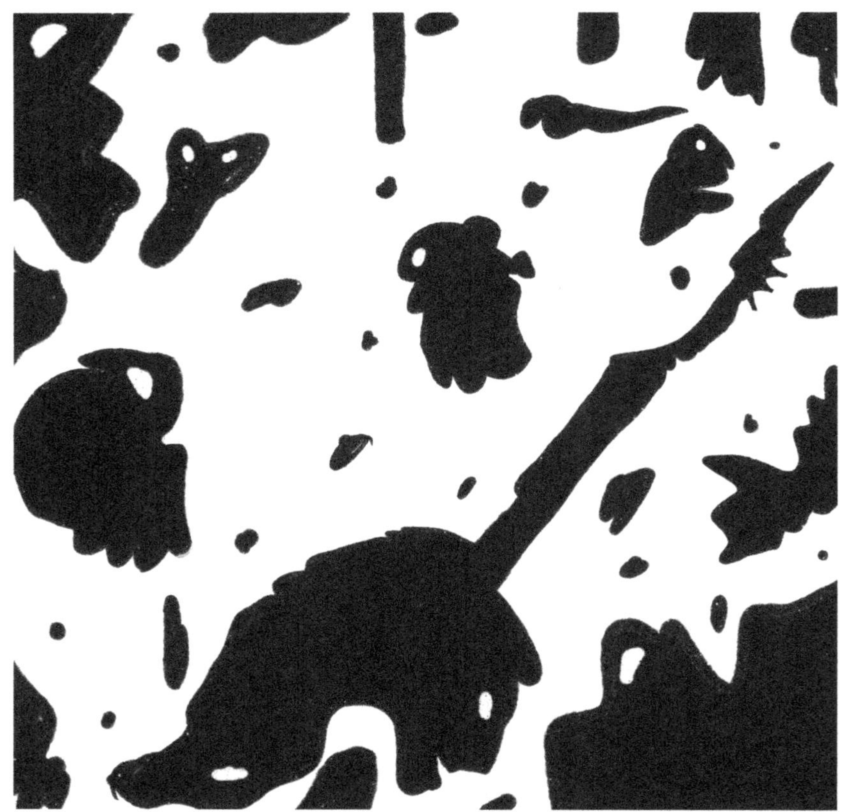

Was bin ich?

Vielleicht haben Sie schon einmal das ein oder andere optische Phänomen erlebt und gesehen. Das Internet ist hier eine großartige Hilfe, sich verblüffen zu lassen.

Suchen Sie gerne einmal nach einem ähnlichen Schwarz-Weiß-Flecken-Bild im Internet mit den Suchbegriffen: Kuh bzw. Dalmatiner und Schwarz, Weiß, Flecken und optische Täuschung. Sie werden zwei Varianten finden, die schon einige Jahre bekannt sind. Speziell für dieses Buch und um keine Urheberrechtsverletzung zu begehen haben Gus, ein befreundeter Künstler, und ich dieses Bild entworfen. Ich gebe Ihnen gerne einen Tipp mit auf den Weg.

Es handelt sich um ein Tier, das viele von uns als niedlich bezeichnen würden, es gehört aber in die Familie der «wilden Tiere». Das zu erratende Tier ist dabei aber ein Pflanzenfresser wie die Elefanten oder Gorillas. Es gibt leider nicht mehr allzu viele, aber ich wette, Sie kennen es auf alle Fälle. Als allerletzter Tipp: Es ist gerade dabei seine Lieblingsspeise zu verzehren. Jetzt sollte es aber funktionieren. Immer noch nicht?

Nun so ist das nun mal. Ich bin sehr sicher, wenn Sie sich die Auflösung am Ende des Buches angeschaut haben, werden Sie dieses Bild nach einigen Kontrollblicken nie wieder als Haufen schwarzer Flecken sehen können, sondern immer sofort mehr oder weniger intensiv das Tier erkennen. Sie haben gelernt, was Sie zu sehen haben.

Solche Effekte gibt es vielfach in unserem visuellen System und sind eine wunderbare Möglichkeit das Sehen und das Gehirn bei der Arbeit zu beobachten.

Die Augen müssen sich bewegen

Wenn Sie Ihre Augen bewegen, dann steuert das Gehirn eine Unmenge von Muskeln. Jedes Auge allein wird dabei von außen kommend über sechs verschiedene Muskeln bewegt. Nur diese einzigartige Zusammenstellung von unterschiedlichen Muskeln erlaubt eine schier unendliche Menge an Bewegungsrichtungen. Es gibt nicht nur Bewegungen nach oben und nach unten. Nein, rechts, links, diagonal und ein leichtes Verrollen gibt es auch.

All diese Bewegungen müssen zudem mit einer extrem schnellen Kontrollfunktion auch noch auf dem zweiten Auge gleichzeitig ablaufen. Dazu kommt, dass die Augen beim Blick nach links zum Beispiel gelegentlich gleichgerichteten Bewegungen ausführen und sich beim Lesen zum Beispiel nach innen drehen, also unterschiedliche Muskeln je nach Blickrichtung beanspruchen. Dieser einzigartige Tanz von insgesamt zwölf Augenmuskeln wird in seiner Choreografie noch dadurch ergänzt, dass sich ebenfalls im Auge eine Vielzahl von Einstellungen, in Abstimmungen an die äußeren Bewegungen, ergeben. Wir können also feststellen, dass die Bewegungsdynamik des menschlichen Körpers eine unglaubliche Einzigartigkeit rund um die Augen aufweist.

Was passiert mit diesem evolutionären Wunder der Bewegung, wenn wir es festkleben?

Nun, ich vermute, man muss kein Experte für Augen sein, um diese Frage auch intuitiv richtig zu beantworten. Sie haben im Arm knapp 30 Muskeln, welche eine gewaltige Beweglichkeit erlauben. Wenn Sie nun nach einem Armbruch diese eine ganze Weile nicht nutzen konnten, ist diese Beweglichkeit nach der Heilung der Knochenstruktur sicherlich erstmal in Kraft und Flexibilität eingeschränkt. Ihr Arm braucht nun wieder Bewegung und eine gewisse Menge an Anstrengung, um sich optimal nutzbar anzufühlen.

Warum sollte das bei Ihren Augen anders sein?

Wenn wir also unsere Augen über einen längeren Zeitraum nicht mehr bewegt haben, spricht vieles dafür, dass wir das später am Tag nachholen sollten. Wie aber, werden Sie sich nun fragen, kann das Erfolgen? Nun, die Antwort ist einfach und bedingt auch komplex. Wir brauchen Bewegungen und Anstrengungen in einem richtigen Verhältnis. Eine meiner Lieblingsmöglichkeiten für ein ausgewogenes Augentraining ist eine Bergwanderung.

Hier haben Sie, ohne dass es Ihnen bewusst wird, eine Vielzahl von verschiedenen Bewegungen, die Ihre Augenmuskeln sowohl innerlich als auch äußerlich ausführen müssen. Sie werden zudem in Bewegung des gesamten Körpers genutzt, was immer zu einer höheren

Anstrengung, wobei ich dieses Wort an dieser Stelle bitte als positiv und nützlich beschreiben möchte, führt, weil das «Wackeln» des Kopfes beim Sehvorgang mit ausgeglichen werden muss. Eine weitere sehr intensive und wichtige Erfahrung bei einer Bergwanderung ist die neurobiologische Wahrnehmung der Ferne. Nur hier im Freien können die Augen dem Gehirn ein echtes Panoramasehen anbieten.

In vielen Übungen und Augentrainingsbüchern wird der Blick in die Ferne im Wechsel zur Nähe ausgeführt. Wie ich aber weiss, ist es für den Körper annähernd unmöglich, wenn er in einem Raum sitzt und sich dann der Kopf zum Fenster dreht, wirklich einen Fernblick einzustellen. Solange wir einen eingeschränkten, begrenzten Fernblick haben, ist der Effekt sehr gering bis gar nicht vorhanden. Es bietet sich also an, mindestens aufzustehen und an das Fenster zu gehen, den Kopf herauszustrecken und das maximale städtische Panorama aufzunehmen. Noch besser wäre es, das Gebäude zu verlassen und sich draußen den Fernblick zu gönnen. Je mehr Panorama Sie erreichen können, umso besser.

Einen spannenden Aspekt der visuellen Wahrnehmung haben wir zudem noch gar nicht besprochen. Sicherlich gehen Sie davon aus, dass eine muskuläre Bewegung dem Körper Energie abverlangt und «anstrengend» ist. Sport bringt uns ja sogar zum Schwitzen. Also müssten die Augen ja auch nach einer Bergwanderung und diesen unglaublich vielen Bewegungen, von denen ich gesprochen habe, am Abend ungeheuer müde sein und nach einem Arbeitsalltag hinter dem PC ohne Bewegung demnach ausgeruht und erholt. Genau hier aber merken Sie doch sofort, dass etwas nicht stimmt. Die Augen sind eingebettet in einen Bewegungsmechanismus, wobei ich hier gerne das mechanistische Weltbild Descartes[28] an dieser Stelle verlassen möchte und von Bewegungskomplexität sprechen möchte.

---

[28] René lebte in Frankreich und schenkte uns das mechanistische Weltbild. Heute, da bin ich mir sicher, würde er nicht mehr den Geist und den Körper trennen. Damals im 16. Jahrhundert war das eine geniale Idee.

Unsere Augen spielen förmlich mit dem vegetativen Nervensystem oder dieses eben mit den Augen. Jede Bewegung im Auge und außerhalb wird unterschiedlich gesteuert. Teilweise über den Sympathikus, gelegentlich aber über den Parasympathikus. Diese beiden Begriffe sind gleichzusetzen mit Anstrengung *(Stress)* und Entspannung *(Ruhe)*. Es handelt sich bei den Augenbewegungen, solange sie nicht exzessiv betrieben werden, um eine harmonische, schier unglaubliche Abwechslung von Anspannung und Entspannung. Der Schritt zu einem erfolgreichen und angenehmen Sehen scheint sich also weder in Anspannung noch in Entspannung darzustellen, sondern in der Abwechslung zwischen beiden. Nach einer Bergwanderung brauchen Sie kein Augentraining, Sie hatten einen ausgeglichenen Tag. Nach einem Bürotag brauchen Sie Training, weil Sie in einer Distanz «festgehangen» haben.

Ein sinnvolles Training sollte immer alle Muskeln gleich intensiv und aktiv ansprechen. Stellen Sie sich doch gerne einmal eine Bewegung vor, die das Auge beim Blick in der Ferne, in alle für das Auge, möglichen Richtungen bringt. Sie könnten jetzt einfach kreuz und quer alles ausprobieren, oder auf eine Jahrtausende alte Erfahrung zurückgreifen. Denn die Augen, wie wir sie heutzutage in unseren Köpfen spazieren führen, sind evolutionär schon Millionen[29] Jahre alt. Irgendjemand wird also in der Vergangenheit schon mal darüber nachgedacht haben. Als außerordentlich nützlich hat sich dabei schon vor 3000 Jahren in Indien eine «liegende Acht» herausgestellt.

Diese wird auch in der Mathematik als Unendlichkeitszeichen genutzt. Ich finde, das ist doch ein sehr schöner Zufall, dass die Mathematiker die Unendlichkeit mit einem Zeichen symbolisieren, welches uns auch beim Blick in die unendliche Ferne als Bewegungsrichtung zum Training dienen kann.

---

[29] Seit wann der Mensch als Mensch zählt und seit wann die Augen den jetzigen Stand der Evolution haben, scheint nicht ganz klar zu sein. Ich habe Daten von 3 Millionen bis 700 Tausend gehört und gelesen. Wie auch immer die Augen sind schon lange an die Sonne gewöhnt.

Diese liegende Acht findet sich mittlerweile auch in modernen und wissenschaftlichen Methoden wieder, ist aber wie gesagt bereits ein «alter Hut». Sie finden später im Buch einige Anregungen und Vorschläge dazu, diese «liegende Acht» im Alltag zu nutzen.

Wissen Sie noch, was Sie jetzt machen dürfen oder eigentlich sogar sollen. Nein?

Jedes Mal, wenn Sie auf mich als Sprayer blicken, öffnet sich ein Tor zur grenzenlosen Kreativität. Lassen Sie sich inspirieren und erlauben Sie sich, Ihre Gedanken auf eine ganz neue Ebene zu heben. Sie sind herzlich eingeladen, sich mit dem Thema «Sehen - Was ist das?» auseinanderzusetzen und ein Wort zu wählen, das Ihre Aufmerksamkeit und Ihr Interesse besonders fesselt. Nehmen Sie sich ein leeres Blatt und notieren Sie dieses ausgewählte Wort in großen, prägnanten Buchstaben. Dieser Startpunkt wird zum Samen Ihrer Kreativität.

Nun beginnt der aufregende Teil: Sie gehen Buchstabe für Buchstabe, und zu jedem davon lassen Sie Ihre Gedanken in Freiheit schweifen. Welche Assoziationen kommen Ihnen in den Sinn? Schreiben Sie diese Gedanken nieder oder drücken Sie sie durch Malerei aus. Es gibt keine Grenzen für Ihre Kreativität, also lassen Sie Ihrer Fantasie freien Lauf.

Ich wünsche Ihnen von Herzen viel Erfolg bei dieser kreativen Reise! Sie werden erstaunt sein, wie reichhaltig und vielfältig Ihre Gedanken und Ihre Kunstwerke sein können. Übrigens, im Anhang dieses Textes finden Sie nicht nur ein Muster, das Ihnen als Inspiration für Ihr Graffiti dient, sondern auch leere Seiten, die Sie nutzen können, um Ihre eigenen künstlerischen Ideen in die Welt zu bringen. Gönnen Sie sich diese kreative Entfaltung und entdecken Sie die Freude am Sehen, Ausdrücken und Schaffen.

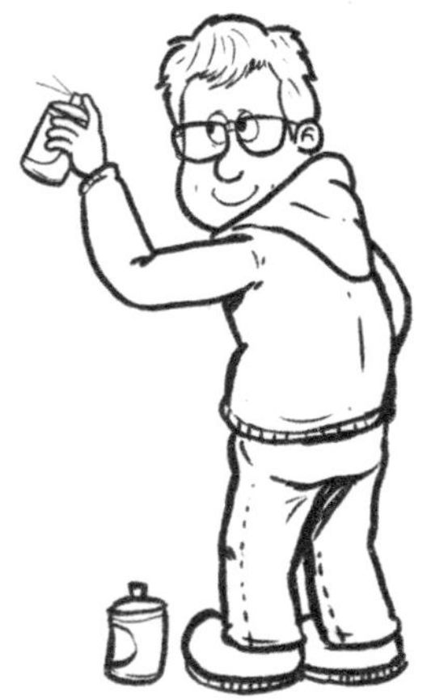

Kapitel 2

Die Entwicklung des Sehens

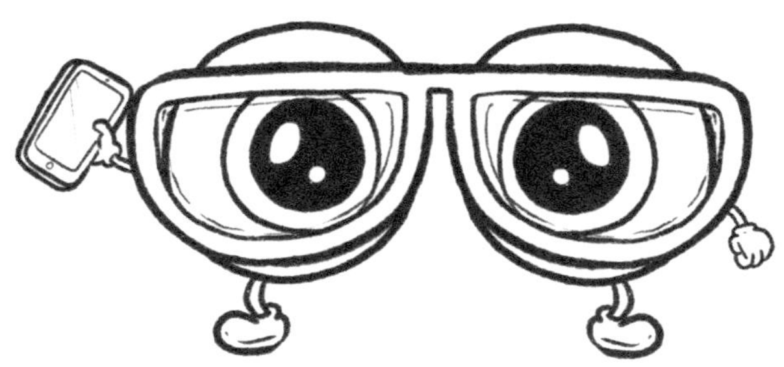

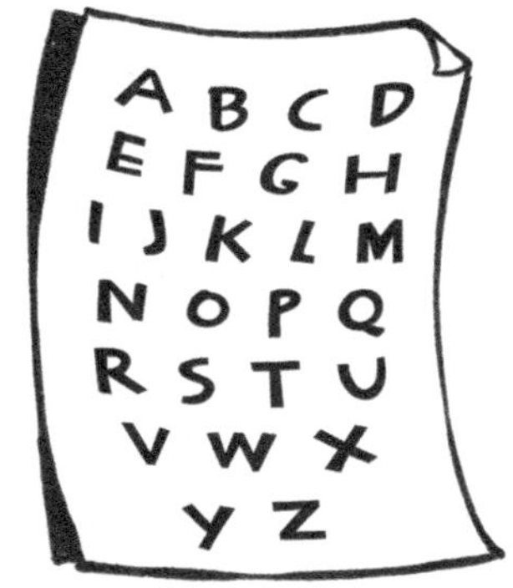

Bevor wir uns nun um die Entwicklung der Augen kümmern, freue ich mich, wenn Sie sich um Ihre eigene kümmern möchten und das Kapitel mit einem ABC zum Thema: **Entwicklung des Sehens** starten.

Über die Evolution der Augen wurden schon ganze Bibliotheken gefüllt. Es gibt hochwertigste, ausgearbeitete Fachbücher und unglaublich viele lesbare Ratgeber. Wer alle diese Bücher gelesen hat, wird merken das das Sehen ein unglaublicher, komplexer Vorgang ist und dessen Entstehung eben auch. Daher versuche ich mich hier zwar an Fakten zu halten, in fünf Jahren werde ich aber sicherlich einige Punkte anders auslegen und neu interpretieren dürfen. Sie können mich gerne objektiv über neue Ideen und Ansätze informieren. Danke schön für Ihre Bemühungen.

Noch nicht da und trotzdem wichtig

Kaum dass sich unsere Eltern ein paar schöne Stunden, die zumeist doch eher ein paar schöne Minuten waren, gemacht haben, fängt das Leben an, sich zu entwickeln.

Bereits früh um den ersten Monat herum werden die Augen ausgebildet. Na ja, zunächst sieht das noch nicht aus wie ein Auge, das dauert noch. Die Zellen, die sich hier zusammenschließen, werden ein Leben lang in der Augenlinse verweilen. Die Augenlinse ist durchsichtig, wodurch sie in unserem Körper eine Sonderstellung einnimmt.

Bereits ab dem dritten Monat erkennt man, wo im Körper die Augen später mal platziert sein sollen und bereits in der 30. Schwangerschaftswoche können sich die Augen öffnen. Vielleicht sind Sie überrascht zu erfahren, dass die Bauchdecke nicht völlig blickdicht ist. Die kleinen Augen können bereits ihre ersten Hell-Dunkel-Rot-Erfahrungen machen. In der sehr sensiblen Phase der vorgeburtlichen

Entwicklung können wir schon sehr viel Einfluss auf das Baby nehmen. Wenn die Mutter den ganzen Tag raucht, Alkohol trinkt oder Contergan[30] frühstückt, wird das Kind die Konsequenzen tragen und teilweise auch sehen müssen. Es gibt eine zum Glück nur geringe Anzahl von Kindern, die mit einem Entwicklungsschaden, der die Augen betrifft, auf die Welt kommen. Ein spannender Fakt ist, dass in westlichen Ländern Babys eigentlich nie mit einem «Grauen Star» geboren werden. Ja, ganz recht – diese Alterserscheinung können auch schon Babys haben. In Afrika kommt das häufiger vor. Vermutlich hat das etwas mit einer Mangelernährung der Mutter zu tun.

Es muss also nicht immer eine schlechte Angewohnheit sein, die Defizite zur Folge hat. Es kann auch das Fehlen von Notwendigem sein. Sind Sie sich sicher alles zu haben, was sie und das Kind brauchen? Nur wenn in der pränatalen Entwicklungsphase alles in Ordnung ist, können sich Baby und Mutter gut und gesund entwickeln.

Von der Babydecke in den Sandkasten

Irgendwann ist jeder von uns einmal geboren worden, da bin ich mir ausnahmsweise wirklich sicher. Nun war es in der Regel kalt und hell, als Sie die erste Wohnung verlassen mussten.

Stellen Sie sich doch einmal vor: Sie leben neun Monate lang in einer dunklen Höhle. Eines Tages zwingt Sie ein wütender Bär aus jener heraus und Sie rennen um Ihr Leben. Draußen ist es Juli, 12 Uhr mittags und die Sonne brennt vom Himmel herunter. Das wird Sie sicherlich erstmal schockieren und Ihnen das Sehen erschweren. So geht es unseren Babys aber nicht. Gerade weil Sie aus der Dunkelheit kommen, hat sich die Netzhaut, welche für das Sehen verantwortlich ist, noch nicht korrekt ausgebildet. Erst jetzt, wo das erste Mal[31] Licht auf das Auge fällt, fangen die Zellen überhaupt an, sich zu organisieren.

---

[30] Kennen Sie nicht? Wieder ein Indiz für Ihr junges Alter. Recherchieren Sie gerne einmal zu diesem Thema im Internet. Suchen Sie Ereignisse aus den sechziger Jahren.

[31] Wann haben Sie eigentlich das letzte Mal etwas zum ersten Mal gemacht? Unsere Babys und Kleinkinder erleben in den ersten Jahren fast täglich etwas Neues.

Man kann es sich so vorstellen, dass die Sehzellen auf eine Wanderung gehen. Sie orientieren sich dorthin, wo das meiste Licht ist. Also wie die Motten um die Lampe kreisen, versuchen die lichtempfindlichen Zellen sich gleichfalls auszurichten. Dieser Prozess darf in den ersten Tagen und Wochen nicht gestört werden. Das wäre fatal und unwiderruflich. Das Kind wird schlecht sehen oder gar blind.

Ein kleines Baby hat am Anfang seines Lebens noch eine undeutliche Fernsicht, das mag unter anderem der Grund dafür sein, dass es noch nicht allein Autofahren darf.

Haben Sie schon einmal gehört, dass kleine Kinder mit einer geringen Fehlsichtigkeit geboren werden?

Das liegt vermutlich daran, dass die Kraft der Augen nicht zur vorhandenen Größe der Sehapparate passt. Es hat sich evolutionär entwickelt, dass der Babykopf nicht die vollständige proportionale Größe zu den Augen hat. Sie wissen vermutlich, dass Babys und kleine Kinder riesige Augen haben und deswegen so niedlich wirken. Ich halte das für einen cleveren Trick der Natur, dass die kleinen, schreienden Kinder so zuckersüß aussehen, dass man sich einfach um sie kümmern muss. Allerdings ist auch jede gebärende Frau dankbar für diesen Zustand. Wäre der Schädel schon passend zur Größe der Augen, würde das Kind nicht auf natürliche Weise geboren werden.

Nun braucht das Baby aber in der Regel keine Brille, denn diese kleine Differenz zwischen Stärke der Augenlinse und Augenlänge wird in den nächsten Jahren vollautomatisch ausgeglichen, wenn sich das Kind normal entwickelt.

Wenn Sie irgendwo in einem Buch gelesen haben, dass Babys nur 10% des Sehvermögens haben, erinnern Sie sich an die Idee des ganzheitlichen Sehens. Das Baby kennt ja noch gar keine Orange, daher ist das Sehen zwischen Ihrem kleinen Schatz und Ihnen auch nicht vergleichbar. Vertrauen wir der Natur an dieser Stelle; es hat schon einen Grund.

Für mich ist es daher keine Fehlsichtigkeit, also ein Fehler, sondern eine Notwendigkeit, die von der Natur eingerichtet wurde. Wir sollten sie daher auch nicht als unzureichend bewerten.

Einer der Gründe für diese notwendige Entwicklung, also dem Herauswickeln des bereits Vorhandenen, könnte sein, dass das Gehirn nicht mit voller Leistung starten kann. Wäre das der Fall, würden wir mit den Eindrücken um uns herum schlicht nicht zurechtkommen. Daher werden die Gehirnregionen unserer Kinder nach und nach online[32] geschaltet. Ein witziger Fun-Fact am Rande: Babys mögen in der Regel erst Rot, dann Grün, dann Gelb und Blau gar nicht. Da sich das Sehen aber kontinuierlich und im ersten Jahr relativ rasant entwickelt, lohnt es nicht, sich darauf einzustellen. Sollten Sie also das Kinderzimmer bereits in einer Farbe gestrichen haben, lassen Sie es einfach so und ändern es nicht. Was ich auch immer wieder gehört und gelesen habe, ist, dass Babys und Kleinkinder zu Beginn ihres Lebens nur starke und intensive Farben erkennen können.

Das ist sicherlich so, aber welchen Einfluss sollte das schon auf Spielzeug und die Wandfarbe haben?

Die Augen sind seit fast einer Millionen Jahren in ihrer Entwicklung unverändert. Das zeigt mir ganz deutlich, dass ich mich an den Farben der Natur orientieren kann. Also sollten wir mal darüber nachdenken, welche Farben in der Natur überwiegen und welche nur in kleinen, intensiven Farbtupfern auftauchen. Wenn ich also das Kinderzimmer gestalten möchte, wäre es vermutlich eine gute Grundlage, an einen Wald zu denken und keine farbenfrohe Toys-R-Us-Explosion zu verursachen.

Mit einem Jahr wird das Baby zum Kleinkind und seine Sehfähigkeit ist der von uns Erwachsenen schon näher. Das ist ein sehr passender Moment, um auch das Laufen zu erlernen.

---

[32] Wurde von Manfred Spitzer in vielen YouTube-Vorträgen so bezeichnet.

Ist die Qualität des Sehens dafür verantwortlich, dass wir laufen lernen – oder ist es genau andersherum?

Hier besteht eine Verbindung. Es braucht einen sehr komplexen und stabilen Zustand der Augen, um beim Laufen sehen zu können.

Achten Sie mal darauf: Sie wippen beim Laufen[33] auf und ab, aber Ihre Welt ist stabil, wenn Sie den Kopf bewegen und sich umschauen. Das ist eine Rechenleistung, die enorme Energie kostet und anspruchsvoll ist. Es ist umso spannender, dass Kinder nicht nur das Laufen und Sehen bedingt zeitgleich lernen, nein, auch die ersten Wörter fallen in der Regel in dieser Zeit. So ist auch zu erklären, dass obwohl viele Kinder keinen anstrengenden Job haben, sie nachts sehr gut schlafen. Sollten wir in dieser sehr sensiblen Zeit das Kind mit einer Reizüberflutung an Farben überfordern, kann das auf den Schlaf und die Entwicklung schlagen. Ein Tablet oder Smartphone bietet in dieser kurzen Phase des Lebens zwar spannende Bilder, Bewegung und Töne, kann aber in Bezug auf das Sehen erst überfordern und irgendwann abstumpfen.

Das Kind kann noch nicht alles aus der Umwelt über die Augen wahrnehmen. Es braucht beim Apfel einen dreidimensionalen Eindruck, der nicht durch die Augen, sondern von den Händen und dem Mund erarbeitet wird. Ein Bild kann erst dann lehrreich sein, wenn dieser Prozess angelaufen ist. Ich bin ein absoluter Fan von Kinderbüchern, um die Bindung der Kinder zu den Eltern zu stützen und das Lesen langfristig spannend zu gestalten. Das Kind wird aber die Welt nicht nur über diese Bilder entdecken können. Sie könnten nun sagen: Was machen denn behinderte Menschen, die keine Arme haben, oder Blinde, die gar nichts sehen? Sie leben ja auch in dieser Welt. Das stimmt, aber hier hat sich das Gehirn andere Wege suchen müssen, um die Welt begreifbar[34] zu machen. Viele dieser Wege waren erfolgreich

---

[33] Zuvor müssen Sie aber lernen den Kopf beim Krabbeln anzuheben. Diese schildkrötenartige Bewegung koppelt die Nackenmuskulatur und die Augenbewegung miteinander.

[34] Das Wort *be-greifen* zeigt deutlich, dass ein manueller Kontakt von Vorteil sein könnte.

und der einzelne Mensch hat das gut gemeistert, aber es handelte sich um eine Alternativlösung. Wenn ich alle körperlichen Veranlagungen habe, sollte ich diese auch versuchen zu nutzen und mir nicht absichtlich einen Arm auf den Rücken binden, weil ja auch andere Einarmige das Leben gemeistert haben. Ich habe selbst großen Respekt für behinderte Menschen, aber keinen größeren als vor jedem anderen auch.

Das Sehen ist ungefähr ab dem ersten Jahr auf einem hohen und guten Niveau, es wird aber dennoch noch mindestens sechs Jahre dauern, bis die ersten Entwicklungsschritte abgeschlossen sind und wir von einem stabilen Basis-Sehen reden können.

Was können wir machen, um dem Baby die besten Voraussetzungen für seine Entwicklung zu schenken?

Wir alle, die wir Eltern sind, lieben unsere Kinder und machen alles aus Zuneigung zu ihnen. Manchmal leider, aber im fachlichen Unwissen, auch das völlig Falsche. Schauen wir uns kurz an, seit wann die Augen sich in Ihrem jetzigen Entwicklungsstand befinden.

Wissenschaftler vermuten, dass sich die Augen in den letzten ein bis drei Millionen Jahren biologisch nicht weiterentwickelt haben. Das halte ich für eine lange Zeit, die bei allen Überlegungen zu der Frage, was besonders gesund und artgerecht für die Augen sein könnte, in Betracht gezogen werden sollte.

Als erstes fällt mir auf, dass kleine Babys früher erheblich häufiger dem direkten Sonnenlicht ausgesetzt waren als heute. Auch die Position, in der sie dem natürlichen Licht ausgesetzt waren, ist sicherlich einen Blick wert. Wie wahrscheinlich ist es, dass ein Neandertaler[35]-Mami ihren Spross auf den Boden gelegt hat, um mal schnell die Spülmaschine auszuräumen? Es gab damals doch einiges an Gefahren in der Natur und daher gibt es recht nachvollziehbare Vermutungen, dass Babys früher in ihrem ersten Lebensjahr den Boden nicht berührt

---

[35] Ich habe auch gehört, dass wir vermutlich nicht von Neandertaler abstammen, spielt für die Metapher aber keine Rolle.

haben. Kinder wurden also getragen, wenn man die Höhle verlassen hat. Wenn man denn überhaupt eine Höhle hatte. Der frühe Mensch lebte zeitweilig auch im Wald unter den Bäumen. Tagsüber war es ohnehin, draußen spannender als in der Höhle. Netflix gab es noch nicht. Heute sieht die Welt anders aus. Wir, zivilisierten Menschen, leben 99% unserer Zeit in einer Höhle, wir nennen Sie Wohnzimmer oder Büro. Bei manchen vermischen sich an dieser Stelle sogar die Wörter Höhle und Hölle, sie sind sich aber auch wirklich sehr ähnlich. Aber zurück zu den kleinen Kindern, die «rum getragen» werden müssen. Im Übrigen tragen und trugen in vielen Naturvölkern die Mütter die kleinen Kinder bis drei Jahre und die Väter die größeren Kinder bis sieben Jahre bei Wanderungen umher. Nun, das ist heutzutage auch nicht anders, kann man entgegnen, außer dass wir es uns etwas leichter machen und die Kinder, je nach Alter, in einem Kinderwagen oder Buggy herumschieben.

Nun, aber wie ist dann der Winkel der Augen in Bezug zur einzigen natürlichen Lichtquelle?

Wenn mich meine Eltern herumtragen, dann ist mein Blick auf die Sonne ein anderer, als wenn ich rumliege und die Sonne in vollem Umfang direkt von oben abbekomme. Deswegen schützen wir ja auch unsere Kleinen im Kinderwagen und sorgen dafür, dass sie zwar draußen an der frischen Luft sind, aber nicht an der für alle Menschen so wichtigen Sonne. Wir schließen aus gutem Grund das Verdeck.

Kinder bekommen also heutzutage weniger natürliches Sonnenlicht ab und wenn in einer unnatürlicheren Position als unsere Vorfahren. Was kann das für Auswirkungen haben? Nun, man ist sich ziemlich sicher, dass wir das natürliche Spektrum der Sonne brauchen, um unsere Augen richtig und bestmöglich auf die Ferne ausrichten zu können. Wir haben es also in der Hand, in diesem Fall das Baby auf dem Arm. Es spricht sehr vieles dafür, dass wir unsere kleinen

Menschenbürger am Körper tragen und sie nicht übervorsichtig und panisch vor der Sonne schützen sollten.

Aber bitte – bevor ich nun E-Mails bekomme wegen der Gefährdung von Babys: Kleine Kinder und auch große gehören nicht in die Sonne gelegt, sie sind keine Brathähnchen. Und kleine Kinder gehören auch nicht auf einen Gletscher, das ist kein Lebensraum für Menschen. Achten Sie einmal darauf, wie wir ein Baby instinktiv auf den Arm nehmen und es festhalten. Vermutlich ist diese genetische, automatisierte Haltung unserer Nachkommen nicht nur für die Entwicklung der Augen von Vorteil. Es lohnt sich also, sein aktuelles Weltbild und sein Verhalten zu überdenken, bevor man entscheidet, was das Beste für sein Kind ist. Bei Zootieren plädieren wir alle uneingeschränkt für ein artgerechtes Leben, bei uns Menschen, die wir auch Tiere sind, vergessen wir das gerne.

Ein weiterer Aspekt für die Augenentwicklung sind Mikronährstoffe, die den Aufbau des Systems überhaupt erst ermöglichen. Ich möchte Ihnen hier exemplarisch einfach mal ein besonderes Fett vorstellen.

Das klingt schon etwas merkwürdig, aber stellen Sie sich Folgendes vor. Unser Gehirn kommt mit allen Kabeln auf die Welt, die wir brauchen. In der Regel, außer bei Erkrankungen, hat jedes Gehirn bei Geburt genug Kapazität. Es liegt an uns, diese zu nutzen. Leider, oder eigentlich zum Glück, sind diese Kabel im Gehirn alle ohne den notwendigen Plastikschutz ausgerüstet. Das führt dazu, dass diese Regionen nicht oder nur schlecht genutzt werden können. Nach und nach wird der Körper die Kabel mit Plastik verkleiden, um sie nutzbar zu machen. Im Falle des Gehirns ist das ein Fett. Dieses Fett schützt das einzelne Kabel, also die Nervenbahnen, und steigert die Geschwindigkeit der Verarbeitung enorm. Es ist also wichtig, dass wir in der Entwicklungsphase eine optimale Versorgung an Gehirnfett bekommen. Das scheint im Besonderen mit Muttermilch *(menschliche)* gewährleistet zu sein. Hier ist das Verhältnis von diversen Inhaltsstoffen seit Millionen von Jahren auf den menschlichen Organismus abgestimmt. Es scheint so zu sein, dass Ersatznahrung das Wachstum ebenfalls erlaubt, aber streckenweise die Geschwindigkeit erhöht. Das ist kaum verwunderlich, denn die Ersatznahrung kommt von der Kuh. Das Rindvieh hat natürlich die Zusammensetzung ihrer Muttermilch auf das Kalb abgestimmt und nicht auf den Menschen. Nun, könnte man sagen, ist das doch eine gute Nachricht. Die Welt ist immer schneller, da wäre es doch großartig, wenn sich die Augen schneller entwickeln würden. Leider ist das aber nicht so einfach und auch grundsätzlich nicht so. Der menschliche Körper ist ein ungewöhnlich komplexes Wesen und braucht in einigen Fällen Zeit und Ruhe zum Gedeihen. Wir können also vermuten, dass für die Entwicklung der Augen eine Versorgung bis zum zweiten Lebensjahr mit menschlicher Muttermilch ratsam ist.

Natürlich darf das Kleinkind schon vorher beginnen, mit geeigneter Nahrung die Abhängigkeit zur Mutter langsam zu lösen. Im Übrigen ist Muttermilch sehr süßlich, kein Wunder also, dass wir Menschen fast alle das Süße lieben. Wo wir gerade schon bei dem Geschmack sind:

Kennen Sie Quetschbeutel?

Ein Quetschie erlaubt dem Kleinkind bereits in wenigen Sekunden eine Banane, einen Apfel und vier Trauben zu schlucken, ohne zu kauen. Wir nehmen damit sehr viel Fruchtzucker auf, ohne den komplizierten Prozess der Verdauung zu nutzen. Eine Banane, einen Apfel und vier Trauben würde das Kind vermutlich gar nicht essen und wenn doch, dann innerhalb einer erheblich längeren Zeitdauer. Ein Quetschie liefert in extrem ungewöhnlicher Menge und Geschwindigkeit Fruchtzucker, der für eine Fettleber und Diabetes verantwortlich sein kann. Gesund sind diese Beutel in keinem Fall und daher dringend zu vermeiden.

Wenn ich nun bei diesen Zucker-Beuteln für Kinder ein so eindeutiges Meinungsbild habe, wie stehe ich dann zu Smoothies?

Auch für einen Erwachsenen gilt, das die schnelle und intensive Zufuhr von Fruchtzucker eine «Fettleber» provoziert. Auch der fast religiöse Streit, ob nun die Frucht mit 5km/h oder 500km/h zerkleinert wird, oder lieber nur entsaftet werden soll, führt an einem wichtigen Punkt vorbei.

Fruchtzucker ist früher für Menschen im Herbst eine sinnvolle Möglichkeit gewesen, schnell Fett in der Leber einzuspeichern, um irgendwie über den Winter zu kommen. Falls sie ein paar hundert Jahre in die Vergangenheit reisen, werden sie verwundert feststellen, dass der frühe Mensch keine Lebensmittel im Winter kaufen konnte und das, was die Natur sonst so an Früchten und Leckereien kostenlos zur Verfügung stellt, auch in der kalten Jahreszeit einfach nicht gewachsen ist.

Der Mensch lebte also von seinen Reserven sowie tierischen Fetten und Proteinen. Besonders beliebt waren Innereien wie die Leber, und das Herz. Um diese karge Zeit zu überstehen hat er, je nach Region, das Obst im Herbst in großen Mengen verschlungen und in der Leber konserviert. Heute können wir jeden Tag ein Apfel essen, jeden Tag Erdbeeren aus Peru einfliegen, wir haben immer Obst im Geschäft verfügbar. Das kann unser Körper bis heute aber nicht in dieser Menge verarbeiten. Die einzigen «guten» Smoothies sind die Gemüsevarianten. Hier bitte aber nicht auf den Trick der Industrie reinfallen und grüne Flaschen kaufen. In der Regel sind das 50-60% Apfelsaft und 3% Grünkohl oder Spinat für die Farbe. Diese Säfte sind also weiterhin in großen Mengen nur Fruchtzucker ohne Ballaststoffe. Das Wort «Ballaststoffe» ist im Übrigen irreführend, es müsste besser Baustoffe heißen, weil unser Mikrobiom im Darm diese Lebensmittel-Bestandteile nutzt, um für uns nützliche Produkte anzufertigen. Wenn sie also regelmäßig Obst-Smoothies trinken, leben sie ungesünder als sie denken. Sollten sie diese Produkte zudem nutzen um ihr schlechtes Gewissen von Pommes, Pizza und Cola zu erleichtern, dann fallen sie richtig auf die Nase.

Bei gesunder Ernährung ist ab und zu gegen einem Obst-Gemüse-Smoothie-Saft nichts einzuwenden. Die Betonung liegt aber ganz klar auf dem Gemüse. Wer sich aber grundsätzlich schlecht ernährt sollte diese Produkte von seiner Einkaufsliste streichen, oder sich wenigstens nicht einreden, das wäre sein Beitrag zur gesunden Ernährung.

Verlassen wir den kurzen Exkurs in die Ernährung, später mehr dazu, und kehren zurück zur Entwicklung der Augen.

Ab dem zweiten, spätestens mit dem dritten Jahr, sollte jedes Kind einmal zum Augenarzt.[36] Wir befinden uns hier in einer sehr wichtigen Phase der Entwicklung der Augen und können noch ungewöhnlich viel positiven Einfluss nehmen. Nach dem siebten Lebensjahr wird es dann ungeheuer schwer, eine förderliche Richtung einzuschlagen. Aber wenn wir mit drei Jahren positive Effekte ausüben können, dann können wir auch negative ausüben. Das muss uns klar sein.

Unsere kleinen Lieblinge sind nun drei Jahre alt. Sie sprechen schon in Sätzen, die drei bis vier Wörter umspannen, und machen sich seriös mit uns verständlich. In der Regel sind die Kinder ab diesem Alter tagsüber trocken. Das wäre im Übrigen vor noch siebzig Jahren eine Katastrophe gewesen. Mit der Einführung der Einmalwindel ist das Trockensein der Kinder immer weiter nach hinten verschoben worden. In den meisten Naturvölkern ist es noch heute so, dass Kinder ab neun Monaten trocken sind. Nun wenn ich keine Windeln habe, wird meine Anstrengung, das Kind, trocken zu bekommen, natürlich grösser sein. Ich finde, das Windeldilemma zeigt deutlich, dass Veränderungen, die zum Guten sein sollen, auch Auswirkungen in die andere Richtung haben können.

Ich habe viele Freunde, die ihre Kinder bereits mit zwei-drei Jahren an digitale Medien heranführen. Dem liegt der Gedanke zugrunde, dass wir heutzutage in einer digitalen Welt leben und es den Kindern einen Vorteil bringt, sich frühzeitig mit dieser elektronischen Welt auseinanderzusetzen. Dieser Gedanke wirkt spontan absolut nachvollziehbar und schlüssig. Leider ist er das nicht.

---

36 Sie finden im Anhang eine genaue Beschreibung, wann ein Kind zum Augenarzt gehen sollte.

Wie soll sich das Kind ohne ausreichende Kraft des Gehirns in der digitalen Welt zurechtfinden?

Es braucht mit zwei-drei Jahren noch den Kontakt zu Gegenständen, um diese als gegenständlich zu begreifen. Am Tablet ist das leider mühsam, weil alles platt ist wie eine Flunder. Das ist problematisch. Das Kind lernt hier keine Gegenständlichkeit. Wir müssen leider feststellen, dass wir eine Orange nur durch eine Orange begreifen können. Achten Sie nochmals auf die Wortwahl «be-greifen».

Alles, was wir in unserem Gehirn wahrnehmen können, muss über unsere Sinne aufgenommen werden. Wenn aber nun die Augen noch nicht vollkommen perfekt ausgebildet sind, verlassen wir uns auf Sinne, die noch besser sind. Das kleine Baby nimmt alles in den Mund, weil die Innenseite des Gaumens zu dieser Zeit der sensibelste Ort am und im Körper ist.

Später, wenn die Handflächen und die Finger eine feinere Genauigkeit erlernt haben, werden die Hände priorisiert. Erst wenn die Augen die Führung übernehmen, in der Regel zwischen fünf und sechs Jahren, kann das Kind einen Gegenstand betrachten und damit erkennen.

Es scheint so zu sein, dass digitale Bildschirme keinen sinnvollen Lerneffekt ausrichten können. Jedenfalls nicht bei kleinen Kindern.

Vielleicht widersprechen Sie mir bei meiner Schlussfolgerung, aber lassen Sie mich gerne ein spannendes Beispiel für die natürliche, psychologische Funktion unserer Kinder ausführen.

Meine vierjährige Tochter kann eigenständig ohne Aufforderung einen Teller vom Tisch in die Küche räumen. Erst mit neun Jahren wird sie aber den logischen Zusammenhang verstehen und begreifen, was ihre Eltern mit dieser Aktion eigentlich bezwecken. Wir Erwachsenen sind so sehr daran gewöhnt, dass wir die Zukunft abschätzen und uns demnach verhalten können, dass wir einfach nicht glauben, dass ein Kind, das nicht kann. Wenn also Ihr Vierjähriger das nächste Mal nicht versteht, warum er den Tisch abräumen soll: Er kann es nicht – so einfach.

Und genauso verhält es sich mit den Augen. Mit vier Jahren sind sicherlich alle Eltern überzeugt, das Kind könne schon alles sehen und verstehen. Aber weder das eine noch das andere stimmt. Ein Kind mit vier Jahren hat teilweise nicht einmal ein vollständig ausgereiftes Farbensehen. Wie soll es da entscheiden, in welcher Farbe das Kinderzimmer gestrichen werden soll?

«Man sieht oft etwas hundert Mal, tausend Mal, ehe man es zum allerersten Mal wirklich sieht.»
Christian Morgenstern[37]

Etwa ab dem fünften Lebensjahr ist es angemessen, das Kind in bestimmten Aspekten seiner Sehfähigkeit beinahe wie einen Erwachsenen zu behandeln. Das junge Individuum vermag nun eine relative Stabilität und Klarheit in der Fernsicht zu erreichen. In vielerlei Hinsicht steht sein Sehvermögen dem eines Erwachsenen gleichwertig gegenüber. Dennoch besteht noch eine gewisse Schwierigkeit darin, mühelos zwischen verschiedenen Entfernungen zu wechseln. Ein reibungsloser und konstanter Übergang zwischen Ferne und Nähe ist dem Kind noch nicht vollkommen möglich. Interessanterweise haben viele Erwachsene selbst Schwierigkeiten damit, da sie diesen Entwicklungsprozess nicht ausreichend lange trainiert haben.

Wann läuft die Entwicklung in der richtigen Geschwindigkeit?

Diese Frage ist sehr schwierig und auch nur individuell zu beantworten. Was aber sicherlich sinnvoll ist, ist es, sich grundsätzlich jeden Tag mindestens zwei Stunden am Tag an der frischen Luft zu bewegen.

[37] Christian war ein wunderbarer Dichter und lebte von 1871 bis 1914.

Und hier ist die Bewegung exakt als diese zu verstehen. Sehen und Bewegung haben eine direkte Verbindung. Um die Augen optimal zu justieren, brauchen wir eine hohe Beweglichkeit. Das bedeutet, dass sich mit der Beweglichkeit unseres Körpers auch die Stabilität der Augen steigert. Wenn ich also einen Menschen beobachte, wie er «Parkour[38]» ausführt und springt, hüpft und sich abrollen kann, wie ich es nie erlernen werde, weiss ich, dass dieser Mensch sehr viel sportlicher ist als ich und dass seine Augen vermutlich viel stabiler arbeiten als meine.

Ich möchte hier kurz die Gelegenheit nutzen und noch ein wenig aus dem privaten Nähkästchen plaudern. Als meine Frau und ich schwanger wurden – und seien Sie sich sicher: Ich bin mit schwanger geworden und bis heute geblieben – haben wir uns überlegt, dass alle Daten und Informationen, die mir als Experte in meinem Beruf zur Verfügung stehen, den Rückschluss erlauben, dass Kinder nicht zwingend am PC, Smartphone oder TV betreut werden sollten. Also haben wir uns entschlossen, den TV und die anderen digitalen Medien abzuschaffen. Gesagt, getan – weit gefehlt. Natürlich blieb es bei dem frommen Wunsch, etwas «Richtiges» zu machen. Immer wieder kam das Thema während der Schwangerschaft auf und wir waren uns einig. Unsere Kinder werden nicht, so wie wir, am TV großgezogen. Ich habe in meiner Kindheit und Jugendphase eine innigere Beziehung zu MacGyver und dem A-Team gehabt als zu meinem Vater. Aber bevor jetzt der Eindruck entsteht, ich möchte Mitleid erhaschen: Danke, es geht mir gut.

Nun, die Geburt rückte immer näher und eines Tages war es so weit. Wir sind in das Krankenhaus gefahren und haben 26 Stunden oder mehr dort verbracht, bis meine erste Tochter das Licht der Welt erblickt hat. Fachlich versiert habe ich sofort die Anzahl der Augen kontrolliert und festgestellt, es waren zwei. Was ein Glück. Schon drei Tage später durften wir das neue Leben mit nach Hause nehmen und stellten verwundert fest, obwohl der TV noch steht, haben wir gar

---

[38] Parkour-Läufer sind es gewöhnt sich nicht um das Hindernis zu bewegen, sondern darüber. Auch wenn es eine hohe Mauer ist.

keine Zeit, ihn zu nutzen. Zu verrückt war alles, zu aufregend das neue Leben.

Wir brauchten einige Wochen, um uns neu zu organisieren und eines Tages saßen wir völlig entspannt im Wohnzimmer. Im TV lief die Rugby-WM und die Kleine lag abwechselnd in unseren Armen. Was für ein schönes Familienglück, wenn uns da nicht eine merkwürdige Beobachtung aus unserer Idylle gerissen hätte.

Je älter unsere Tochter wurde, umso neugieriger wurde sie. Sie blickte sich ständig um, nahm ihre Umgebung immer detaillierter wahr, konnte den Kopf schon leicht anheben. Es war beeindruckend. Doch an diesem schönen Nachmittag, der Zwerg sollte eigentlich schlafen, lag ihr Kopf an meine Schulter gelehnt. Ich sprach mit meiner Frau mit dem Rücken zum Fernseher. Da passierte es. Wir haben bemerkt, wie dieses kleine einzigartige Wunder seine Neugier verlor, den Blick steif und fest auf den TV richtete und sich nicht mehr davon wegbewegte. Es wirkte wie eine Wesensveränderung. Sicherlich übertreibe ich in der Erinnerung, aber es hat mich und meine Frau schockiert. Die nächsten Tage haben wir das ein oder andere Experiment[39] mit der Kleinen gestartet.

Jedes Mal hatten wir das gleiche Ergebnis. Vor dem TV wurde unsere Tochter zum willenlosen Wesen. Auch weitere digitale Medien führten zu einer Zombiefizierung unserer Tochter. Dieser Effekt, dieses Verhalten hat mich geprägt und obwohl es schwierig ist, in ganz vielen Fällen mit einer Gewohnheit aufzuhören, haben wir an dem Tag beschlossen, dass wir den Fernseher auslassen. Durch die sehr emotionale Beobachtung ist das auch sofort und ohne Probleme erfolgt. Wir sind drei Jahre später und mit der zweiten Tochter im Gepäck umgezogen und haben den TV noch im Wohnzimmer aufgestellt. Nicht angeschlossen, aber wir haben ihn an dem Platz, auf dem er laut IKEA hingehört, aufgestellt. Zwischenzeitlich war er mit bunten selbstgemalten Bildern der Kinder geschmückt. Dann ein Jahr später sind wir

[39] Großartig wozu man straffrei die eigenen Kinder gebrauchen kann.

erneut umgezogen und haben die ungebrauchte Flimmerkiste nun im Gästezimmer hinter die Tür gestellt.

Im Wohnzimmer ist zwar das TV-Sideboard von IKEA gelandet, aber der Platz darauf ist einfach leer. Spannend ist, dass die meisten, die uns besuchen, das erst gar nicht merken. Erst am Abend, wenn die Gäste noch etwas im TV sehen wollen, merken sie, dass wir das Gerät gar nicht im Wohnzimmer haben. Und die Enttäuschung, wenn sie es im Gästezimmer zwar physisch finden, aber es nicht angeschlossen ist, ist in der Regel recht groß. Aber so ist das halt. Nun könnte man zu dem Schluss kommen, dass unsere Kinder keine digitalen Medien konsumieren, aber das ist nicht der Fall. Natürlich haben wir auch Smartphones und ein Tablet zu Hause. Eigentlich wollten wir das auch sehr zurückhaltend handhaben, aber das gelingt nicht immer. So kennen unsere Kinder auch YouTube, die Schlümpfe und Peppa Wutz. Wir kontrollieren aber sowohl den Inhalt der konsumierten Videos als auch die digitale Zeit. Nach unserer Regel[40] dürften sie pro Lebensjahr vier Minuten am Tag schauen. Also für meine mittlerweile sechs Jährige bedeutet das 6x4 sind 24 Minuten.

Zeit am Bildschirm in Minuten = Alter in Jahren x 4

Die Regel leitet sich ab aus einer schier unendlichen Anzahl von verschiedenen Studien zum Gehirn und den Augen. Meiner Meinung nach gilt diese zeitliche Vorgabe zudem für alle Menschen, gleichwohl welches Alter sie haben. Ich möchte Sie nicht missionieren, bitte seien Sie sich sicher, das ist nicht meine Intention.

Im Rahmen der Augengesundheit aber kann ich Ihnen gerne eine Idee vorschlagen, wie Sie aus einem ungesunden Genuss, einen augengesünderen Effekt generieren können. Es gibt, wenn Sie es so wollen, für Erwachsene, zwei Arten von Fernsehen-schauen. Das Erste ist jenes, welches wir alle oft und intensiv praktizieren. Wir starren auf den

---

[40] Nähere Informationen zu dieser Regel finden sich im Nicht-nur-Fachbuch: Nice to see You von R.C. Jann. Im Handel seit 2020.

Bildschirm. Diese sind gerne auch mal so groß, dass wir zwar den Eindruck haben, das müsste jetzt für die Augen besser sein, weil es fast einen Panoramablick generiert, aber das ist leider nicht so, da hilft es auch nicht, wenn das Gerät gekurvt, also gebogen ist.

Wir müssen lernen, beim TV uns mehr auf das Gehör zu konzentrieren, statt auf das Bild. Sie würden dadurch ohnehin den Film auf einer ganz neuen Ebene wahrnehmen und viel mehr Details der Story erkennen. Das Bild lenkt uns in der Regel eigentlich von einer Handlung ab. Und damit kommen wir zur augengesunden-TV-Variante. Schauen Sie bitte nur gelegentlich auf den Bildschirm, malen Sie währenddessen ein Bild auf einer Leinwand oder auch nur auf dem Tisch, häkeln Sie, wenn Sie es können, oder lernen Sie es. Machen Sie ein Kreuzworträtsel und blicken gelegentlich hoch, um der Sendung weiter zu folgen. Glauben Sie bitte nicht, das wäre Multitasking. Es geht nur darum, den starren Blick zu vermeiden und sich dem Inhalt über die Ohren zu nähern und mit den Augen zu kontrollieren. Nennen wir es mobiles TV-Sehen. Immer in Bewegung.

Je nach visueller Konstitution, können Sie aber gerne, natürlich auch am Abend einmal einen Film voll konzentriert anschauen. Aber ich warne Sie, seriösen Untersuchungen nach, verbrauchen wir beim TV-Sehen weniger Kalorien, als beim Nichts-tun. Es ist also nicht verwunderlich, dass unsere Figur als «Couchpotato» immer dicker wird. In Bezug auf die Augen noch eine kurze Erklärung, auch wenn wir es Fernsehen nennen, ist es doch ein Nahsehen. Selbst wenn der TV vier Meter von der Couch steht, bleiben wir im Raum und damit in der Nähe.

Fazit: Weil es so ungeheuer wichtig ist, möchte ich das am Schluss von diesem Kapitel nochmals zusammenfassen. Das Sehen entwickelt sich am besten, wenn wir es sich entwickeln lassen. Sollten aber Probleme auftreten, ist der Augenarzt in der Regel der richtige Ansprechpartner. Sollten die Eltern mit Augenerkrankungen vorbelastet sein, geht man gerne schon vor dem ersten Geburtstag einmal dort vorbei, sonst ungefähr im Laufe des dritten Lebensjahrs. Ab der Schulzeit sollte man jährlich zur Vorsorgekontrolle gehen. Ich weiss, das klingt nach viel Arbeit und wer kleine Kinder hat, hat kaum freie Zeit, aber das Sehen entwickelt sich nun mal in jungen Jahren. Daher sollten nicht nur die Zähne, sondern auch die Augen regelmäßig beobachtet werden.

Ich empfehle Ihnen, sich bei diesem sehr schwierigen Thema nicht nur auf einen Experten zu verlassen und sich immer eine Zweit- oder sogar Drittmeinung einzuholen.

In vielen Fällen werden Sie oder Ihre Kinder bei Optikern, Augenärzten und anderen Experten zum Tragen einer Sehhilfe animiert. Sie tragen dann freiwillig oder unfreiwillig eine Brille und/oder Kontaktlinsen. Die Wahrscheinlichkeit, dass eine Brille, die Entwicklung eines Kindes dauerhaft positiv beeinflusst, wenn man diese dann acht Stunden am Tag vor dem Fernseher trägt, scheint mir persönlich, aber sehr gering.

Die Augen haben Probleme, deswegen Sehen die Kinder schlecht. Darum werden Sie ja behandelt[41] und mit einer Brille unterstützt. Diese ist aber in der Regel nicht dazu da eine positive Veränderung zu bewirken. Wir sollten zusätzlich auch etwas an unserem Verhalten ändern. Gehen Sie also immer ergänzend mit Ihren Kindern in die Natur. Auf Neudeutsch nennt man das wohl «Waldbaden» oder so ähnlich. Sie können aber auch klassisch auf den Fußballplatz gehen. Die Augen und die Kinder werden es Ihnen danken.

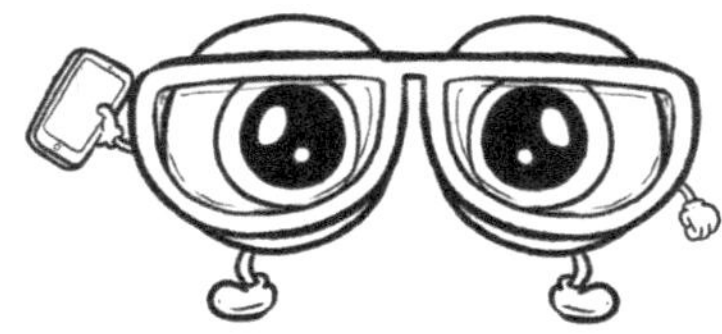

[41] Vor einigen Jahren noch sehr bekannt und beliebt war einmal die Sehschule ein begleitendes Diagnose- und Therapie-Tool bei Augenärzten. Diese wurden in der Regel von Orthoptisten betreut. Diese Experten für die kindliche Augenentwicklung haben sich zu meinem Bedauern auf die ganz harten Fälle spezialisiert und eine gute Prävention findet kaum mehr statt.

Aber nur um es zu erwähnen, in einigen speziellen Fällen kann sogar das Fernsehen zur Therapie[42] genutzt werden. Mit einem Filter und einer speziellen Brille versehen kann der Bildschirm sogar nützlich sein. Aber ich bleibe dabei: Die Natur ist unersetzbar.

Jugendliche und andere Rowdys

In diesem Absatz geht nun um junge Menschen zwischen sechs und siebzehn Jahren. In der Regel ist das auch der Zeitraum, den die meisten Menschen in unseren Breitengraden regulär in der Schule verbringen. Wir könnten also auch sagen, es handelt sich um Schulkinder.

Was viele Kinder in dieser Zeit gemeinsam haben, ist, dass sie die Schule nicht leiden können. Ich selbst gehörte auch zu dieser Sorte und kann das also sehr gut nachfühlen. Aber warum ist die Schule kein Ort der Begeisterung, sondern ein Ort der Bestrafung? Jedenfalls kenne ich viele Kinder, die einem morgens den Eindruck vermitteln, die Eltern wollten sie damit foltern, in die Schule gehen zu müssen. Ich möchte hier nur die Augen im Umfeld der Schule beobachten und bewerten.

Dazu springen wir zurück in das Jahr 1883. Aus diesem Jahr ist das älteste mir bekannte Buch[43] über die Veränderung der Augen bei Schülern. Damals hat man herausgefunden, dass das starre Sitzen in der Schule, das ständige Lesen in Büchern, das dauerhafte Lernen in Gebäuden ohne Sonnenlicht zu der Verbreitung von Kurzsichtigkeit beiträgt, sie gar erst möglich macht. Falls Sie sich noch an 1883 erinnern: Damals gab es noch kein Smartphone. Das zeigt uns auf sehr eindrückliche Weise, das wir die Schuld nicht allein den digitalen Medien, oder gar dem blauen Licht geben können.

Es scheint doch etwas komplexer zu sein. Und um es gleich vorwegzunehmen: Warum Menschen kurzsichtig werden, ist unter den Experten bis heute nicht zu 100% gesichert.

---

[42] Mit der App «Amblyopia Games for kids» können Sie einen Eindruck gewinnen, wie das ablaufen soll. Ich muss sogar zu meiner eigenen Überraschung sagen, dass diese App nicht einmal so schlecht ist. Sehr gut sogar ist die digitale Caterna-Sehschule von Augenärzten.

[43] Hermann Cohn: «Die Hygiene des Auges in den Schulen» von 1883.

Ich frage mich aber schon, auf was wir noch warten, um endlich die Ursache auszumachen. Ich kann hier klar eine erkennen und die Kinder zeigen es ja mit ihrem Unwillen, in die Schule gehen zu müssen, ganz eindeutig. Die Schule ist schuld. Wer auch sonst?

Was bedeutet das? Sollen wir nun alle die Schule[44] schwänzen und zu Hause bleiben?

Nun, das geht in Deutschland allein schon wegen der gesetzlichen Schulpflicht nicht. Zudem wäre zu Hause auch der falsche Ort. Dort stehen Playstation & Co im Kinderzimmer und würden das Gleiche machen wie die Schule, nur dass die Kinder nicht kurzsichtig und schlau wie aus der Schule kommen, sondern kurzsichtig und blöd. Wenn Ihnen die Aussage nicht gefällt: «Sie ist überspitzt und bewusst provokant, aber irgendwas Wahres steckt da meiner Meinung nach schon drin.» Biegen wir kurz in eine spannende Richtung ab:

Wussten Sie, dass Jungen und Mädchen nicht gleich sind?

Klar sollen alle die gleichen Chancen haben, aber deswegen sind sie immer noch nicht gleich. Jungs haben mal mehr, mal weniger Testosteron. Dieses Hormon hat auch starke Auswirkungen auf die Entwicklung der Augen und des Bewegungsapparates.

Kinder mit viel Testosteron wollen sich bewegen; stillsitzen in der Schule finden sie blöd. Auch ihre Augen wollen sich bewegen; starres Schauen auf die Tafel oder das Heft vor der Nase empfinden sie dann als enorm anstrengend. Wer also einen hohen Hormonspiegel an Testosteron hat, wird sich anders verhalten als jemand mit einem geringen Hormon-Spiegel. Nachvollziehbar – oder?[45] Jetzt muss man der Vollständigkeit halber aber noch erwähnen, dass auch Mädchen gelegentlich Hormonschwankungen, also mit Testosteron, haben können. Sie

---

[44] Jedes 5te Kind in der Schule hat unentdeckte Sehstörungen.

[45] Das ist natürlich extrem stark vereinfacht dargestellt.

leiden dann unter den gleichen Problemen. Da aber dieses spezielle Hormon in der Regel bei Jungs häufiger eine Rolle spielt, haben auch die Jungs mehr visuelle Probleme in der Schule als die Mädchen.

Nehmen wir doch mal Moritz und Susi, zwei freundliche Kinder im Alter von neun Jahren. Beide kommen aus einem guten Elternhaus, das bedeutet, was immer Sie glauben, was das bedeutet. Beide sind altersgerecht entwickelt, was immer das bedeuten soll. Nun sitzen sie im Unterricht. Während Susi das Sitzen großartig findet und gerne mit anderen Menschen über Dinge sprechen mag, hat Moritz gerade einen Schub an Testosteron in seinem Körper. Dieses Hormon zwingt ihn, sich zu bewegen, die Augen wandern zu lassen. Die Schulaufgaben sind da leider kontraproduktiv. Er wird in dieser Zeit, wenn wir ihn lassen, seine Augen trainieren, schnell und präzise zu schauen. In der Wildnis war das für Männer hilfreich, um Gefahren «*just in time*» abzuschätzen. Heute sorgt das dafür, dass Moritz im Auto bei 200 km/h deutlich präziser sehen kann als Susi, die dafür einen phänomenalen Rundum-Blick hat. Aus irgendeinem Grund gibt es scheinbar mehr Profi-Formel-1-Rennfahrer als Rennfahrerinnen.

Moritz und Susi entwickeln gerade die letzten Bausteine des 3-D-Sehens. Beide werden dann fast ihr ganzes Leben mit dieser einmal erlernten Qualität zurechtkommen müssen. Leider fordert aber die Schule und auch die Eltern von beiden das gleiche Verhalten ein. Sehr zum Leidwesen von Moritz, der gerne einfach nur Fußballspielen will. Aber wir wissen ja alle: Wer in der Schule nicht aufpasst und lernt, der wird es im Leben später zu nichts bringen. Also opfern wir lieber die maximale Qualität des Sehens und sorgen für einen guten Bildungsabschluss.

Für die Entwicklung des 3-D-Sehens brauchen wir Sonnenlicht. Mit dieser Information im Gepäck ist es nun nicht mehr verwunderlich, dass 1883 eine Erkenntnis der Wissenschaftler war, dass Kinder die Sonne brauchen, um nicht kurzsichtig zu werden. Ich finde das beeindruckend.

Im Jahr 2023 äußern sich viele Experten mit Bedacht, wenn es um das Verhältnis von Kurzsichtigkeit und Sonnenlicht geht. Es wäre jedoch wünschenswert, dass wir vermehrt der eigentlichen Ursache von Kurzsichtigkeit Aufmerksamkeit schenken, anstatt uns lediglich auf die Behandlung der Symptome zu konzentrieren. Die Forschung zeigt deutlich, dass Sonnenlicht eine positive Wirkung auf unsere Augen hat, denn sie sind evolutionär darauf ausgerichtet, das natürliche Licht und die Umgebung wahrzunehmen. Doch durch unsere heutigen Lebensgewohnheiten verändert sich unser Sehverhalten drastisch, was zu unnatürlicher Kurzsichtigkeit führt.

Dadurch verlieren unsere Augen ihre normale Funktionsweise und das Sonnenlicht beeinflusst sie nur noch minimal. Um diesem entgegenzuwirken, bedarf es einer speziellen Brille oder Kontaktlinsen, die je nachdem bis zum Alter von etwa 25 Jahren genutzt werden sollte, um eine weitere Verschlechterung der Kurzsichtigkeit zu verhindern.

Ich finde es ist von größter Bedeutung, sich auf Prävention zu konzentrieren und sich nicht ausschließlich auf nachträgliche Rettungsmaßnahmen zu vertrauen.

Erwachsene und solche, die es nie werden

Sollten Sie es eines Tages geschafft haben und im Sinne der Augen erwachsen geworden sein, wird Ihr System viele Jahre störungsfrei laufen. Wann genau dieser Prozess eigentlich abgeschlossen ist, weiss man auch nicht so genau. Mit 100%iger Sicherheit ist es aber nicht der 18. Geburtstag. Wir vermuten heute eher den Tag, an dem Sie zum 30. Mal Ihren Geburtstag feiern. Allerdings ist man mit 40 dann auch schon wieder alt und bekommt das ein oder andere Gebrechen. Es scheint fast so zu sein, dass die Augen keine dauerhafte Stabilität erreichen wollen, sondern nach dem Aufbau des Systems schon der Abfall desselben beginnt.

Im Grunde würde das aber auch bedeuten, dass wir ein Leben lang einen Einfluss, egal wie groß, auf die Augen haben. Und so ist es auch. Wir haben die Möglichkeit, uns positiv oder negativ zu entwickeln. Es gibt aber auch Ausnahmen. Ein Punkt, der nicht beeinflussbar ist, ist die Farbwahrnehmung – oder besser die Störung dieser. In der Regel haben von 100 männlichen Menschen zehn Stück eine Farbenschwäche und bei 100 weiblichen Menschen ist es nur eine. Das liegt vermutlich daran, dass wie viele andere genetische Erkrankungen auch, das Y-Chromosom hauptsächlich die Verantwortung trägt. Wie immer also: Der Mann ist schuld. Ist auf dem X-Chromosom irgendwas defekt, kann der Mann leider nicht auf ein zweites zurückgreifen und erlebt dann häufiger eine Farbenschwäche. Übrigens sind 99% aller Farbschwächen Probleme mit Rot und Grün.

«... Ich habe nichts Schlimmes getan. Drogen und Alkohol habe ich nie öffentlich konsumiert, nur privat – wenn keine Kameras dabei waren. Deshalb war ich meinen Fans nie ein schlechtes Vorbild.»

Justin Timberlake[46]

In der Regel ist es im Alltag nicht auffällig. Wenn also Männer sich bei der Farbwahl nicht so geschickt anstellen und bei Klamotten einen Fehlgriff machen, ist das bei jedem zehnten wegen seiner genetischen Einschränkung, bei allen anderen, weil er schlicht keinen Geschmack hat. Das scheint hart und natürlich haben Sie recht, wenn Sie jetzt schimpfen. Geschmack ist Privatsache und es lohnt sich nicht, darüber zu streiten. Auch die Entscheidung, ob man sich um die Gesundheit seiner Augen kümmert, oder nicht, ist Privatsache.

---

[46] Justin ist der Lieblingsmusiker aller Augenoptiker, seit er auf dem Cover seines Albums 20/20 ein Optikergerät abgebildet hat. Und sogar der Name des Albums lässt Optikerherzen schmelzen.

Best-Ager oder doch einfach nur die Alten

Ich möchte hier mal eine Lanze oder was auch immer für ältere Menschen brechen. Altsein ist nichts Schlimmes oder wollen Sie *(falls Sie es nicht gerade sind)* wieder siebzehn sein? Also ich nicht.

Meiner Meinung nach sind Wortschöpfungen wie Best-Ager oder Golden-Ager nicht mehr und nicht weniger als ein trauriger Versuch der Gesellschaft, dem alten Menschen noch Zuversicht zu geben. In früheren Kulturen war es jedoch noch ein Privileg, alt zu sein und die Mitmenschen haben einen nicht nur akzeptiert, sondern sogar gehuldigt. Heute spricht man den langjährigen Mitarbeiter zwar Erfahrung zu, aber auch gelegentlich ein überholtes Denken. Das finde ich schrecklich. Ein junges Gehirn ist hochgradig flexibel. Diese Flexibilität ist im Alter nicht mehr vorhanden, aber das ist gut so – it's not a bug, it's a feature.[47] Wobei wir nun den Bogen zum Gehirn bekommen haben. Wussten Sie, dass es im Gehirn keine Region gibt, die sich um das Lesen kümmert?

Die Schrift ist so ungefähr 5000 Jahre alt und damit ein Kulturgut. Wir kommen also mit einem Sprachzentrum auf die Welt, aber nicht mit einem Schreib-Lese-Zentrum. Es ist also irgendwie auch okay, wenn man nicht oder nicht mehr lesen kann. Das ist nämlich das Problem von vielen älteren Menschen. «Was?», werden Sie sagen, «die alten Menschen verlernen das Lesen?» Nein, das habe ich ja gar nicht behauptet. Sie können aber nicht mehr so gut oder tatsächlich gar nicht mehr lesen, weil sich die Augen nicht mehr ausreichend anstrengen können. Also kein Hirnschaden, sondern ein Augenschaden. Und um genau zu sein, auch keine Beeinträchtigung der Augen, sondern einfach der Lauf der Welt.

Mit fortschreitendem Alter verlieren die Augen allmählich ihre einstige Fähigkeit zur Akkommodation, jenem bemerkenswerten Talent, sich an unterschiedliche Entfernungen anzupassen. Ein schleichender

---

[47] Die Quelle kann ich nur im Groben benennen: Es war in einem Vortrag von Manfred Spitzer, den ich bei YouTube gesehen habe.

Prozess, der von diversen Faktoren geprägt wird und gemeinsam die Veränderungen herbeiführen.

Ein bedeutender Faktor ist der Elastizitätsverlust der Linse, jener zarte Kristall im Inneren des Auges. Im Laufe der Jahre verliert sie an Geschmeidigkeit und wird steif, beraubt ihrer einstigen Flexibilität. Die Linse zu krümmen und den Fokus von nahen auf entfernte Objekte zu lenken, wird zu einer zunehmenden Herausforderung. Doch nicht allein die Linse ist für die Akkommodation verantwortlich. Eine entscheidende Rolle spielen auch die Muskeln, die die Augenlinse umgeben und sie befähigen, sich zu verformen. Mit dem Älterwerden werden diese Muskeln schwächer, ihre Kraft schwindet. So wird es immer anspruchsvoller, die Linse in die gewünschte Form zu bringen und das Sehen auf unterschiedliche Distanzen anzupassen. Als wäre dies nicht genug, so unterliegt auch das Gewebe des Auges selbst im Laufe der Zeit Veränderungen. Diese inneren Umwälzungen beeinträchtigen die natürliche Anpassungsfähigkeit der Augen, die einst dazu geschaffen waren, die Schönheit des Sonnenlichts und die Wunder der natürlichen Umgebung wahrzunehmen. Das Ergebnis dieses Prozesses ist ein mühsamer Wechsel zwischen Nah- und Fernsicht für ältere Menschen. Die Leichtigkeit, mit der sie einst zwischen den beiden Welten hin und her gleiten konnten, scheint ihnen zu entgleiten. Stattdessen greifen sie vermehrt auf Hilfsmittel wie Brillen oder Kontaktlinsen zurück, um ihre Sehkraft in verschiedenen Entfernungen zu optimieren. Eine bittere Erkenntnis, dass die einst so vertraute Anpassungsfähigkeit der Augen mit den Jahren schwindet und die Hilfe der Technik erforderlich wird, um das Zauberwerk des Sehens zu bewahren.

In der Regel kann man mit Mitte 20 etwa vier bis fünf Wörter pro Sekunde erfassen und springt beim Lesen hin und her, sogar gelegentlich zurück. Dabei ist es unheimlich spannend zu beobachten, dass Araber, Chinesen, Japaner und Europäer unterschiedlich schnell lesen können. Allerdings sagt das wenig über das Verstehen des Textes aus. In den meisten Fällen ist schneller nämlich nicht besser. Egal wie schnell man aber nun lesen kann, das gelesene Wort wird im selben

Areal verarbeitet wie das Gesprochene. Früher, noch zu Goethes Zeiten, hat man sich übrigens gegenseitig, wie auch sich selbst laut vorgelesen. Das war ungeheuer clever, weil es zum Verständnis des Textes beitragen kann. Allerdings hat man das früher auch machen müssen, weil viele Texte ohne Lücken und Satzzeichen abgedruckt waren.

Gehen wir nun davon aus, dass meine Oma noch schnell oder ausreichend schnell lesen kann und sie zudem die gelesenen Worte verarbeiten kann. Dann fehlt leider immer noch eine wichtige Sache, und zwar das Scharfstellen der Augen auf die Worte. Meine Oma kann trotz Karottenfrühstück die Buchstaben nicht mehr deutlich genug sehen.

Nun, dafür gibt es Optiker. Diese einzigartige Gattung von Lebewesen hat die Superkraft, den meisten Menschen wieder deutliches Sehen in der Nähe zu schenken. Nun Schenken ist hier mehr im übertragenen Sinn gemeint. In der Regel lassen sich Optiker ihre Arbeit bezahlen.[48]

Lesen dann ältere Menschen wieder so gut wie junge Menschen?

Ja und vermutlich auch Nein. Die Erfahrungen und die allgemeine Leistungsfähigkeit spielen eine Rolle. Wer bereits als junger Mensch Bücher nur als Briefbeschwerer benutzt hat, nur WhatsApp-Nachrichten und Ähnliches gelesen hat, wird auch in alten Jahren sicherlich keine Leseratte mehr werden. Die Augenlinse wird im Laufe des Lebens schwächer[49] und kann nur sehr eingeschränkt trainiert werden. Die Augenmuskeln und das Gehirn, die die Bildsprünge, die Bewegungen und das Zusammenspiel steuern, brauchen allerdings Übung und

---

[48] Zum Glück sorgt die «Geiz ist Geil - Mentalität» der Deutschen in der Regel nicht dafür, dass der Optiker eine schlechte Brille bauen muss. Schon für kleines Geld können großartige Brillen gebaut werden. Aber bedenken Sie einmal, wie wichtig das Sehen ist und sparen Sie lieber bei Zigaretten, Alkohol und Zucker.

[49] In der klassischen Optometrie glaubt man seit 100 Jahren, dank Herrn Helmholtz, dass sich die Augen mit zunehmendem Alter verschlechtern müssen. Allerdings könnte es sein, dass unser Lebensstil einen Einfluss darauf hat in welcher Geschwindigkeit und Intensität die Verschlechterung voranschreitet.

Training. Dieses sollte in jungen Jahren starten und dauerhaft, ein Leben lang, betrieben werden.

Also egal, wie alt Sie gerade sind, ich gratuliere Ihnen zu dem super Lese-Training, welches Sie mit diesem Buch gerade absolvieren. Allerdings ist das Lese-Training nur dann nützlich und hilfreich, wenn Sie sich auch an die Handhabungshinweise halten. Also lieber mal wieder eine Pause machen!

Ich kann sehr schnell mit einer Geschwindigkeit von 300 Wörter[50] pro Minute eine Seite «überfliegen», um interessante Textstellen zu finden. Später aber lese ich den spannenden Text langsamer und mit Genuss. Ach ja: Einige sehr gute Studien zeigen, dass Überfliegen mit digitalen Medien sehr gut funktioniert, tiefgreifendes Lesen aber nicht. Sollten Sie dieses Buch elektronisch lesen, dann empfehle ich Ihnen, einmal die Schrift und den Hintergrund zu tauschen. Lesen Sie gerne mit hellen Buchstaben auf dunklem Grund. Nach einigen Studien könnte das wohl einen positiven Einfluss bei der Vermeidung von Kurzsichtigkeiten[51] haben. Sind Sie aber bereits kurzsichtig oder vielleicht sogar schon im Alter einer Lesebrille, bringt es vermutlich nichts. Aber es ist sicherlich auch nicht schädlich. Warum also nicht mal ausprobieren?

Doch wie vermag es der geschickte Optiker, die Menschen zurück in die wundervolle Welt des Geschriebenen zu führen? Die Antwort ist simpel: durch Brillen oder Kontaktlinsen. Doch hierbei handelt es sich keineswegs nur um die Rahmen, die elegant die Gläser umschließen. In der Welt der Optik betrachten wir das Halterungssystem getrennt von der eigentlichen Glaskomponente. Der Optiker kennt eine Vielfalt an Möglichkeiten, um das optimale Seherlebnis zu ermöglichen. Er streift sein fachkundiges Gewand über und taucht ein in die facettenreiche Welt der Brillengläser und Kontaktlinsen. Mit fachlicher

---

[50] Lesen Sie langsam oder schnell das Buch «Schneller Lesen – besser verstehen» von Wolfgang Schmitz.

[51] Der Wissenschaftler Pei-Chang Wu hat in Taiwan geradezu ein Wunder vollbracht und mit einigen Präventionsmassnahmen die Kurzsichtigkeit erfolgreich zurückgedrängt.

Präzision und einem Auge für Details findet er die perfekte Lösung für jeden einzelnen Menschen.

Die Auswahl an Gestellen ist grenzenlos, und doch liegt das wahre Geheimnis in den kostbaren Gläsern selbst. Wie winzige Fenster zur Welt öffnen sie den Blick auf Klarheit und Schärfe. Ob korrigierend oder schützend, sie tragen das Potenzial, das visuelle Erleben auf ein neues Level zu heben.

So entführt der geschickte Optiker seine Kunden in eine Welt voller Möglichkeiten. Er vereint das Handwerk der Halterung mit der Magie der Gläser und schenkt seinen Kunden eine neue Perspektive. Ein Hauch von Eleganz liegt in der Luft, während er behutsam das Richtige auswählt und die perfekte Verbindung zwischen Menschen und Sehen schafft. Die Optik wird zur Bühne, auf der die Kunst der Klarsicht und der Ästhetik in Harmonie verschmelzen.

Denn letztendlich ist es die meisterhafte Kombination aus Gläsern und Halterungen, die den Weg zurück in die schriftliche Welt ebnet. Durch die Expertise des Optikers erhalten die Menschen die Möglichkeit, die Faszination des Lesens und Schreibens in ihrer ganzen Pracht zu erleben. Eine Symbiose aus Handwerk und Innovation, die das Tor zu einer reichen und nuancierten Welt des Sehens öffnet.

Wenn der Mensch bereits eine Brille hatte, um in jüngeren Jahren mit dem Auto zu fahren, dann kann man ihm nun eine zweite Brille dazu bauen, mit der er lesen kann. Das erfordert dann ein ständiges Wechseln.

Stellen wir uns doch mal vor, dass Tobias gerade letzte Woche 45 Jahre alt geworden ist. Seit frühester Kindheit trägt er eine Brille. Warum, weiss er ganz genau: Er sieht nichts. Um es etwas zu präzisieren, kann Tobias ohne Brille weder in der Ferne noch in der Nähe gut sehen. Für uns Optiker ein Glücksfall. Er trägt daher seine Brille dauerhaft und immer. Nun hat er seit einigen Monaten das Problem, dass er trotz seiner Brille nicht mehr gut in die Nähe schauen kann. Defekt ist die Brille nicht, also muss es einen anderen Grund geben. Nun, Tobias ist älter geworden und die Augen können sich nicht mehr so gut anstrengen wie noch vor einigen Jahren. Das ist bedauerlich, aber in unserer Welt, ein natürlicher Prozess. Zum Glück kennt Tobias schon einen Optiker. Er geht dort vorbei und schildert das Problem.

Sein Optiker erkennt die Problematik und erklärt, dass man nun eine neue Brille braucht, die die nahe Sicht wieder möglich macht. Er nennt diese Brille «Gleitsichtbrille[52]» und wirkt sehr zuversichtlich. Als Tobias aber erfährt, dass der neue Preis seiner Brille etwa fünfmal so hoch ist wie der Preis der alten, will er eigentlich das Geschäft verlassen. Unser kompetenter Optiker erklärt, dass man auch eine Lesebrille machen kann, um besser zu lesen. Dann muss man aber die Brillen immer wechseln. Aber der Preis ist wieder annehmbar. Da Tobias gerade nicht im Lotto gewonnen hat, entscheidet er sich für die Zwei-Brillen-Variante. Er hat ja auch verschiedene Schuhe für verschiedene Situationen.

Warum auch nicht zwei Brillen?

Heute holt Tobias seine neue Lesebrille ab und freut sich irgendwie, aber irgendwie auch nicht. Wer mag schon eine sichtbare Prothese tragen, die mit dem Älterwerden assoziiert wird. Der kurze Eindruck beim Optiker ist super, die Brille funktioniert. War zwar nicht umsonst, aber günstiger als die Luxusversion mit der Gleitsicht; Tobias ist zufrieden.

Zu Hause probiert er seine neue Brille aus. Zeitunglesen geht hervorragend. Endlich kann Tobias wieder die Comics erkennen. Als er aber aufsteht, merkt er, dass er mit dieser Brille nicht laufen kann. Er wechselt zurück auf seine bisherige Fernbrille.

In der Küche steht der Einkauf vom Vormittag. Tobias hat für heute Abend Dagmar eingeladen, eine mögliche neue Flamme, die er auf der Arbeit kennengelernt hat. Wie es der Zufall will, ist Dagmar laktoseintolerant und Tobias hat versprochen, sich darum zu kümmern, dass kein Tropfen Milch im Abendessen ist. Er versucht daher

---

52 Neben einigen anderen halte ich dieses Wort ebenfalls als Fachwort für vertretbar.

nun, die Inhaltsstoffe der verschiedenen Tütensuppen zu lesen, aber irgendwie geht das nicht. Er läuft zurück ins Wohnzimmer, holt seine Lesebrille und geht zurück in die Küche. Nun funktioniert es großartig, aber leider muss er feststellen, dass er kein Produkt eingekauft hat, das geeignet ist. Den Einkauf hatte er erledigt, bevor er seine Brille abgeholt hatte. Da es zeitlich doch etwas knapp wird, wenn er kochen und noch aufräumen will, rennt er aus der Wohnung in Richtung Parkplatz und springt ins Auto. Er muss schnell sein, will er noch alles erledigen, bevor Dagmar kommt. Merkwürdig, denkt er, ganz schön nebelig. Wo gehen denn noch einmal die Nebelrückleuchten an? In dem Moment registriert er, dass er eilig mit der Lesebrille aus der Tür gesprungen ist. So ein Ärger. Also wieder hoch in die Wohnung. Auf dem Weg nach oben hat sich Tobias für Plan B entschieden und will das Essen bestellen. Der Kollege am anderen Ende der Telefonleitung hat zu 100% versprochen, dass keine Milch im Essen sein wird. Und was kann schon schiefgehen, wenn wir uns auf Profis verlassen? Also schnell aufräumen, Betten neu beziehen und duschen gehen.

Pünktlich wie zu erwarten, liefert der Bote das Essen. Schnell packt Tobias alles aus und schüttet es in Töpfe auf dem Herd um. Löffel rein, rechts und links ein wenig kreative Unordnung und schon sieht es aus, als ob Tobias Stunden in der Küche gestanden hat. Und das Timing ist perfekt, weil Dagmar genau jetzt klingelt. Das wird super.

Dreimal hat Dagmar nachgefragt, ob das wirklich laktosefreie Spaghetti Carbonara seien. Tobias hat das natürlich beteuert. Genau einmal ist Dagmar dann mit Magenkrämpfen vom Stuhl gefallen und etwa zwei Stunden war sie dann auf dem Klo. Krass, denkt sich Tobias, so eine Reaktion auf Spaghetti, was wäre wohl bei Laktose passiert? Nachdem Dagmar sich wieder gefangen hat, faltet sie Tobias zusammen. Der wird immer kleiner und kleiner und erkennt nach und nach seinen Fehler. Hätte er doch nur die Gleitsichtbrille beim Optiker gekauft! Er hätte Einkaufen fahren können, müsste das Bad jetzt nicht schrubben und sein Bett bliebe sicher heute Nacht nicht leer. Sie sehen also: Eine Gleitsichtbrille kaschiert nicht nur Ihr Alter besser als eine Lesebrille, nein, im Regelfall erleichtert sie Ihr Leben. Aber sie kann das nur, weil sie halt mehr kann und das kostet eben auch etwas.

Im Übrigen, schlechter Lesen ist nicht die einzige Problematik, wenn wir älter werden, auch die Trockenheit am Auge nimmt zu. Ja, es ist schon ein Kreuz mit dem Alter oder wie ein lieber, aber alter Nachbar mal zu mir sagte: «Alt werden ist nichts für Feiglinge.»

Was hat es nun mit der Trockenheit auf sich?

Mit zunehmendem Alter verändert sich die Zusammensetzung unserer Tränen. Normalerweise sollten die Tränen aus Öl und aus Wasser bestehen. Das Öl stabilisiert das Wasser und schützt vor dem Austrocknen. Nun, um es zu vereinfachen, ist es so, dass sich dieses Öl-Wasser-Gemisch mit zunehmendem Alter ändert. Das führt dazu, dass die Augen häufiger irritiert sind und das Tragen von Kontaktlinsen mühsamer wird. Sinkt nun das Wasser auf ein erschreckendes Minimum, lässt der Körper den Staudamm öffnen und schießt mehr Wasser auf das Auge als es braucht. Frei nach dem Motto: Viel hilft viel.

Und bevor wir uns jetzt fragen, was das für eine dämliche Aktion unseres Körpers ist, sollten wir ihm danken. Würde das Auge abtrocknen, wäre es unwiderruflich und für immer zerstört. Die Konsequenz wäre Blindheit. Das will das Gehirn natürlich vermeiden und flutet das trockene Auge schnell und effektiv. Das können wir bei einigen Menschen gut beobachten; da läuft und läuft das Auge über und der Besitzer dieses Wasserfalls hat schon einige Mühe, das zu stillen. Ständig wird mit dem Taschentuch oder sonst einen Stück Stoff das überlaufende Auge trocken gewischt. Wenn man diesem Wasserfall-Besitzer nun erklärt, er hat ein trockenes Auge, lacht der einen sicherlich aus. Allerdings zu Unrecht. Die Frage, die wir uns stellen sollten, ist, wie wir auch in älteren Jahren dafür sorgen können, dass trotz Alterung des biologischen Systems die Augen gut benetzt bleiben.

Hier hat unser Verhalten im Alltag und unsere Ernährung sicherlich den größten Einfluss. Wir müssen alles vermeiden, dass die Augen austrocknet und alles praktizieren bzw. essen, was uns nützlich ist. Klingt doch vernünftig, oder?

Dazu gehört es aber auch sich mit einigen scheinbar unveränderlichen Tatsachen auseinanderzusetzen. Klimaanlagen, so nützlich sie im Sommer auch sind, machen trockene Luft. Im Winter sind es die Radiatoren, welche die Luft austrocknen. So scheint es gefährlich zu sein sich in geschlossenen Räumen aufzuhalten. Besonders wenn man diese Zeit auch noch damit verbringt, auf den Monitor zu schauen. Dabei spielt es keine Rolle, ob es beruflich oder privat ist, denn diese Tätigkeit trocknet ebenfalls die Augen aus. Lesen Sie gern im Buch weiter, nicht aber ohne sich an die Handhabungsregeln zu halten. Also vermutlich wäre es nun Zeit für eine kurze Pause an der frischen Luft. Entspannen Sie ihre Augen, gönnen ihnen Ruhe und Frieden für den Rest des Tages.

Stolpersteine auf dem Weg zum 3-D Kino

Für viele hat es mit «Avatar» angefangen, aber eigentlich gab es schon viel früher Bestrebungen, dass wir einen Kinofilm nicht platt wie eine Tischplatte, sondern räumlich wie die Realität wahrnehmen.

Ach ja, sind Ihre Träume eigentlich flach oder räumlich?

Unser Gehirn liebt die Räumlichkeit, selbst Menschen, die nur ein Auge haben und damit ja auch irgendwie kein 3-D Sehen erzeugen können, haben eine räumliche Wahrnehmung. Wie soll das aber gehen? Nun, das hat mit Licht und Schatten zu tun. Auch erkennen wir die Welt durch unsere Erfahrungen als räumlich. Ein Film aber, der flach an eine Wand projiziert wird, wirkt flach, auch wenn der Inhalt eine Tiefe hat. Es fällt dem Gehirn an dieser Stelle schwer, sich etwas vorzustellen, das nicht da ist. Zudem wissen wir aus Erfahrung, wenn wir das Tablet oder den Fernseher berühren, dass das Bild flach ist. Um aber das Kino erlebnisreicher zu gestalten, wurden allerlei technische

Bemühungen angestellt, um das 3-D Sehen zu simulieren. Mit dem Film «Avatar» fand diese Technik ihren aktuellen Höhepunkt. Das ist nun aber auch schon über zehn Jahre her.

Und was ist passiert? Sind seitdem alle Filme heute ausschließlich in 3-D?

Ich kann mich noch sehr gut daran erinnern, dass unmittelbar nach dem Kinostart ein hochrangiger Sprecher der Industrie prophezeit hat, dass wir in zehn Jahren alle Hologramm-TV haben und die 3-D Filmwelt sich revolutioniert. Da ich bereits früher sehr viele Folgen von Star Trek geschaut habe, war mir das Konzept von Hologrammen sehr wohl bekannt. Allerdings muss ich sagen, nach zehn Jahren habe ich immer noch keines dieser Geräte bei Media Markt gesehen. Es scheint doch einige Herausforderungen zu geben, die schwerer zu überwinden sind, als man damals gedacht hat.

Gehen wir ein bisschen zurück in die Vergangenheit und beamen uns in das Jahr 1937. An einem schönen Tag im Mai war Hubertus mit seiner Frau unterwegs. Heute war ein besonderer Tag. Ganz recht, es war ihr Hochzeitstag. Und weil Hubertus ein guter Ehemann war, hatte er sich für diesen jährlichen Feiertag etwas Besonderes ausgedacht. Es gab eine Premiere. Es sollte der erste 3-D Film in deutscher Sprache präsentiert werden. Was für ein Spektakel. Erinnern wir uns. 1937 gab es definitiv kein Handy oder Tablet, kaum vorstellbar für unsere Kinder, wie man damals ohne WhatsApp leben konnte.

Und auch Fernsehgeräte waren damals noch etwas Ungewöhnliches. Die ARD wurde erst im Jahre 1950 gegründet. Wir gewinnen also einen Eindruck davon, wie einzigartig dieses Spektakel im Mai 1937 für die ersten Konsumenten gewesen sein muss, umso verständlicher ist es, wie aufgeregt Hubertus und seine Frau sind. Sie stehen am Einlass mit den ersten 100 Menschen an, die den ersten deutschen 3-D Film sehen werden. Und nun ganz kurz: Hätten Sie erwartet, dass der erste deutsche 3-D Film 1937 gelaufen ist?

Eigentlich geht es ja gar nicht um den Film, das ist sicher allen klar, es geht um das Erlebnis. Wir sehen räumlich, ohne dass es einen Raum gibt; welch eine Innovation. Doch bereits nach fünf Minuten spürt Hubertus einen zarten Druck auf den Augen. Das Bild ist irgendwie merkwürdig, er nimmt zwar eine räumliche Struktur wahr, aber angenehm wirkt das nicht. Und je länger der Film dauert, umso schlechter wird ihm. Seine Frau empfindet es völlig anders, sie ist beeindruckt und erfreut sich an der neuen Technik. Großartig, welche Innovationen möglich sind, denkt sie und dankt ihrem Mann. Dieser hat, gefühlt, mittlerweile seine Hautfarbe in Grün geändert und stürzt aus dem Kino. Er schmeißt diese Folterbrille, welche man anlegen musste, um das 3-D Erlebnis zu ermöglichen, in den Müll, ringt nach Luft und versucht, sich zu beruhigen. Kann es sein, dass ihn der Film, also sein Inhalt, derart aufgeregt hat, oder war es eine Unverträglichkeit dieser Technik, die Räumlichkeit simulieren soll? Nun, vermutlich Letzteres.

Man schätzt, dass ca. 10% der Menschen in einem 3-D Kino gar nichts wahrnehmen und weitere 20% mit Beschwerden rausgehen. Die restlichen 70% erleben den Film mit mehr oder weniger räumlichen Effekten. Es scheint so zu sein, dass es eine Technik ist, die nicht alle Menschen gleich überzeugen kann. Aber warum ist das so?

Wurde das erforscht? Und hier ist die Antwort ganz eindeutig: Ja.

Eigentlich sollten beide Augen lernen, zusammen zu arbeiten. Das kann aus verschiedenen Gründen aber schief gehen. Es gibt einige Menschen, die bereits mit schwierigen Voraussetzungen geboren werden. Einige Babys können nämlich viel länger als sie sollten gleichzeitig wie ein Chamäleon nach links und rechts schauen. Diese Form des offensichtlichen Schielens wird auch als Erkrankung bezeichnet und verhindert oft, aber nicht immer, dass beide Augen zusammenarbeiten. Es gibt aber auch eine Form von verstecktem Schielen. Das ist etwas skurril zu verstehen, aber man kann es sich so vorstellen, dass die Augen gerne schielen würden, aber das Gehirn verhindert das aus guten Gründen. Nun ist es aber so, dass in einem 3-D Film das Sehen der räumlichen Effekte davon abhängt, ob die Kommunikation der Augen miteinander optimal funktioniert. Wenn diese also schon bei Normalbetrieb unter einem schlechten Stern steht, dann unter Extrembetrieb erst recht. Daher könnte man eigentlich auch sagen, dass ein 3-D Kino ein gutes Mittel ist, um Menschen mit Störungen der Augenkommunikation zu finden. Daher plädiere ich dafür, dass wir im Falle des Aufdeckens einer Störung der Augen die Kinokarte rückwirkend von der Krankenkasse erstattet bekommen.

Nur zur Ergänzung sollte noch erwähnt werden, dass es selbst bei augengesunden Menschen zu Funktionsstörungen kommen kann. Die Technologie hat eine ganze Handvoll von Schwierigkeiten, die Realität in 3-D darzustellen. Also bevor die Krankenkasse die Kinokarte erstattet, sollte sich doch ein Optometrist die Sache ganz genau anschauen.

Es ist bemerkenswert, wie unser Gehirn stets einen Weg findet, mit offensichtlichem oder verstecktem Schielen umzugehen. Dennoch streben wir Menschen mitunter danach, das Ergebnis positiv zu beeinflussen – und das zu Recht. Ein faszinierendes Beispiel dafür sind Kinder, die mit einem behutsam abgedeckten Auge zu sehen sind. Diese modischen Augenpflaster dienen dem Zweck, sicherzustellen, dass sich beide Augen optimal entwickeln und keines von ihnen ausgeschaltet wird. Die Prämisse lautet: Lieber zwei Augen, die nicht perfekt miteinander kommunizieren, als ein Auge, das gänzlich seine Funktion verliert.

Doch auch moderne Ansätze, bei denen Computer und spezielle Software zum Einsatz kommen, vermögen es, die Kommunikation zwischen den Augen zu optimieren und zu stabilisieren. Dennoch bleibt in vielen Fällen die Frage bestehen: Wie kommt es überhaupt zu diesem Phänomen? Manche sind geneigt, die Schuld auf genetische Probleme zu schieben, eine bequeme Erklärung, die uns vollständig von der Verantwortung entbindet. Allerdings gibt es Situationen, in denen das Schielen in unterschiedlicher Ausprägung auftritt, und die

Genetik scheint hier nicht gänzlich schlüssig zu sein. Es scheint, als hätten Umwelteinflüsse einen erheblichen Einfluss auf unsere Entwicklung.

Dieses Phänomen akzeptieren wir bereitwillig beim Rauchen, welches bekanntlich Krebs verursachen kann. Wir begreifen es, wenn es um die Nahrungsaufnahme geht, die uns an Gewicht zunehmen lässt. Doch das Auge, das sich abwendet und querstellt, betrachten wir mit Verwunderung. Es bleibt uns verborgen, dass Umwelteinflüsse auch hier eine bedeutende Rolle spielen können, und es bedarf eines wachen Blickes, um diese Zusammenhänge zu erkennen.

Verstehen Sie mich bitte nicht falsch. Ich will niemandem Schuld zuschieben. Aber wenn ich als Kind nie an die Sonne komme, ein Tablet bereits mit zwei Jahren besser nutzen kann als der Erziehungsberechtigte und einen Apfel nur aus der animierten mehrsprachigen App kenne, dann muss ich mich nicht wundern, dass meine Augen sich nicht «artgerecht» entwickelt haben. Wir haben nicht alles, aber mehr als wir glauben, in unserer Hand.

Es ist nicht, was es scheint.

Schön, dass Sie noch da sind. Darf ich Sie was fragen? Kennen Sie Lingelbachs Scheune in der Nähe von Aalen? Nein? Dann haben Sie das Mekka der optischen Phänomene noch nicht besucht. Das ist bedauerlich, aber lässt sich ja wieder gut machen.

Professor Doktor Lingelbach hat seine besondere Liebe zur Wahrnehmung unserer Augen in einer einzigartigen Form ausgelebt und die größte Sammlung an fantastischen, visuellen Erlebnissen auf dem ganzen Globus geschaffen.

Was ist aber eigentlich eine optische Täuschung?

Wir sehen doch nur das mit den Augen, was da ist und fertig. Wie kann es also sein, dass wir uns «reinlegen» lassen? Nun, die Augen sind sicherlich nicht schuld an diesem Effekt, es scheint wohl der Kopf zu sein.

Sind Sie schon mal irgendwo unterwegs gewesen, in einem Wald zum Beispiel? Am besten in der Nacht mit Vollmond und Nebel, der durchs Unterholz zieht. Eine Szene wie in einem Edgar-Wallace-Film, grau und düster.

Hier ein kleiner Einschub, wenn Sie nach Lingelbachs Scheune nun auch noch Edgar-Wallace nicht kennen, nutzen Sie Google und schließen Sie diese Wissenslücke umgehend. Bleiben wir nun bei der befremdlichen Situation; auf einmal kommt ein Geräusch, woher ist unsicher. Und da, ganz klar – da steht jemand hinter dem nächsten Baum. Eine schreckliche Situation. Sie können nicht fliehen. Vor Angst, wie gelähmt stehen Sie nur da, beobachten das fremde Gesicht und fürchten sich. Wer um diese Uhrzeit in diesem Wald ohne Taschenlampe unterwegs ist, muss was Böses im Schilde führen. Das ist ganz klar. Nebenbei, Sie sind auch in dem Wald unterwegs, aber die Taschenlampe ist ein guter Hinweis. Sie haben eine dabei. Also leuchten Sie todesmutig, angriffslustig wie ein Faultier in die Richtung, aus der die Bedrohung kommt. Als das schwache Licht der Taschenlampe die Nacht durchdringt und den Baum erreicht, ist das Gesicht weg. Aufgeregt schwenken Sie die Lampe umher. Nirgendwo ist der vermeintliche Angreifer zu erkennen. Alles nur Einbildung? Und ja – so ist es. Wir sehen in allen möglichen und unmöglichen Dingen ein Gesicht. Ein Beweis: Klammer, Doppelpunkt und Bindestrich – sind in der richtigen Reihenfolge :-) ein Gesicht.

Unser Gehirn liebt Gesichter und kann sie daher überall hineininterpretieren. Unser feuchter Denkapparat ist also verantwortlich für die Interpretationen und Assoziationen des Lichtes, das unsere Augen aufnehmen. Ein besonders schönes Beispiel dafür sind Farben. Nun gut, das sind jetzt keine optischen Täuschungen im üblichen Sinne, sondern mehr oder weniger erlernte Wahrnehmungen.

Also Farben sind etwas Besonderes und Spannendes. Stellen Sie sich doch nur einfach mal eine Welt ohne Farben vor. Ganz schön grau wäre das und langweilig aus Sicht unserer heutigen Lebensweise. Die ganze Unterhaltungselektronik hätte sich das Farbfernsehen völlig sparen können und Handys sehen aus wie ein grau-schwarzes Buch und wären nicht bunt flackernd. Aber mal so nebenbei:

Ist das Gelb der Sonnenblume auf der Wiese das gleiche Gelb wie im Smartphone, wenn man diese damit fotografiert hat?

Klar, werden Sie sagen, Sie fotografieren ja die Welt so, wie sie ist. Aber Ihr Bildschirm hat nur kleine LED-Punkte für rotes, blaues und grünes Licht. Woher kommt dann bitte das Gelb? Gehen wir noch einen Schritt zurück; bis zur Sonne.

Nun, ich sagte ja nicht einen kleinen Schritt. Die Sonne schickt uns Strahlung, die im Schnitt mit 300.000 km/s durch das Weltall jagt und ein breites Spektrum liefert von UV-Strahlung bis hin zur wärmenden Infrarotstrahlung.

Dazwischen sind die elektromagnetischen Wellen, die unsere Augen wahrnehmen können. In diesem Sonnenlicht sind in der Regel alle Wellen enthalten, also alle Farben. Kommt diese Strahlung nun auf die Sonnenblume, wird ein Teil davon reflektiert und trifft ins Auge. Diese nur noch gelben Lichtstrahlen stimulieren im Auge die roten und grünen Rezeptoren in einer ganz gewissen Art und Weise, sodass im Gehirn daraus die Farbe Gelb wird. Warum werden nicht einfach die gelben Rezeptoren aktiviert, könnten Sie fragen und die Antwort ist einfach: Es gibt nur rote, grüne und blaue lichtempfindliche Zellen.

Unser Bildschirm erzeugt nun mit seinen roten und grünen LED-Lämpchen genau die Menge Rot und Grün, die dann wieder im Kopf Gelb ergibt. Strenggenommen kommt aber vom Monitor kein gelbes Licht, nur wir denken das. Selbst wenn man sich dessen bewusst ist und die Worte im Absatz davor verstanden hat, bleibt das Bild im Kopf gelb – und das ist gut so. Ach ja, das Foto von der Blume, ist dann wieder wirklich gelb. Es ist nur der Bildschirm, der unsere Farben mit einem cleveren Trick im Kopf erzeugt.

Farbe ist aber auch ohne moderne Technik spannend und kann zu heftigen Gesprächen führen. Suchen Sie sich doch das nächste Mal in der Gruppe einiger Freunde eine Wand, ein Bild oder was auch immer, dessen Farbe zur Diskussion anregen kann. Petrol, Aquamarin, Grün und Blau sind geeignet, oder auch Beige, Ocker oder derartiges. Hier werden sich Abgründe auftun und Menschen streiten sich über die Benennung einer Farbe.

Ach ja – jeder Mensch sieht die Farbe irgendwie unterschiedlich, wir können uns also nur bedingt einigen, aber eigentlich lohnt es sich nicht, zu streiten.

Es soll übrigens Frauen geben, die einen Rezeptor mehr auf der Netzhaut haben. Diese könnten theoretisch mehr Farben erkennen, da sie das aber nicht wissen und keinen Vergleich zum Sehen mit drei Rezeptoren haben, fällt ihnen das in der Regel gar nicht auf.

Farben haben auch immer etwas mit den Wörtern einer Kultur und Zeitphase zu tun, in der man sich gerade befindet. Suchen Sie mal in alten, sehr alten griechischen Dokumenten nach der Farbe Blau – Sie werden überrascht sein. Es gibt sie nicht. In dem mir bekannten Fall, spricht Homer vom weinroten Meer. Ach ja, nur zur Sicherheit: Ich meine nicht den gelben Typen, der im Atomkraftwerk arbeitet und in Springfield wohnt, sondern Homer, einen, wenn nicht den ersten Dichter des Abendlandes.

Ist Ihnen schon einmal aufgefallen, dass im deutschsprachigen Raum nur die Farbe Rosa zu einem Mädchennamen wurde: Rosalie.[53] Versuchen Sie sich doch einmal daran, eine andere Kolorierung zu überlegen die sich als Namen eigenen würde: Blaulie, oder Grünlie wirken doch sehr befremdlich. In anderen Sprachen wiederrum ist das möglich. Im Arabischen gibt es den Vornamen: Nila. Dieser bedeutet, soweit ich das verstanden habe: bläulich. Und Nila bedeutet in Sri

[53] Natürlich gibt es auch noch Rosenrot, die Schwester von Schneeweißchen. Und im englischen ist Violet sowohl eine Farbe wie auch ein Frauenname.

Lanka scheinbar Himmel. Welch eine poetische Gemeinsamkeit zweier unterschiedlicher Sprachen.

Nach der doch relativ langen evolutionären Entwicklung unserer Augen ist sicherlich davon auszugehen, dass es sich bei optischen Phänomenen in der Regel nicht um Fehler im System handelt. Einige bezeichnen diese Vereinfachungen, so kann man einige der Effekte ohne weiteres benennen, auch als visuelle Intelligenz. Es gibt sogar eine ganze Berufsgruppe, die von dieser besonderen Intelligenz profitieren kann. Vermutlich denken Sie gerade nicht an Zauberkünstler, aber diese Berufssparte hat es zur Perfektion getrieben, die menschlichen visuellen Sinne zu beeinflussen und zu überlisten. Ein Zauberkünstler ist immer bestrebt, unsere Aufmerksamkeit zu lenken oder schneller zu sein als unsere Wahrnehmung. Der wichtigste Sinn, der in der Regel überlistet werden muss, ist das Sehen. Zu diesem Zweck wird entweder mit Ablenkung gearbeitet oder in einer ungeheuren Geschwindigkeit. Heutzutage kann aber fast jeder mit einem Handy bei der Zaubershow ein Video drehen. Wenn Sie dann in Ruhe zu Hause den Trick in Zeitlupe anschauen, wird Ihnen das die Augen öffnen und Sie erkennen den Trick. Ich warne Sie allerdings davor, es ist doch auch irgendwie schön sich verzaubern zu lassen. Ansonsten empfehle ich das Buch «Hirnforschung und Zauberei[54]» und Sie fangen mit Ihrer eigenen Karriere als Verblüffungskünstler an.

So, jetzt sind aber erstmal Sie dran.

Willkommen in einer Welt des Wunders und der Magie! Jetzt, da wir uns in diesem verzauberten Augenblick befinden, ist es Ihre Zeit, die Fäden des Schicksals zu weben und etwas wahrlich Außergewöhnliches zu erschaffen. Ich fühle eine tiefe Freude und Dankbarkeit, Sie erneut in diese faszinierende Reise der kreativen Entfaltung einzuladen, ein Wortbild von unvergleichlicher Pracht und Bedeutung zu schaffen. Die Leere der Seiten im Anhang und die frischen,

---

[54] Stephen L. Macknik / Susana Martinez-Conde – Herder Verlag 2014 ISBN 13 978-3-451-06285-8

unberührten Blätter warten nur darauf, von Ihrem Geist und Ihrer Kreativität belebt zu werden.

Lassen Sie sich von der Flut Ihrer Gedanken und Inspirationen tragen, als ob Sie auf einem kühnen Abenteuer unter einem sternenklaren Himmel segeln. Sie haben die Freiheit, Ihre Ideen auf Papier zu gießen, Farben zu mischen und Zeilen zu ziehen, die die Grenzen Ihrer Vorstellungskraft sprengen. In diesen Augenblicken können Sie, wie ein mutiger Entdecker, die Schönheit Ihrer inneren Welt enthüllen und die Macht Ihrer Kreativität auf höchste Weise entfesseln.

Und nachdem Sie die Quelle Ihrer Kreativität ausgiebig angezapft und Ihr Wortbild Gestalt angenommen hat, empfehle ich Ihnen, einen Moment innezuhalten und in dieser Magie zu verweilen. Sie haben die Möglichkeit, mit diesem Buch für heute eine Pause einzulegen und das Erlebte zu feiern. Betrachten Sie Ihr Werk, das nun lebendig vor Ihnen liegt, als einen kostbaren Schatz und lassen Sie sich von dem Gefühl des Stolzes und der Erfüllung durchströmen. In dieser Stille und Freude finden Sie vielleicht den Mut, noch tiefere Schichten Ihrer Kreativität zu erforschen und in die faszinierende Welt des Wunders einzutauchen.

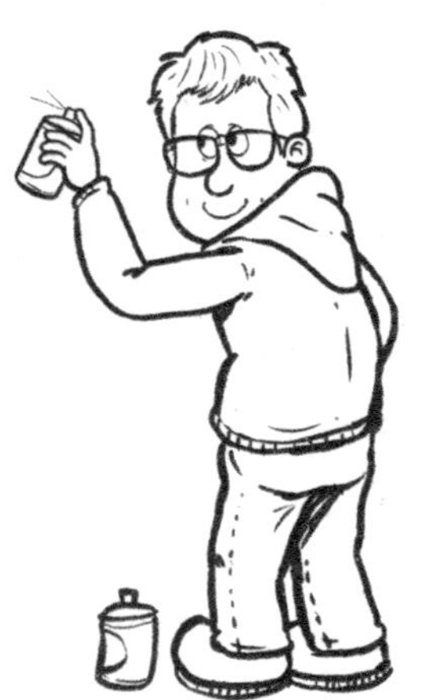

«Mit Adleraugen sehen wir die Fehler anderer, mit Maulwurfsaugen unsere eigenen.»
Franz von Sales[55]

[55] Franz war der Patron der Schriftsteller und lebte in Genf zwischen den Jahren 1567 und 1622.

Kapitel 3

Das Leben, meine Augen und Ich

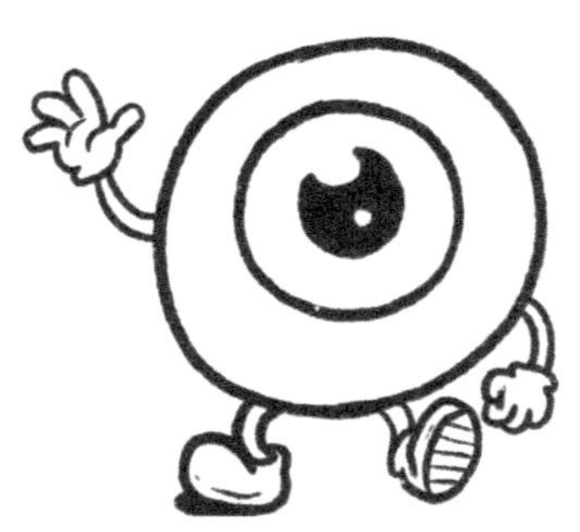

Es wird mal wieder Zeit, sich um ein ABC zu kümmern. Diesmal geht es dabei nur um Sie. Bitte erstellen Sie jetzt ein ABC zum Thema: **Meine Augen und Ich**. Denken Sie bitte auch immer an die Leseregeln und machen ausreichend Pausen. Danke.

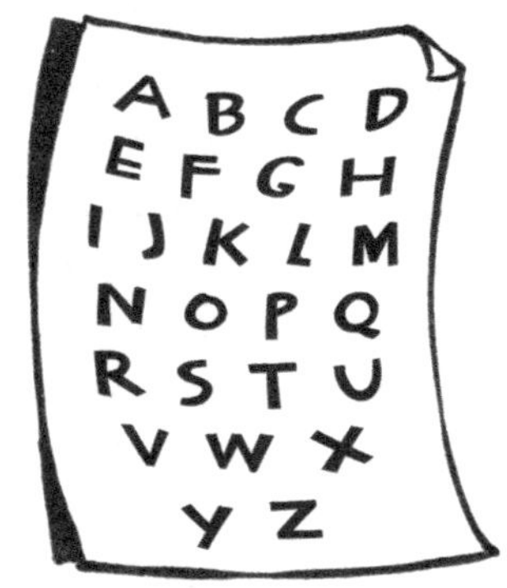

Nun kommt der autobiografische Teil und zugleich eine Entschuldigung an einige meiner Berufskollegen und hoffentlich weiterhin guten Freunden.

Ich wurde 1978 in Deutschland in einer Autostadt geboren, nein, nicht Wolfsburg. Wie die meisten meiner Familienmitglieder war ich auch schon als Kind stabil gebaut und hatte eine Behaarung wie ein Grizzlybär. Meine Mutter sagte einmal, ich wäre schon als kleines Baby so dick gewesen, dass ich gleich laufen musste, ohne vorher zu krabbeln. Meine Knie hätten sich wohl nicht knicken lassen. Natürlich bin ich auch mit zwei Augen auf die Welt gekommen, aber noch ohne Brille.

In meiner Laufbahn als Augenoptiker habe ich in ganz vielen Situationen behauptet, ich würde schon seit frühester Kindheit eine Brille tragen und wäre am Auge operiert worden. Das stimmt aber gar nicht.

Wozu – fragen Sie sich nun sicherlich, oder auch nicht – erzählt der Typ so einen Unsinn?

Früh in meiner Karriere als Augenoptiker wurde ich mit der Tatsache konfrontiert, dass es Symptome gibt, die der Optiker den Augen zuschreibt oder besser gesagt, einem Fehlverhalten der Augen. Eine Liste dieser Symptome ist im Anhang zu finden. Zum Beispiel habe ich oft gehört, dass Menschen Kopfschmerzen haben, wenn ihre Brille nicht richtig eingestellt ist.

Obwohl ich zu jener Zeit keinen Zweifel hegte, waren viele meiner Kollegen geradezu unbeirrt der fanatischen Überzeugung, dass Kopfschmerzen, Schreibprobleme und AD(H)S ausschließlich auf eine fehlerhafte Augenkommunikation zurückzuführen sind. Trotz der Vielfalt der Symptome und der unglaublichen Vielfalt der Ursachen, beschränkt sich die Lösung im deutschsprachigen, optischen Bereich fast ausschließlich auf spezielle Brillen. Genau hier habe ich über die Jahre angefangen, meine Berufskollegen und deren Weltbild zu prüfen. Ich habe eine Geschichte[56] erzählt und diese als autobiografisch ausgegeben. In dieser Erzählung wurde der kleine Ralf mit schielenden Augen geboren, dagegen war Clarence der Löwe aus Daktari *(muss man nicht kennen)* ein Waisenknabe. Um überhaupt irgendwann im Leben nützlich zu sein, wurde das kleine Baby bereits früh operiert. Heute sind die Augen zwar optisch unauffällig, aber Ralf hat viele Probleme: Kopfschmerzen, Doppelbilder, Wahrnehmungsprobleme, Konzentrationsschwäche, grundsätzliche eine schlechte Sehqualität und vieles, vieles mehr. Ich habe die Geschichte immer der Situation angepasst und mich dann beraten lassen. Über die Jahre haben einige selbsternannte Fachexperten meine Augen geprüft und natürlich immer genau das bestätigen können, was ich zuvor als Symptome angegeben habe. Was für ein Zufall.

Allerlei Empfehlungen oder besser gute Ratschläge habe ich dann in der Regel noch kostenfrei dazu bekommen. Meine Lieblingsaussage ist, dass ich mit meinen Augen nicht wirklich gut sehen kann und dringend eine Operation benötige. Bis heute und es sind 10 Jahre her, seit dieser Diagnose, erfreue ich mich bester Gesundheit und meine Augen funktionieren sehr gut.

Nun trage ich aber ganz offensichtlich eine Brille. Und wenn die alten Fotos nicht retuschiert sind, schon seit der Grundschule. Also waren meine Augen wohl doch nicht so perfekt. Oder jedenfalls nicht ganz optimal.

---

[56] In der Wissenschaft nennt man das eine verdeckte Beobachtung im Feld.

Nach einer Routineuntersuchung in der Schule erhielt ich eine Brille, die mir half, ohne Anstrengung zu sehen - nichts Besonderes also. Ich schielte nie und hatte auch nie Kopfschmerzen. Je nach Literatur las ich gerne oder eben nicht. Heute lese ich im Durchschnitt drei bis vier Bücher parallel und beende mindestens eines pro Woche.

Ich wollte keine absichtliche Lüge in meinen Handlungen, sondern vielmehr veränderte ich die Geschichte, um die Qualität der Resultate auf die Probe zu stellen. In einem ersten Schritt wagte ich es, alternative Methoden zu erproben, um sicherzustellen, dass meine erlernte klassische Herangehensweise die Richtige war. Ich vertiefte mich sogar in einige unkonventionelle Ansätze. Meiner Ansicht nach kommt man der Wahrheit nur näher, wenn man sich allen Möglichkeiten offenherzig nähert. Doch für meine eigene Person muss ich eingestehen, dass ich noch weit davon entfernt bin, eine Erleuchtung zu erfahren. Aus diesem Grund bin ich nach wie vor als Student an einer Hochschule eingeschrieben.

Durch meine Erfahrungen beim Prüfen alternativer Techniken geriet ich schließlich auch dazu, meine eigene studierte Messmethode mit diesem Trick zu konfrontieren. Bedauerlicherweise konnte ich dabei nichts Gutes feststellen. Nur eine Handvoll Experten, mit denen ich im Laufe der Jahre in Kontakt trat, vermochte zu erkennen, dass meine Augen nicht zu meiner Geschichte passten. Es waren lediglich wenige Profis, die mir im Gespräch verrieten, dass die Messergebnisse weitaus besser ausfielen, als sie erwartet hatten. Diese Erfahrungen entmutigten mich nicht, sondern vielmehr motivierten sie mich dazu, mich noch stärker darum zu bemühen, die Gründe hierfür zu verstehen.

Obgleich ich gelegentlich ein schlechtes Gewissen gegenüber meinen Berufskollegen hege, die ich auf eine falsche Fährte führte, so habe ich sie niemals bloßgestellt oder vorgeführt *(wenngleich ich dies zumindest hoffe)*.

Ich wollte niemandem etwas Schlechtes und möchte hier vielleicht auch mein Gewissen etwas beruhigen und mich entschuldigen. Sollte ich jemanden damit verletzt haben, dann bitte ich um Verzeihung.

Heute, als Vater von zwei Töchtern, die ich natürlich dazu erziehen möchte, nicht zu lügen, habe ich von dieser Methode der Irreführung Abstand genommen. Aber es bleibt, dass ich nur durch die enorme Diskrepanz zwischen den Messungen, Diagnosen und der Realität erkennen konnte, dass wir scheinbar doch von der «ganzen» Wahrheit etwas entfernt sind. Und um es gleich zu sagen: Auch alle Informationen, die in diesem Buch abgedruckt sind, haben nicht den Anspruch auf Vollständigkeit oder Allgemeingültigkeit.

Neben meiner langjährigen Liebe zu Brillen und den Augen, fing ich 2016 an, beruflich bedingt, mich für Lernmethoden zu interessieren. Deshalb habe in der Schweiz Andragogik[57] studiert. Hier geht es darum, wie man einem erwachsenen Menschen etwas beibringen kann. Da es dabei auch oft um Psychologie geht, konnte ich mir einige Fragen aus meinem Leben besser beantworten. Manchmal scheint es so zu sein, dass wir einfach nur das sehen, was wir sehen wollen.

Ich möchte Sie gerne einladen, sich über diesen Satz ein paar Minuten Gedanken zu machen. Lesen Sie ihn bitte noch einmal, klappen Sie das Buch zu und gehen gerne eine Runde spazieren. Lassen Sie sich darauf ein, diesen Satz zu verarbeiten. Bevor Sie aber kritisch mit sich ins Gericht gehen, prüfen Sie den Inhalt nur am Verhalten und Nichtverhalten Ihrer Freunde. Dort fällt es in der Regel leichter, etwas zu erkennen.

«Wir sehen nur das, was wir sehen wollen!»

Danke, dass Sie weiterlesen oder vielleicht sogar noch besser, dass Sie über den Satz nachgedacht haben.

Wie auch immer sich meine Augen nun entwickelt haben oder auch nicht: Eins ist klar, ich hatte bereits in der Grundschule eine Brille und trage diese bis heute. Seit einigen Jahren bin ich zudem noch zusätzlich beeinträchtigt und benötige zum Lesen eine weitere Unterstützung. Statt aber nun zwei Brillen zu tragen, habe ich von meinem Arbeitgeber

---

[57] Pädagogik ist der Unterricht für Kinder, Andragogik für Erwachsene und Geragogik für ältere Menschen.

eine Brille erhalten, die sowohl zum Autofahren als auch zum Lesen geeignet ist. Also zwei in einem.

Leider ist das aber nicht für alle Notwendigkeiten ausreichend und geeignet. Während ich dieses Buch schreibe, merke ich immer häufiger, dass ich zeitnah eine extra Brille für das Arbeiten am Laptop haben möchte.

Da ich nicht weiss, wie es um Ihre Augen bestellt ist und wir uns vermutlich nicht kennenlernen werden, möchte ich kurz darauf eingehen, warum man, vielleicht ja auch Sie, eine Brille benötigen könnte.

Also, warum brauche ich eine Brille?

Haben Sie schon mal einen Wanderfalken am Himmel beobachtet? Aus meinem Arbeitszimmer schaue ich in die Richtung eines großen Feldes und da sehe ich immer wieder Raubvögel am Himmel kreisen. Ob das nun Wanderfalken sind, wie ich mir wünsche, oder ein Milan, wie meine Frau behauptet, weiss ich nicht so genau.

Warum bin ich so fasziniert von einem Wanderfalken?

Nun: Ich habe in irgendeinem Buch gelesen, dass der Wanderfalke ein Auflösungsvermögen von 0.4 Winkelminuten[58] hat. Wow, werden Sie jetzt sagen, wenn Sie Optiker sind und sich an die Berufsschule erinnern. Sollten Sie aber ein normal sterblicher Mensch sein, dann bringt Ihnen diese Information leider gar nichts. Aber versuchen wir es einmal anders.

Der Mensch kann so gut sehen, wie ein Mensch eben sehen kann. Ich meine hier wirklich augengesunde Menschen ohne Fehlsichtigkeit am Auge. Also die Menschen die Augenoptiker nicht allzu oft besuchen. Aber keine Sorge, wir Optiker lieben jeden Menschen, egal ob

---

58 Vögel haben auch mehr Rezeptoren auf der Netzhaut und können daher deutlich mehr Farben erkennen als wir Menschen.

gut-sehend oder schlecht-sehend, weil alt wird in der Regel jeder und dann braucht doch noch jeder eine Brille. Na ja, fast jeder.

Suchen Sie doch gerne mal im Internet nach André Kertész. Der ungarische Fotograf hat ein wunderbares Portrait einer «alten Dame» eingefangen, das als «Hospice de Beaune» zu finden sein wird. Das Wunderbare ist, was die Dame macht. Sie liest im Bett sitzend ein Buch und das ohne Brille.

Aber zurück zu meinem Lieblingstier, dem Wanderfalken. Er kann 2,5-mal so gut sehen wie ein Mensch. Und das ist nur eine grobe Schätzung anhand von einigen biologischen Parametern, vermutlich ist es noch viel krasser. Stellen Sie sich doch mal einen Menschen mit einem solchen Blick vor. Das wäre der Superman der Optik.

Wie ich finde eine spannende Idee. Es gibt aber noch mehr Tiere auf der Welt. Nehmen wir doch mal die Katze.

Was denken Sie, wollen Sie eine Katze sein?

Klar, werden Sie sagen, dieses geschmeidige Tier, dieser Tiger im Kleinformat, hat sicherlich eine sehr gute Auflösung und kann alles sehen, besser als der Mensch. Immerhin ist ja auch die Katze ein Raubtier. Aber ich muss Sie leider enttäuschen. Die Katze sieht, was die Schärfe angeht, etwa fünfmal schlechter als der Mensch. So, und nun? Wollen Sie immer noch eine Katze sein? Zwar fallen Katzen immer wieder auf die Pfoten, was sicherlich in mancher Situation nützlich ist, aber das Sehvermögen am Tag[59] ist nicht so besonders gut. So, was gibt es noch so für Tiere?

Sehr beliebt bei meiner Tochter ist im Moment der Froschkönig. Und klar, der Typ ist zwar etwas schleimig und vor dem Kuss unattraktiv, aber die Optik muss ja super sein. Der Frosch schießt seine Zunge wie ein Cruisemissile ab und feuert diese zielgenau auf die kleine Fliege. Wenn ich es mit meiner Zeitung kaum schaffe, diese kleinen

---

[59] Natürlich kann die Katze in der Nacht aber besser sehen als der Mensch.

lästigen Viecher zu erwischen, dann muss ja die Sehfähigkeit des Frosches gigantisch sein. Aber weit gefehlt: Der Mensch kann etwa siebenmal besser sehen als ein durchschnittlicher Frosch. Es sollte also jede Prinzessin vor dem Küssen des Frosches hoffen, dass sich nach dem Kuss der Frosch nicht nur in einen Prinzen verwandelt, sondern auch, dass dieser Prinz die Sehfähigkeit eines Prinzen und nicht eines Frosches hat.

Wir können feststellen: Der Mensch hat zweifelsohne eine beneidenswerte Ausstattung. Eine Fähigkeit, die den meisten Tieren versagt bleibt. Uns wurden eine beeindruckende zentrale Sicht und ein erweitertes Blickfeld am Rand, das wir als Peripherie bezeichnen, geschenkt. Die Evolution unserer Augen hat vor Millionen von Jahren stattgefunden, und seitdem hat sie sich nicht weiterentwickelt. Es scheint, als wäre die Evolution mit dem erreichten Stand zufrieden. Bedauerlicherweise konnte sie jedoch nicht vorhersehen, dass Steve Jobs das iPhone erfinden würde, und war dementsprechend nicht darauf vorbereitet. Diese Ignoranz der Evolution lässt sich nur als bedauerlich bezeichnen, denn es war offensichtlich vorhersehbar. Doch sei es, wie es ist. Vermutlich müssen wir nun zehntausend bis hunderttausend Jahre warten, bis sich die Evolution anpassen kann. Im Grunde genommen ist das eine relativ kurze Zeitspanne, doch Sie und ich werden diese Veränderung nicht mehr miterleben. Daher sind gegenwärtig viele Menschen darauf angewiesen, zumindest Brillen und Kontaktlinsen zu nutzen, um sowohl in der Nähe als auch in der Ferne klare Sicht zu haben. Wenn Sie irgendwann eine Brille brauchen, kommen Sie nicht um einen Test, der Optiker nennt ihn Sehtest, herum. Es muss ermittelt werden, welche Stärke Ihre zukünftige Brille braucht. Also wie bei der Schuhgröße muss, die passende Variante gefunden werden. Dabei kommt dem Optiker aber leider ein kleines Problem entgegen. Das Auge ist ein lebendes Körperteil und kann durch allerlei Manipulationen in seiner Stärke verändert werden. So haben in hohem Masse die Bauchspeicheldrüse und die Nieren über diverse Prozesse mit Glukose, Natrium und Kalium das Potential, die Brillenstärke, zu beeinflussen. Die Fluktuation kann hierbei auch mal 10% der normalen durchschnittlichen Korrektur betragen. Jetzt stellen Sie sich mal vor, Ihre Füße würden das auch machen, innerhalb einer Stunde um 10% wachsen und wieder schrumpfen. Unter dieser Bedingung wäre das Schuhe-kaufen eine echte Herausforderung.

Sie sollten nun erkennen, dass der Optiker schlicht und einfach nichts dafür kann, dass Sie mit der neuen Brille nichts sehen. Sie waren einfach mit «dicken Füssen» im Geschäft. Kommen Sie wieder, wenn die Füße normal sind. Dieser Besonderheit des Augenmessens zum Trotz, hat die Industrie ein Gerät entwickelt, mit dem Optiker auf ein Hundertstel genau messen können. Da sich die Augen aber schon beim schnelleren Atmen um mehr als ein Zehntel verändern können, ist der Mehrwert wohl im mindesten fragwürdig.

Wenn es leider nicht ganz so gut funktioniert

Kommen wir aber mal zurück zu unseren Fröschen. Was denken Sie – wie viele Menschen in Ihrer Umgebung, die Auto fahren, haben die Sehfähigkeit eines Frosches?

Ja, das denke ich auch. Ich bin immer noch überzeugt, dass die Hälfte der Busfahrer im Kanton Aargau in der Schweiz visuell auf der Höhe eines Frosches ist. Intellektuell natürlich nicht, ich will hier weder Busfahrer noch Frösche beleidigen.

Es gibt Menschen, die kommen auf die Welt und können schon sehr früh in der Nähe besser sehen als in der Ferne. Warum das so ist? Darüber streiten sich die Augenprofis auf der ganzen Welt. Aber bereits in den 80ern, also ich meine die 1880er, hat einer dieser Profis davon gesprochen, dass wir unsere normale Sicht auf die Ferne verlieren, wenn wir den ganzen Tag in einem geschlossenen Raum sitzen und in die Nähe schauen. Daraus ist dann der Begriff der Schul-Kurzsichtigkeit, oder für die Profis die Schul-Myopie, entstanden. Also Kinder, die in der Nähe gut sehen und in der Ferne nicht, weil sie den ganzen Tag in die Nähe schauen und nicht in die Ferne.

Es zeigte sich damals zudem, dass Mädchen häufiger kurzsichtig sind und Kinder aus besserverdienenden Schichten ebenfalls. Klar, was will der kleine Ronny auch in der Schule Lesen lernen, wenn das Heu eingefahren werden muss? Da hatte der kleine Torben es leichter; sein Vater war Diplomat und sie hatten mehr als nur ein Buch. Wer nun von beiden glücklicher war, Ronny oder Torben – kann ich gar nicht sagen. In Bezug auf seine Augen aber sicherlich Ronny. Er war deutlich seltener kurzsichtig.

Ach ja: Geht es Ihnen auch so, dass Vornamen bei Ihnen positive wie negative Assoziationen auslösen? Ich möchte mich daher gerne bei allen Ronnys und Torbens dieser Welt entschuldigen, sollten sie diese kurze, vorangegangene Passage als unangemessen empfunden haben. Ich bin aber sicher, Glücklichsein hat nichts mit dem Bildungsgrad zu tun. Kurzsichtigkeit aber vermutlich schon, jedenfalls früher.

Heute hat ja in unserer Region zum Glück jedes Kind ein Recht auf Bildung oder eben auf seine Schul-Myopie. Das nenne ich Fortschritt. Zwischenzeitlich, also seit 1880, hat man dann auch noch die Gene[60] gefunden. Also diese kleinen Dinger in uns, die so klein sind, dass nicht mal der Wanderfalke sie sehen kann. Dort sind Bauinformationen gespeichert und es scheint nun so zu sein, dass Kurzsichtigkeit auch in einem gewissen Rahmen vererbt werden könnte. Wenn also meine Mutter und mein Vater ohne Brille und Kontaktlinsen in der Ferne sehen wie ein Frosch, dann ist mein Leben als Froschsichtiger sehr viel wahrscheinlicher. Aber zum Glück hat die Evolution uns Optiker erfunden. Wir haben die einzigartige Zauberkraft aus Fröschen Menschen zu zaubern. Wir sorgen dafür, dass alle Menschen, die es wollen und uns vertrauen, sehen, was noch nie zuvor von einem Frosch erblickt wurde.

Damit Sie ihren Brillenpass oder das Rezept gut verstehen und lesen können, gerne noch eine kurze Ergänzung. Der erste Wert, welcher oft

---

60 Mittlerweile sind mehr als hundert Gene identifiziert, die an der Kurzsichtigkeit beteiligt sind. Vermutlich machen die Gene 3% der kurzsichtigen Menschen und 97% das Verhalten *(Epigenetik)*.

mit SPH abgekürzt wird, gibt die Fehlsichtigkeit an. Im Falle der Kurzsichtigkeit finden Sie ein Minuszeichen vor der Zahl. Bis -2.0dpt ist das zum Lesen sogar sehr bequem, nur Autofahren ist ohne Korrektur nicht so günstig. Ab -6.0dpt bewegen wir uns dann mit großen Schritten sogar auf eine gefährliche, gesundheitlich bedenkliche Situation hin.

Beispiel Kurzsichtigkeit:
SPH CYL A
-2.25 -1.25 90

Bevor Sie aber jetzt aus Sicherheitsgründen Ihr Kind von der Schule abmelden und es zu Ronny aufs Feld schicken, damit es nicht kurzsichtig wird, muss ich Sie warnen: Es gibt seit einiger Zeit ein neues Problem, das Sie vielleicht erst einmal verwirren könnte. Kinder aus allen Bevölkerungsschichten lesen heute mehr als vor 100 Jahren. So sind es nicht mehr nur akademische, kurzsichtige Eltern, die kurzsichtige Kinder bekommen, sondern auch Kinder aus dem Arbeitermilieu. Das liegt an einem Gerät das wir alle als Smartphone bezeichnen, und dass das Talent besitzt die Kinder dumm und kurzsichtig werden zu lassen. Südkorea und China haben bereits deutliche Reaktionen entschieden und den Konsum teilweise verboten und darüber hinaus stark zeitlich reglementiert. In unserer freiheitsliebenden westlichen Welt wollen wir uns natürlich nichts verbieten lassen und sehen dort bei einer Einmischung der Regierung unsere freiheitliche Kultur in Gefahr. Wussten Sie, dass Sie in Deutschland in ihrem eigenen Haus eine Steckdose nur an die Stellen bauen dürfen, die der Gesetzgeber zugelassen hat. Wo ist hier der Aufschrei zur Freiheit.

Ich persönlich denke wir sollten dem Smartphone nicht so viel Raum bieten und es häufiger abschalten. Falls es aber die Gesellschaft nicht schafft, wäre vielleicht doch die Regierung dafür mit-verantwortlich. Aber ganz sicher bin ich mir da auch nicht.

Ein Entwicklungsschaden?

Also: Jedes Baby kommt unfertig auf die Welt. Das ist jetzt für alle frisch gebackenen Eltern keine Überraschung. Sie sind ja so süß, die Kleinen. Leider weinen, schreien und machen sie in die Windel. Und egal, wie klein diese Menschen sind – das, was sie in die Windel machen, stinkt, als wären sie deutlich grösser. Neben den ganz offensichtlichen Defiziten eines kleinen Menschen, gibt es auch noch versteckte. Diese Kleinen sehen wie ein Maulwurf, also sprichwörtlich gemeint. Das Sehen muss sich erst entwickeln. Gut, das war ja irgendwie klar, aber wissen Sie auch, wie lange? Also so ungefähr bis zum achten Lebensjahr sind diese kleinen Menschen noch weitsichtig. Das bedeutet, um in der Ferne zu sehen, strengen sie sich etwas an. Das ist absolut kein Problem, weil sie sich echt unglaublich krass anstrengen können. Zum Glück ist das aber nicht mit Muskelkater oder Erschöpfung verbunden. Also im Normalfall.

Langsam entwickelt sich das Sehen in der Ferne so, dass es anstrengungsfrei ist. Das ist das Ziel der Evolution. Nun kann es aber passieren, dass diese Weitsichtigkeit[61] zu stark startet oder sich nicht richtig entwickelt.

Das ist dann genauso blöd wie die Kurzsichtigkeit oder vielleicht sogar noch blöder. Wir bleiben also in der Entwicklung irgendwie verzögert oder stehen. Also bitte, nur im visuellen System, für den Rest spreche ich nicht. Allerdings muss man schon sagen, es gibt gewisse Entwicklungsstörungen, die auffallend oft mit visuellen Problemen korrelieren. Vielleicht ist hier doch eine Verbindung vorhanden. Aber keine Sorge, auch wenn Sie 20 Jahre alt sind und die Augen eines Zweijährigen haben, dürfen Sie dennoch Autofahren.

Der Weitsichtige kann sowohl in der Ferne wie auch in der Nähe in der Regel gut sehen. Also von wegen Entwicklungsstörung. Leider nimmt aber die Kraft bereits ab 20 Jahren ab und ein Fehler, der in den

---

[61] Der Profi nennt das eine Hyperopie, von Hyper: zu hoch. Auch Hamster werden weitsichtig geboren.

letzten Jahren zuverlässig durch Eigenleistung behoben wurde, wird nun ein Problem.

In der Entwicklung der Augen ist die Weitsichtigkeit also ein normaler Zustand, der aber sowohl als Kind, aber auch als Erwachsener irgendwann zu Schwierigkeiten führen kann. Hilfreich sind dann Brillen und Kontaktlinsen. Diese werden im ersten Wert auf einem Rezept mit einem Plus gekennzeichnet.

Beispiel Weitsichtigkeit:
SPH CYL A
+1.25 -0.75 123

Es gibt noch ein Phänomen, für das wir in der Augenoptik ein besonderes Wort reserviert haben: **Astigmatismus**.

Machen Sie sich bitte keine Sorgen, das hat eigentlich jeder Mensch. Es bedeutet nur, dass irgendwie das Auge nicht rund, wie ein Fußball ist, sondern eher wie ein Rugby-Ball[62] aussieht. Das ist nicht nur normal, sondern auch nicht schädlich. Ist diese Verkrümmung aber zu hoch, schreiten wir Optiker erneut ein. In der Regel tritt das Phänomen zusammen mit der Weit- oder Kurzsichtigkeit auf. Für uns Optiker also Alltagsgeschäft und in einigen Regionen in der Schweiz, im Wallis, auch bei extrem hohen Deformationen keine Herausforderung. Warum im Wallis, fragen Sie sich vielleicht?

Beispiel Astigmatismus:
SPH **CYL A**
-2.25 **-3.25 90**
Die **A**chse zeigt an in welche Richtung das Ei verkippt ist.

[62] Diese Verkrümmung kann sowohl Außen *(Hornhaut)* wie auch Innen *(Augenlinse)* oder in einer Kombination davon auftreten.

Nun, es gibt Regionen, die idyllisch und abgeschieden von der Welt sind. Dort heiratet man sehr gerne untereinander, weil man sich ja schon besonders gut kennt. Hier finden sich dann Häufungen von hohen Fehlsichtigkeiten und anderen genetischen Augenerkrankungen. Also scheint die Genetik wirklich eine Rolle bei der Entwicklung zu spielen. Wie bei der Partnerwahl, so haben wir auch in der Versorgung unserer Augen mit einer Brille eine Wahl. Der Optiker hat mehr als nur eine Option. Es gibt gar einen ganzen Blumenstrauß an Möglichkeiten.

Tupperware oder doch lieber Glasschüssel?

Warum heißt die Brille eigentlich Brille? Das ist vielleicht eine blöde Frage, könnte man meinen. Warum heißen der Baum, Baum und der Berg, Berg? Strenggenommen habe ich keine Ahnung und habe mir auch echt keine Mühe gemacht, das Nachfolgende zu recherchieren. Ich habe diese Geschichte einmal gehört und als so schön empfunden, dass ich sie mir nicht kaputt machen will. Also lassen Sie sich in das Reich der Mythen und Legenden entführen und tauchen Sie ein in eine Welt lange vor unserer Zeit.

Irgendjemand, also meist ein kirchliches Oberhaupt, hat sich gedacht, irgendein Buch wäre lesenswert und hat angeordnet, davon Abschriften anzufertigen. Ja ganz recht, bevor der gute Gutenberg den Einfall hatte, Bücher könnte man ja drucken, wurden Bücher noch abgeschrieben.

Wussten Sie im Übrigen, dass Gutenberg[63] gar nicht so hieß? Scheinbar hat er mit einem Künstlernamen gearbeitet, wohl wissend, dass zukünftige Schüler ihn verfluchen, weil sie dank ihm so viele Bücher tragen müssen. Glücklicherweise wird das ja sicherlich bald digitalisiert und der Schulranzen dient nur noch als Powerbank und

---

[63] In den malerischen Gassen von Mainz, inmitten einer vergangenen Ära, erblickte Johannes Gensfleisch das Licht der Welt. Sein Name ist in den Annalen der Geschichte als Gutenberg verewigt. Seine Vision und Kreativität sollten das Schicksal der Schrift verändern und eine Renaissance des Wissens einläuten.

Trageutensil für das Sandwich. Aber zurück zu der Zeit vor Gutenberg, oder wie immer er hieß.

Es waren Geistliche, also Menschen, die sonst nicht so genau wussten, was mit sich anzufangen war. Der erste Sohn übernahm in der Regel das Handwerk oder den Hof des Vaters und für den zweiten blieb nicht viel mehr, als in die Kirche zu gehen. Außer bei der Geschichte der «Gestiefelte Kater» muss es damals für die Drittgeborenen ein Albtraum gewesen sein.

So, nun war also der kleine Peter, weil er drei Jahre jünger war als sein großer Bruder Stefan, ins Kloster gegangen und wurde Mönch. Die Nummer mit dem Zölibat stand vermutlich nicht ganz oben auf der Jobbeschreibung, sonst wären vermutlich einige erst gar nicht hin. Aber Peter blieb, er lernte sogar Lesen und Schreiben. Nun gut, würden Sie sagen, keine Glanzleistung, aber Achtung, die Zeiten waren anders. Es war nur sehr wenigen Menschen vergönnt Lesen zu können. Allerdings gab es ja auch Amazon noch nicht und der Versand von Büchern dauerte gelegentlich Jahre oder gar Jahrzehnte. Man mag sich kaum vorstellen, wie erschüttert der ein oder andere Abt[64] gewesen sein muss, wenn die Bibliothek abgebrannt war. Vielleicht war das aber auch das eigentliche Problem, warum die Mönche die Bücher so fleißig abschreiben mussten: Der Abt hat heimlich in der Bibliothek geraucht.

Dank der eintönigen Arbeit, gutem Essen und keiner Ablenkung durch Frauen wurden die Mönche relativ alt. Also mindestens über vierzig. Und weil Nachwuchs immer rarer wurde, arbeiteten sie, um die abgebrannten Bibliotheken wieder zu füllen, Tag und Nacht und bis ins hohe Alter. Irgendwann aber werden die Augen müde, das ist normal.

Fielmann gab es noch nicht und auch sonst war der Optiker-Markt übersichtlich. Da kam es doch ganz praktisch daher, dass ein transparenter Stein gefunden wurde, der in halbrunder Form geschliffen, als

---

[64] Bitte lesen Sie folgenden Text Ihren Freunden zum Spaß vor und fragen um welche Sprache es sich handelt: MÄHEN ÄBTE HEU-NEIN ÄBTE MÄHEN NIE HEU-SIE MÄHEN GRASS!

Vergrösserungsstein benutzt wurde. Irgendwann dachten sich findige Mönche, es wäre cool, diesen Stein vor den Augen zu haben, um darunter noch mit der Hand zu schreiben, und bauten sich allerlei lustige Halterungen. Dieser Stein bestand aus dem Material Beryll und daraus hat sich dann das heutige Wort «Brille» abgeleitet. Ob das nun wahr ist oder nicht, weiss ich nicht. Ich finde die Geschichte aber plausibel. Allerdings habe ich auch lange Zeit an den Weihnachtsmann geglaubt. Prüfen Sie also bitte meine Aussagen.

Nun hat es nach den Mönchen echt lange gedauert, bis wieder irgendwas in der Optik passiert ist, aber irgendwann hat man dann das Glas entdeckt. Dass man dann als Allererstes an Brillen gedacht hat, glaube ich nicht. Es wurde aber immer beliebter, allerlei Alltagsdinge aus Glas zu bauen und so war es auch nur eine Frage der Zeit, bis man angefangen hat, auch Brillen aus Glas zu bauen und nicht mehr aus einem Stein. Die Jahre, gar Jahrhunderte strichen ins Land. Die Gilde der Optiker wuchs und erwarb dauernd neues Wissen. Es wurden Messgeräte gebaut, um die Sehstärke der Menschen zu bestimmen. Die Qualität wurde immer besser und besser. Ein blödes Problem war aber, dass ein junger Mensch irgendwann zu einem alten Menschen wurde. In der Regel war das aber ja auch sein Ziel. Nun kann es sein, dass ein junger Mensch gute Augen hat und irgendwann im Alter eine Lesebrille braucht. Die hängt man sich dann an einer Schnur elegant um den Hals. Problem gelöst. Was aber, wenn der junge Mensch bereits Sehprobleme hat? Dann bekommt er halt eine passende Brille. Auch hier Problem gelöst. Nur wenn der Brille tragende Mensch älter wird, braucht er ja, wenn er nur recht alt wird, in der Regel irgendwann eine Brille zum Lesen.

Anfangs war das Problem einfach und der Optiker hat zwei Brillen und zwei hübsche Ketten verkauft, um diese um den Hals zu hängen und nicht zu verlieren. Sie können sich vermutlich kaum ausmalen, wie das Leben damals gewesen sein muss. Ständig zwei Brillen am Hals. Mühsam.

So war es, so erzählt es eine unbestätigte Überlieferung, an einem dieser verregneten Sommertage im Jahr 1770, die keiner leiden kann. Benjamin Franklin, der eigentlich Pastor werden sollte, bevor er es am Ende auf den 100 US-Dollar-Schein gebracht hat, war unterwegs mit seiner Kutsche. Als er zu Hause ankam, stieg er im strömenden Regen aus und rutschte aus. Asphalt[65] war noch nicht verlegt, also war die Straße matschig. So ein Pech. Aber er war ein großer Staatsmann und stand auf, ohne sich zu ärgern. Er ging ins Haus und zog die verschmutzten Klamotten aus. Danach wollte er im Badezimmer sich die Hände waschen. Und na ja, wie es so ist, hatte er natürlich seine Fern- und seine Nahbrille um den Hals hängen und als er zu forsch an das Waschbecken schritt, knallten beide Brillen dagegen und zerbrachen. Ein Unglück kommt halt selten allein. Jeder andere Mensch hätte sich geärgert, die Scherben weggeschmissen und seine Versicherung informiert. Benjamin Franklin aber war anders. Er sah die zerbrochenen Gläser und klebte sie wieder zusammen, aber nicht wie zuvor, sondern eine Hälfte der Fernbrille und eine Hälfte der Nahbrille. Nun hatte er beides in einem Brillenglas und musste diese nie wieder absetzen. Damit hatte er ein Problem gelöst und jenes mit der matschigen Straße soll ihn bis zum Ende seines Lebens beschäftigt haben. Wie glücklich müsste er wohl heute sein, wenn er unseren Asphalt sehen könnte. Also so oder so ähnlich ist es vermutlich vorgefallen, als Benjamin 1770 die Franklinbrille erfunden hatte. Wir Augenoptiker nennen sie heute Bifokalbrille, weil wir sie am Schluss doch noch etwas weiter entwickelt haben. Diese bahnbrechende Erfindung war aber für viele Jahre das absolute Highlight der Optik, genau genommen fast 200 Jahre lang. Das zeigt deutlich, wie hochwertig diese Idee war.

Ich vermute, es war kein Zufall, dass es dann in Frankreich um 1960 zu einer ästhetischen Revolution kommen sollte. Bernard Maitenaz hat sich wohl gedacht, die Mode der 60er sei nicht vereinbar mit Brillengläsern, die zusammengeklebt werden müssten. Und er hatte

---

[65] Der Ursprung des Straßenbelags aus Asphalt ist bis in die Antike zurückzuverfolgen.

schon recht, es sieht nicht wirklich sexy aus. Es wirkt mehr so wie die Großmutter aus Rotkäppchen. Die war zwar krass lange in dem Magen eines Wolfes verschwunden und wurde lebend wieder geborgen. Dies weckt ein gewisses Interesse an ihr, aber sie war dämlich genug sich fressen zu lassen, was ein Indiz dafür ist, das sie meine Kinder nicht beaufsichtigen dürfte.

Heute sind 60-Jährige schick und sportlich und das wollte Bernhard auch in der Brillenwelt einführen. Daher hat er sich mal richtig dolle angestrengt und nachgedacht. Herausgekommen ist ein Glas, das die Ferne und die Nähe sichtbar macht und das, ohne zusammengeklebt zu werden. Eine durchgängig transparente Fläche ist entstanden. Endlich war es nicht mehr sichtbar, dass man älter geworden war und das Lesen mühsam wurde. Vorteile hin und Nachteile her hat sich das schönere Produkt heute als Hauptprodukt in der westlichen Welt etabliert. Eine weitere Entwicklung, die aber zuvor gemacht wurde und die den Erfolg der französischen Gläser, wir nennen sie übrigens Gleitsichtgläser, vermutlich begünstigt hat, stammt aus der amerikanischen Forschung. In den 1940er Jahren hält ein Krieg die Welt in Atem. Es sind schreckliche Zeiten für alle Menschen. Rohstoffe werden immer knapper und es braucht viel Kreativität, um mit dem, was noch da ist, auszukommen. In dieser Zeit suchen Forschungszentren auf der ganzen Welt nach neuen Kunststoffen und finden ein besonderes Plastik, das zuerst in militärischen Flugzeugen genutzt wird. Dort wird es gerade besonders gebraucht. Als der Krieg glücklicherweise vorbei ist, entdeckt man den weiteren Nutzen dieses Materials. Man hat ganz nebenbei und aus Versehen das Kunststoffbrillenglas erfunden.

Benjamin Franklin hat also die Bifokalbrille erfunden, das amerikanische Militär hat sie leicht gemacht und Bernhard Maitenaz hat die Ästhetik optimiert. Wenn das keine globale Erfolgsgeschichte ist, weiss ich auch nicht. Ende der 1990er wird eines der augenoptisch einflussreichsten Unternehmen aus Deutschland dieses Brillenglas noch individualisieren und damit den letzten Schritt der Revolution begehen. Seither ist es still geworden. Nicht so die Werbung für diese Gläser.

Diese verspricht jedes Jahr erneut eine Steigerung, gleich wenn diese nur noch homöopathisch ist. Vielleicht empfinden Sie das nun als hartes Urteil, vielleicht schätzen Sie aber auch Homöopathie und finden meinen Vergleich unpassend. Lassen Sie uns diese Gleitsichtgläser doch etwas näher beleuchten. Sie kosten gerne auch mal 800 Euro das Stück, also lohnt es sogar finanziell, sich mit dem Produkt auseinander zusetzen.

Wie ist das? Haben Sie das Wort «Gleitsichtbrille» schon einmal gehört? Weil Sie diese selbst benötigen oder aus Erzählungen von Familie und Freunden?

Das Gleitsichtglas ist ein merkwürdiger Zeitgenosse, es gibt solche Gläser seit dem Ende der 60er Jahre, also eigentlich schon relativ lang. Und obwohl es Smartphones erst seit 2007 gibt, vertrauen viele Menschen einem neuen elektronischen Helfer mehr und schneller als einer seriösen Technik aus den 60er Jahren. Natürlich wurde diese Technik weiterentwickelt, aber seit Anfang der 2000er steckt das Glas eigentlich in seiner Entwicklungsstufe fest. Das ist nicht weiter schlimm, weil es wirklich extrem gut daherkommt, aber für die Industrie ist das natürlich unglücklich. Die wollen jedes Jahr eine bessere Version anbieten. Der Slogan aus «Erfahrung gut» zählt in unserer Branche hier und heute nicht viel.

Machen wir einen kurzen Abstecher in die Männerhygiene, ja auch Männer pflegen sich – zugegeben nicht alle. Aber aus eigener Erfahrung kann ich sagen, deutlich mehr Männer als man glauben könnte, waschen sich die Hände, nachdem sie auf dem Klo waren. Also wer sich nicht, wie heute modern, einen Bart wachsen lassen möchte, braucht ein Rasiersystem, welches ihm hilft, lästige Haare zu entfernen. Hier ist die Nassrasur das ursprünglichste System, das ich kenne. Heißwachs im Gesicht bei Männern empfehle ich nur den ganz harten Jungs. Die Firma Gilette, den meisten wohl bekannt, hatte den besten

Rasierer auf dem Markt. Also ob er der Beste war, weiss ich nicht, er war aber der meist verkaufte. Nun hatte dieser eine Klinge.

Und was soll ich sagen? Vermutlich hat er funktioniert, sonst hätten nicht so viele Menschen die Rasierer gekauft. Gilette wollte aber nicht nur die eigene Stellung im Markt behalten, sondern auch ausbauen, also haben sie im nächsten Jahr zwei Klingen eingebaut und was soll ich sagen? Es war eine erfolgreiche Strategie. So erfolgreich, dass sie nun jedes Jahr eine Klinge dazu bauen. Heute sind wir schon bei fünf Klingen. Ob sich in der kurzen Zeitspanne die Evolution einen Spaß daraus gemacht hat, Männerhaar stärker wachsen zu lassen, weiss ich nicht. Also scheinbar rasieren fünf Klingen im Ergebnis wie früher eine Klinge, aber der Konsument kauft mehr davon. Wenn Sie jetzt glauben, so einfach gestrickt kann doch der Intellekt eines Mannes nicht sein, oh doch. Ich kenne die Geschichte und habe auch einen Gilette.

Und nun zurück zu den Gleitsichtgläsern. Hier ist das Problem: Man kann nicht einfach jedes Jahr etwas dranbauen, sondern es muss mehr oder weniger etwas erfunden werden, das dann zwar fachlich kaum nachvollziehbar ist, aber die Werbung haut das dann als Innovation raus und der gute Name der Firma sorgt für die Glaubwürdigkeit. So kommt es, dass wir im Jahr 2024 Brillengläser haben, die eigentlich genau so gut sind wie im Jahr 2000, aber angeblich 24-mal weiterentwickelt worden sind. Das macht das Glas teuer und exklusiv. Und was teuer ist, muss gut sein. Ein einfaches Narrativ, dass uns Menschen bei Sachen lenkt, die wir nicht fachlich einstufen können.

Viele Optiker bieten heutzutage Gleitsichtgläser in drei, vier, gelegentlich fünf Kategorien an. Wobei klar ist: Kategorie 1 ist günstig und nur so ganz knapp okay. Kategorie 5 ist schweineteuer und absolut super. Fast alle Produkte stammen aber aus den letzten 20 Jahren, selten ist das Einstiegsprodukt etwas älter. Wer etwas aufs Geld schauen muss oder will, nimmt gerne die goldene Mitte. Wenn er die bei vier Varianten denn findet.

So einfach ist die Welt dann halt doch. Während ich noch an diesem Buch schreibe, erlaubt sich im Mai 2023 die weltweit größte Firma für

Optik ein neues Produkt auf den Markt zu bringen, welches mit dem Slogan: Das beste Gleitsichtglas aller Zeiten wirbt. Da wir uns nun ganz offensichtlich, laut Industrie, am Ende der Entwicklung befinden, kann ich mein Buch auch unvollendet löschen und mich zurück lehnen. Vermutlich sind diese, besten Gläser aller Zeiten in 5-10 Jahren als Standard in der Branche etabliert und für jeden Menschen erschwinglich.

Was ist aber nun der Unterschied?

Optiker bieten diese Brillengläser in verschiedenen Kategorien an, weil sie unterschiedliche Qualitäten haben. Es gibt sie also wirklich die Unterschiede, wenn gleich sie manchmal relativ klein sein können.

Nehmen wir doch mal 100 Kunden und verkaufen ihnen eine Gleitsichtbrille oder besser zwei. Sie bekommen eine Günstige und eine Teure und wir erklären die Vor- und Nachteile. Ohne Überraschung waren 90% der Kunden für das teure Glas zu begeistern.

Nun machen wir es interessanter. Wir geben 100 Brillen in einfacher Qualität ab und sagen den Kunden, es sei die teure Qualität, und wieder finden es 90% gut. Also unabhängig davon, welche Gläser man trägt, die Kunden kommen zu 90% damit zurecht.

Was ist mit den anderen 10%? Das sollte sich der aufmerksame Leser fragen. Nun, die haben geringe bis große Probleme mit den Gläsern. Ich würde sagen, 1% kann wirklich nicht mit einem solchen Glas zurechtkommen. Das liegt an der Entwicklung der Augen. Diese ist vermutlich nicht optimal herausgekommen. Die Augen müssen unglaublich präzise zusammenarbeiten, damit ein Gleitsichtglas gut funktionieren kann. Scheitert das Glas, sollte der geübte Optometrist[66] daran etwas erkennen und eine spezielle Messung ansetzen. Die anderen 9% hatten im ersten Anlauf etwas Pech und der Optiker muss

---

[66] Ach ja, Optometristen sind die Experten in der Messung der Augen. In Deutschland nannte man das früher einmal Augenoptikermeister, früher stand aber auch noch eine Mauer. Also wird es Zeit für mehr Wissenschaft in dem Berufszweig und das ist das neue Studium der Optometrie.

nachbessern. Die Vielzahl der Fehler die in der Messung, Beratung und Zentrierung auftreten können verursachen immer wieder Einstiegsschwierigkeiten. Das sollte Sie aber nicht von diesen Gläsern abhalten, nur vom Kauf dieser Gläser im Internet, denn dort fehlt die fachliche Beratung und das seriöse Ausmessen der Parameter.

Spricht das nun grundsätzlich für oder gegen teure Gläser?

Ich lebe davon, Brillen zu verkaufen, ich bin verheiratet und habe zwei kleine Kinder. Daher bin ich unendlich dankbar, wenn Sie möglichst teure Gläser kaufen. Aber wenn wir die betriebswirtschaftliche Frage meiner Existenz mal ignorieren, dann scheint es so zu sein, dass sowohl das günstige wie auch das teure Preissegment in wissenschaftlichen Trage-Zufriedenheit-Vergleichen nur gering unterschiedlich abschneiden. Doch im Einzelfall sind die Unterschiede für den Kunden gewaltig und machen den Erfolg aus.

Dafür ist es aber sinnvoll, die Parameter der Brille und des Kunden zu ermitteln. Stellen Sie sich vor, Sie haben eine Körpergröße. Diese wird Sie entweder bequem oder weniger bequem in Ihrem Auto sitzen lassen. Falls Sie noch nicht sicher sind, worauf ich hinauswill: Der durchschnittliche Mensch in Europa ist ungefähr 1,70 cm groß und wird in den meisten Autos bequem Platz finden. Meine kleine Schwester hat vermutlich die 1,50 cm nicht überschritten. Sie wirkt in jedem großen Auto wie ein kleines Kind, das vom Papa zum Spaß hinter das Lenkrad gesetzt wurde. Ihr steht ein Kleinwagen deutlich besser. Also zurück zum Gleitsichtglas. Jede Fassung sitzt bei jedem Menschen anders. Allerdings sind die Ohren und Augen doch relativ ähnlich angebracht, sodass innerhalb einer akzeptablen Toleranz alle Brillen ähnlich auf der Nase sitzen. Der Optiker muss diese individuellen Unterschiede messen, das kann er auch, und überlegen, ob sie innerhalb der Normwerte liegen. Sollte das so sein, sind die günstigen Gläser sehr zufriedenstellend. Weichen die Besonderheiten vom Durchschnitt zu weit ab, muss das Brillenglas speziell angefertigt werden, was es in der

Regel teurer macht. Auch der Bedarf des Menschen ist relevant. Der Taxifahrer hat eine andere visuelle Herausforderung als der Professor für Geschichte.

Augenoptiker erklären die verschiedenen Glastypen gerne mit Methapern aus der Autoindustrie oder der Klamottenherstellung. Ich möchte Ihnen hier eine einzigartige Erklärung anbieten, welche Sie garantiert, noch nie gehört haben.

Stellen Sie sich vor Sie sind in einem mehrgeschossigen Einkaufszentrum. Sie haben unten die Lebensmittel und oben die Non-Food-Artikel. Um von oben nach unten, oder auch umgekehrt zu kommen hat es eine Rolltreppe. Eine solche auf der Sie auch einen Einkaufswagen mitnehmen können. Der Einkaufswagen ist immer gleich groß und gleich schwer, er ändert sich nicht. Was aber in Ihrem Einkaufzentrum veränderlich ist, ist die breite der Rolltreppe. Was wünschen Sie sich nun? Eine Treppe, die gerade genau so breit ist wie der Einkaufswagen – oder eine Treppe die mehr als dreimal so groß ist. Sie werden mit dem Einkaufswagen erheblich einfacher die Rolltreppe nutzen können, viel bequemer und mit mehr Toleranz, wenn diese mehr Platz hat. Die Abteilungen oben und unten sind davon nicht beeindruckt, diese sind relativ stabil. Und so sind auch Gleitsichtgläser alle in der Ferne und Nähe nutzbar, nur die Frage wie bequem wir von oben nach unten kommen können wir durch unsere Wahl beeinflussen.

Bitte lassen Sie sich von meiner Erklärung nicht abschrecken und verlieren Sie die Sorge vor Gleitsichtgläsern. In der Welt der Augenoptik sind die Menschen, die sich diesem faszinierenden Handwerk widmen, nicht nur fachlich versiert, sondern auch von Herzen freundlich, liebevoll und zuvorkommend. Der Augenoptiker, ganz gleich, wo auf der Welt Sie sich befinden, wird hochgeschätzt, nicht nur als Handwerker und Verkäufer, sondern auch als Vertrauensperson, die Ihr Wohl und Ihre Sehbedürfnisse im Herzen trägt.

Wenn Sie sich also in die Hände eines Augenoptikers begeben, dann dürfen Sie sich auf eine persönliche und sorgfältige Beratung freuen. Jeder Schritt dieses Prozesses ist von Bedeutung, und es lohnt sich, ihn zu verfolgen und zu verstehen. Seien Sie jedoch ruhig anspruchsvoll und kontrollieren Sie gerne, wie Ihre Beratung verlaufen ist. Achten Sie darauf, ob der Augenoptiker die Empfehlung für Gläser vor oder nachdem er Ihre individuellen Sehparameter sorgfältig ermittelt hat, ausgesprochen hat. Ein kompetenter Optiker wird stets darauf bedacht sein, die persönlichen Bedürfnisse und Anforderungen des Kunden in den Mittelpunkt zu stellen und maßgeschneiderte Lösungen anzubieten.

In diesen entscheidenden Augenblicken der Beratung können Sie sich auf die Aufmerksamkeit und Hingabe des Augenoptikers verlassen, um sicherzustellen, dass Ihre Seherfahrung die bestmögliche ist. Und bedenken Sie, dass die Augenoptiker nicht nur Ihre Sehkraft unterstützen, sondern auch dazu beitragen, Ihre Lebensqualität zu verbessern. Lassen Sie sich von ihrer Erfahrung und ihrem Können leiten, und Sie werden mit einer Sehlösung belohnt, die perfekt zu Ihnen passt. Das ist ein liebevoller Dienst am Menschen und eine Investition in Ihre eigene Lebensqualität.

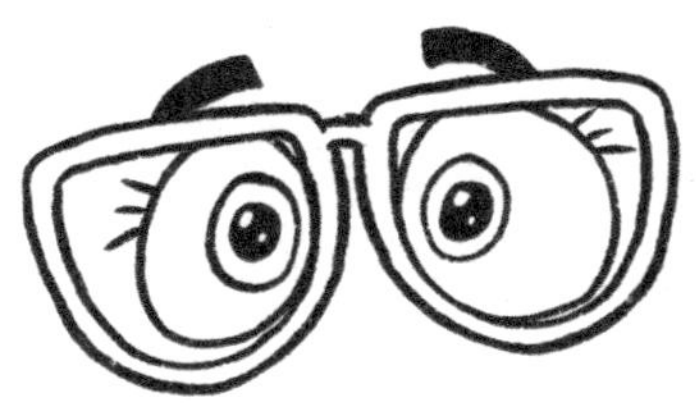

«Es gibt Augenblicke, in denen man nicht nur sehen, sondern ein Auge zudrücken muss.»

Benjamin Franklin[67]

[67] Benjamin war zwar nie der Präsident, aber er gehört zu den Gründervätern der Vereinigten Staaten. Er war alles, was man sein kann und noch mehr und lebte 1706 bis 1790 in den USA.

Die beste Beratungsreihenfolge

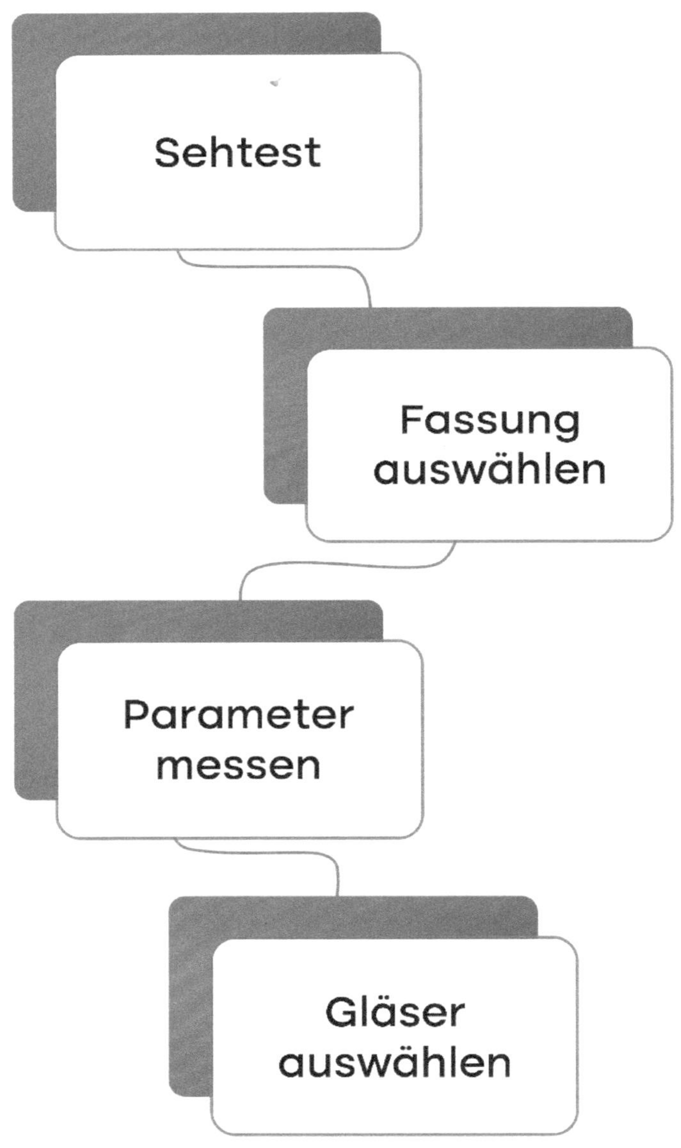

Wie dick muss meine Brille sein?

Vielleicht ist es Ihnen bereits aufgefallen, dass dieses Buch zahlreiche Informationen in Form von Geschichten präsentiert. Dies ist darauf zurückzuführen, dass viele der Ereignisse, auf die sie sich beziehen, in der Vergangenheit liegen und ich persönlich nicht anwesend war, um sie aus erster Hand zu erleben. Trotzdem möchte ich betonen, dass der fachliche Inhalt dieser Geschichten vollständig verifizierbar ist und auf gründlich recherchierten Fakten basiert.

Die folgende Erzählung wurde mir von einem Museumswärter zugetragen. Seine Ausstrahlung und Kompetenz haben mich überzeugt, der Geschichte Glauben zu schenken. Gewiss habe ich auch einige Details hinzugefügt, um die Erzählung lebendiger zu gestalten. Denn oft ist es einfach schöner, wenn man eine Geschichte mit kleinen Verzierungen schmückt.

Also es war, glaube ich, ein Donnerstag, als, nennen wir ihn Josef, bei seinem Chef und Auftraggeber antanzen durfte. Der Weg zum Büro am Ende der Schleifwerkstatt war lang und wurde gesäumt von leidvollen Blicken der anderen Arbeiter, die genau wussten, was Josef gleich zu ertragen hatte. Sie waren froh, nicht in seiner Haut zu stecken, aber auch sie waren jederzeit in der Gefahr, vor das «Tribunal» gerufen zu werden.

Josef versuchte gar nicht erst, sich eine schlüssige Argumentationskette aufzubauen und Erklärungen zu suchen. Er hoffte, es würde einfach nicht so schlimm werden. Wie soll er das nur wieder zu Hause seiner Frau erklären?

Was Sie noch nicht wissen: Josef ist ein Glasschleifer und arbeitet im Auftrag von Carl Zeiss. Den Namen könnten Sie schon mal gehört haben. Heute ist die Firma Zeiss ein riesiger Konzern und lässt zur Eröffnung der Cafeteria auch schon mal Bryan Adams einfliegen, zum Singen versteht sich, nicht zum Kochen. Und diese Geschichte ist sogar ausnahmsweise sehr sicher. Aber kommen wir zurück zum alten, von heute aus betrachtet, Carl Zeiss. Er ist ein Chef, wie man ihn sich wünscht. Perfektionist bis in die kleinste Zelle. So erlaubt er einfach keine schlechte Qualität. Josef hatte, wie viele andere auch, die Aufgabe, Linsen für Mikroskope zu schleifen. Diese müssen eine perfekte Form haben und absolut sauber sein. Für die letzte Linse, die er abgegeben hat, hat er drei Tage gebraucht. Es ist keine leichte Aufgabe zu seiner Zeit, eine Linse zu fertigen. Es bedarf Können, Erfahrung und auch ein wenig Glück.

Das hatte Josef diesmal leider nicht. Die Linse, die er abgeliefert hat, war mangelhaft. Nun steht er vor der Tür, klopft, geht direkt hinein. Er wurde ja persönlich ins Büro zitiert. Carl Zeiss zeigt Josef die Linse und erklärt in seiner Liebenswürdigkeit, dass er solche Arbeit nicht duldet und zerschlägt die Linse mit einem Hammer zu Glasstaub. Nun sagen Sie vielleicht, das wäre auch irgendwie verständlich, als Unternehmer könnte Herr Zeiss ja keine schlechte Ware abliefern. Stimmt. Aber Josef geht jetzt ohne Bezahlung für seine Arbeit nach Hause. Schlechte Ware wird nicht bezahlt. Jetzt mag der ein oder andere doch sagen: «Das ist fies.» Stellen wir uns aber mal nur einen Augenblick und nur in unserer Fantasie vor, was es bedeuten würde, in unserer heutigen Zeit, wenn wir nur nach Leistung bezahlt werden. Was denken Sie, wie viele Ihrer Kollegen bräuchten dann einen Nebenjob, weil sie nicht mehr genug verdienen, um die Miete zu zahlen? Irgendwie doch auch spannend – oder?

Nicht aber für Josef. Der ging nun nach Hause und hat die ganze Schuld natürlich den unmöglichen Anforderungen von seinem Chef in die Schuhe geschoben.

Es mag schwer zu glauben sein, aber obwohl Herr Zeiss als schwieriger Zeitgenosse galt, hatte er dennoch - oder vielleicht sogar gerade deshalb - Freunde, unter ihnen Ernst Abbe.

Dieser war Mathematiker und hätte daher vermutlich eher weniger Kontakte in seinem Facebook-Profil. Herr Abbe war aber ein Genie und hat mal so ganz nebenbei den Regenbogen erfunden. Klar, werden Sie jetzt sagen, das geht ja gar nicht. Den Regenbogen hat natürlich der kleine Kobold erfunden, der mit dem Topf voll Gold an dessen Ende wartet. Nun, Herr Abbe hat weniger den Regenbogen erfunden, als ihn berechnet.

Jedes Brillenglas kann Licht in seine Farben aufspalten. Glücklicherweise sieht man das in der Regel aber gar nicht, der Effekt ist einfach megagering. Aber Herr Abbe hat dieser mathematischen Zahl am Ende nicht nur seine Zeit geschenkt, sondern sogar seinen Namen. Wichtiger aber als die Abbesche Zahl, die Optiker in der ganzen Welt nervt und herausfordert, war seine Leistung, die Form eines Brillenglases zu berechnen. Es war wohl ungefähr 1908 bis 1912, dass sich Herr Abbe darum gekümmert hat, wie Josef in Zukunft besser abschätzen könnte, welches Brillenglas er schleift. Mit der wunderbaren Sprache der Mathematik hat Herr Abbe so ganz nebenbei die Qualität der Brillengläser revolutioniert. Bis heute sind seine Grundlagen die Basis für die meisten Brillengläser der Welt. Zwar gab es Ende der 90er Jahre noch einmal eine kleine Verbesserung, aber auch wenn die Werbung hier unglaubliches versprochen hat, ist das leider unerfüllt geblieben. Strenggenommen kann man heute sehr schlicht und einfach behaupten, dass alle Brillengläser gut sind und funktionieren.

Je teurer ein Glas in der Regel ist, umso anspruchsvoller ist der Umgang damit für den Optiker. Zwar sollte man damit auch etwas besser sehen können, also jedenfalls am Rand der Gläser, aber bei mangelhafter Anwendung und Umsetzung kann es am Ende sogar zu einer geringeren Qualität führen als die der über hundert Jahre alten Gläser. Sie kennen diesen Effekt. Das moderne Qualität nicht zwingend zum Wohl eines Menschen ist. Ich möchte Ihnen von einem Nachbarn erzählen, der sich einen Ultra modernen Mercedes leisten konnte. Während nun im Winter mein 10 Jahre alter Ford Focus einfach und ohne Probleme anspringt und mich von A nach B transportiert, ist dieser High-Tech Mercedes mit einem eigenen Notfallknopf im Cockpit versorgt. So kann mein Nachbar, jedes Mal, wenn die technische Wunderleistung nicht anspringt, den Knopf drücken, der Techniker wird automatisch informiert und kommt innerhalb von 4 Stunden und rekonfiguriert das Fahrzeug, welches dann wieder zuverlässig und sehr bequem fahren kann. Nun, mein Nachbar findet das großartig. Ich für meinen Teil habe, in den vier Stunden, in denen er gewartet hat, meinen Einkauf erledigt.

In der Augenoptik, wie auch in anderen Branchen, gilt nicht zwingend «neu: besser», aber in der Regel schon «neu: teurer».

Aber ich möchte das an dieser Stelle auch niemandem vorwerfen. Es kostet den Hersteller wirklich eine ungeheure Summe, die heutigen Gläser auch nur einen kleinen Schritt voranzutreiben. Die meisten Produkte in der Augenoptik sind einfach schon sehr, sehr gut. Was aber nicht bedeutet, dass es sich nicht lohnen würde, weiter zu forschen und zu experimentieren. Einen sehr spannenden Ansatz verfolgt dabei ein Forschungsteam in Israel, welches bereits jetzt in der Lage ist, Brillengläser zu bauen, die elektronisch die Korrektur ändern können. Es gibt bereits Brillen mit dieser Technologie zu kaufen, noch sind sie schlechter in der Sehqualität als unsere bisherigen Gläser, aber das wird sich vermutlich irgendwann ändern.

Warum Optiker die Lichtgeschwindigkeit lieben?

Albert Einstein hat der Lichtgeschwindigkeit mit seiner berühmten Formel $\mathbf{E=mc^2}$ zu weltweitem Ruhm geholfen. Wir Augenoptiker aber sind vermutlich die einzigen Menschen auf diesem Planeten die täglich mit der Lichtgeschwindigkeit arbeiten und sie manipulieren können.

Ganz recht, wir Optiker verändern die Lichtgeschwindigkeit für Sie und jeden anderen Brillenträger, um die Brille elegant und leicht zu gestalten. Damit wir dann besonders schlau tönen und uns selbst Albert E. um unsere Fähigkeiten beneidet, könnte es sein, dass wir Ihnen ein «hochbrechendes Material» anbieten.

Sollten Sie nicht gerade auf den Kopf gefallen sein, dann sollte Sie das Wort doch eher vom Kauf der Brille abhalten. Wer will schon eine Brille kaufen, die aus einem brechenden Material besteht und in diesem Fall auch noch hoch- also vermutlich schnell-brechend. Aber ich kann Sie beruhigen, wir Optiker meinen damit lediglich das sich die

Lichtgeschwindigkeit in diesem Material um 37% bremst, statt um 33% wie in unserem Standard-Material.

Es ist tatsächlich so, dass, je dünner ein Brillenglas wird, umso langsamer wird das Licht hindurch gelassen. Das bedeutet, Menschen mit hohen Korrekturen und dünnen Gläsern sehen verzögert im Vergleich zu Menschen mit geringen Korrekturen und dickeren Gläsern. Sie haben also die Wahl, ob Sie die Welt um ein paar mikroskopisch kleine Millisekunden verzögert sehen, oder aussehen, als ob Sie sich einen Aschenbecher in die Brille haben bauen lassen.

Wir Optiker raten immer zu der verzögerten Wahrnehmung und damit zu den schöneren Gläsern.

Stellen Sie doch gerne bei der nächsten Beratung Ihrem Optiker die Frage, mit welcher Lichtgeschwindigkeit Sie durch Ihre Brille sehen können. Er wird vielleicht entzückt sein, Ihnen das zu erläutern.

Im Grunde ist es für Sie aber ein völlig unbedeutendes Thema. Die Brille soll hübsch sein, zahlbar und lange halten. Vertrauen Sie Ihrem Optiker, dass er das richtige Material auswählt und darüber hinaus einige weitere sehr technische Entscheidungen trifft. Lassen Sie sich damit nicht langweilen. Wir Optiker sind immer bestrebt, die schönste Brille für jeden Kunden zu bauen.

Wichtig ist, wie bereits erklärt, dass Optiker unterschiedliche Möglichkeiten haben. So können Sie den Ferrari der Brillengläser sicherlich nicht in jedem Fachgeschäft kaufen. Dafür ist der Trabbi[68] auch nicht überall erhältlich. So wie nicht jeder auf der Welt einen Ferrari fahren kann und muss, so ist das auch mit den Brillengläsern. Wir kommen eben auch mit Standardprodukten sehr gut von A nach B und das ist auch gut so. Einige Optiker haben sich aber auf die Highend Qualität spezialisiert und dürfen daher die Gläser etwas teurer anbieten. Lassen Sie sich unverbindlich von Ihrem Augenoptiker beraten, er kann Ihnen die Unterschiede erklären. Im Grunde ist das aber auch gar nicht so kompliziert. Es geht um die Anpassung an unseren mobilen Seh-

[68] Der Trabant, wie er korrekt genannt wurde, war das günstige Plastik-Auto der DDR. Wenn sie nicht mehr wissen, was die DDR war, dann suchen sie gerne mal ein altes Lexikon.

Apparat. Einige moderne Brillengläser können die Optik bis in den Randbereich verbessern und ein paar sehr spezielle Gläser erlauben eine detailreichere Qualität beim Wechsel von der Ferne zur Nähe. Je exklusiver ein Brillenglas wird, umso genauer muss der Augenoptiker arbeiten.

Deswegen sind Brillengläser im Internet in der Regel auch ältere Produkte. Sie sehen Sie werden um eine ausführliche und intensive Beratung nicht herumkommen. Fordern Sie aber gerne Ihren Optiker etwas heraus und lassen Sie sich nicht mit Floskeln abspeisen. Die Frage muss immer lauten: Welchen Vorteil habe ich damit? Persönlich möchte ich Sie an dieser Stelle auf ein wichtiges Thema lenken. **Ökologie**. Müssen Ihre Brillen und Brillengläser unbedingt aus Asien importiert werden oder wäre es nicht denkbar, dass Sie auch hier versuchen regional einzukaufen. Vertrauen Sie mir, das ist mit jedem Budget machbar. Investieren Sie einfach etwas Zeit und sprechen Sie mit diversen Optikern.

UV-Schutz bei Sonnenbrillen

Es war schon eine schöne Zeit, als man die Christen noch bei Brot und Spielen, in der Arena mit Löwen spielen lassen durfte. Heute würde das vermutlich Ärger machen und den Diskriminierungsbeauftragten der Regierung zur Reaktion zwingen. Aber damals, also bei dem netten Nero, da war das vermutlich üblich. Leider nur gab es schon damals die Sonne und weil die Lage von Rom eher südlich zum Mittelmeer ist, gab es dort damals auch schon viel Sonne. Das soll Nero enorm genervt haben, habe ich gehört. Und er versuchte, sich mit allerlei Hilfsmittel vor der Blendung zu schützen. Er wollte ja sehen, ob die Christen oder die Löwen gewinnen. So soll es sich dann also zugetragen haben, dass Nero eines Tages mit grünen Smaragden vor den Augen auf seiner Loge aufgetaucht ist. Man darf schon sagen, selbst aus heutiger Sicht eine echt exklusive Sonnenbrille. Ob er damit zufrieden war, ist mir leider nicht bekannt. Aber vielleicht findet man ja irgendwann in Rom noch diese Smaragd-Sonnenbrille und die Tagebücher von Nero.

Kennen Sie den Begriff Kinesiologie?

Scheinbar gibt es davon eine ganze Handvoll von verschiedenen Ausprägungen, fast wie bei Religionen. Eine, die von Dr. John Diamond *(toller Nachname)* ge/er-fundene, die «Behaviorale Kinesiologie» behauptet, dass das Tragen von Sonnenbrillen die Menschen schwächen würde. Ich kann dem Gedanken, dass die Sonnenbrille nicht natürlichen Ursprungs ist und daher vielleicht schädlich ist, schon etwas abgewinnen. Aber ich denke, wir dürfen uns ohne weiteres eine Sonnenbrille auf die Nase setzen, um unsere Augen zu schützen.

Heute sind Sonnenbrillen Mode und Funktion in einem, allerdings ist das noch nicht bei jedem angekommen. Seit ich 2007 in die Schweiz ausgewandert bin, wurde ich mehr oder weniger liebevoll dazu genötigt, den Wintersport zu lieben. Es liegt scheinbar in der Natur des Menschen, wenn er Schnee sieht, sich auf Holzbretter zu stellen und den Abhang hinunterzurasen. Mir ist dieses Verhalten als Flachland-Cowboy mit Wurzeln in Frankfurt am Main, wo es keine Berge gibt, sehr verstörend. Ich sehe Schnee zwar gerne an, aber weder habe ich eine besonders gute Laune, wenn ich ihn schippen muss, noch wenn ich auf dem Schnee in den Abgrund rasen soll. Was das Schippen angeht, hat mich das zu einer meiner ersten Erfindungen gebracht: Bodenheizung für den Outdoorbereich, hier im Besonderen meiner Wohnstraße. Leider hat die Stadt meinen Antrag abgelehnt und ich habe das Bauvorhaben nie begonnen. So kam ich zu meiner zweiten Erfindung: Ich habe meinen Roboter-Bodenstaubsauger mit einem Flammenwerfer versehen und den Schnee einfach wegschmelzen lassen. Diese Idee wurde leider, oder vermutlich zu meinem Glück, von meiner Frau verhindert, bevor das Ungetüm die Nachbarschaft in nerohafter Art und Weise hätte vernichten können. Sie merken, ich schweife gerne mal ab.

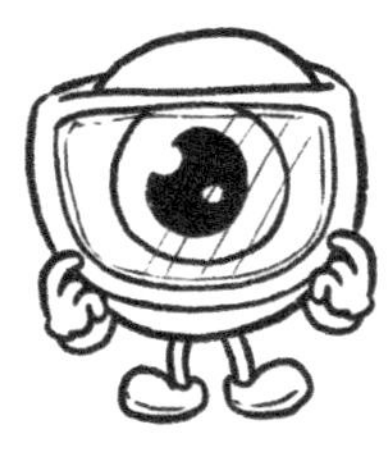

Also nachdem ich auf der Ski-Piste angekommen war, mit Protektoren an allen Körperteilen und Schutzausrüstung für einen Marsausflug, Überlebenspaket für den Unglücksfall, mit Notfallzelt und GPS-Rettungssystem musste ich zu meiner Überraschung feststellen, dass Skifahrer in der Regel auf Schutz verzichten und schlimmer noch, sogar 50% von ihnen gar keine Sonnenbrille tragen. Also dieser Mut, sich den UV-Strahlen derart ungeschützt auszusetzen, ist beeindruckend. Nicht nur dass man der Sonne näherkommt, weil man üblicherweise den Berg hinauf muss, bevor man hinunterfahren kann. Nein, auch der Schnee reflektiert die Strahlung um ein Vielfaches. An einem schönen, sonnigen Tag kann man in Singapur ohne weiteres ohne Sonnenschutz spazieren gehen. Der menschengemachte Smog schützt prima vor UV-Strahlung. Aber in den Schweizer Alpen, dem Schönsten, was die göttliche Natur hervorgebracht hat, wenn man Schweizer fragt, ist die UV-Strahlung geradezu utopisch. Auf dem Gletscher ist die Belastung sogar so hoch, dass eine kurze Zeit von fünf Minuten ohne Schutzvorrichtung eine Verbrennung der Augen hervorrufen kann. Und ja, das tut weh, sogar mächtig weh. Hier eine Anekdote *(mal wieder)*:

Einer der wichtigsten Experten, ein Professor für Augenoptik, hat mit Freude und Begeisterung erzählt, dass er auf einem Gletscher einmal eine derartige Verbrennung erlitten hat. Ein Einzelschicksal, nein, nicht für ihn; ihm ist das wohl sogar zweimal passiert. Wenn also schon die Experten der Zunft sich nicht schützen, wie soll das dann ein normal sterblicher Mensch ohne Fachwissen über UV-Strahlung machen?

Ach ja: Eine Sonnenbrille schützt! Verrückt einfach – aber so ist es. Auf dem Gletscher sollte sie sogar noch etwas dunkler sein als in Singapur, aber verlassen Sie sich darauf, dass der Augenoptiker im Fachgeschäft Ihres Vertrauens, das weiss. Ganz im Gegenteil zu manchen Experten sind sie in der Regel näher an der Materie und wissen, wie wir verhindern, dass UV-Strahlung die Augen verbrennt. Im Übrigen brauchen Sie auch unter künstlichen UV-Quellen einen Schutz. Passen Sie bitte also auch im Solarium auf.

UV-Schutz bei Kindern?

Da sind wir uns sicherlich einig: Kinder sind besonders schützenswert und sollten daher immer mit maximalem UV-Schutz bedacht werden – oder etwa nicht?

Nun, wie schützen wir uns vor der Sonne? Wir halten uns im Schatten auf, legen Kleidung an, tragen ein Hut, setzen eine Sonnenbrille auf und sonstige freie Körperstellen werden mit Sonnencreme versiegelt. Das scheint ein sinnvolles Konzept zu sein, um sich zu schützen. Wenn es nicht zwingend erforderlich wäre, dass unser Körper Sonnenlicht und auch UV-Strahlung aufnimmt. Allerdings in Erinnerung an das vorherige Kapitel, ein Gletscher ist kein Lebensraum für Menschen – dort muss man sich dringend schützen.

Sonnenbrillen haben zwei Aufgaben: Schutz vor der Blendung und Schutz vor UV-Strahlung. Diese UV-Belastung, das wissen wir ja aus der Werbung, ist ungeheuerlich schädlich für unsere Augen. Aber aus irgendeinem merkwürdigen Grund scheint genau diese Strahlung einen wichtigen Anteil daran zu haben, dass sich menschliche Augen mit der Verbindung eines Fernblickes optimal entwickeln. Man könnte also vorsichtig den Eindruck gewinnen, Kinder bräuchten die Sonne, und zwar alle Strahlen, welche sie abgibt.

Ich möchte an dieser Stelle etwas ergänzen. Kein Naturvolk sperrt seine Kinder 50 Wochen in eine Höhle ein und legt sie dann für zwei Wochen an den Strand. Kinder aus Naturvölkern leben vom ersten Tag an der Sonne, sie sind daran gewöhnt. Wer also nur temporär zu Sonnenstrahlung kommt, sollte sich vorsichtig herantasten. Langsam ist besser, denn jeder Sonnenbrand ist eine Einzahlung auf das Hautkrebskonto. Aber kleine Vorstadt-Kinder gehören in der Regel nicht an den Strand, nicht auf den Gletscher und auch nicht auf ein Kreuzfahrtschiff – das sind meiner Meinung nach keine natürlichen

Lebensräume. Kinder gehören in den Schatten, sollten luftige leichte Kleidung aus Leinen oder Seide tragen, haben einen Hut auf dem Kopf und blicken mit Neugier aus beiden Augen groß in die Welt hinein, ohne dabei von einer Brille gestört zu werden.

Bei Babys gehe ich sogar noch einen Schritt weiter und fordere Sie oder Bekannte von Ihnen mit der nächsten Aussage heraus. In der Regel reagieren Babys alle gleich und versuchen, die störende Brille umgehend abzunehmen. Wir Eltern und die Augenoptikerzunft haben daher allerlei Hilfsmittel erfunden, um unsere Kinder mit der Sonnenbrille vermeintlich zu schützen, und fixieren diese mit Seilen am Kopf. Wer dabei schon einmal gesehen hat, wie energisch das Kind weint, der sollte sich überlegen, ob es sinnvoll ist, solches zu tun. Ich möchte mich von dieser Form der Kinderbehandlung distanzieren und bleibe bei Kleidung, Hut und grundsätzlichem Schatten.

Sollten Sie nun aufmerksam feststellen, dass ich zum einen erwähne, dass Kinder UV-Strahlung brauchen, zum anderen aber in den Schatten sollen, so seien Sie sicher, dies ist kein Widerspruch. Die Menge an UV-Strahlung im Schatten ist ausreichend hoch und zudem sind die Augen dort vor einer Überdosis geschützt.

Sollte nun Ihr Augenoptiker, um mich zu widerlegen, eine in der Branche immer wieder zitierte Studie auspacken und darauf aufmerksam machen, dass Kinder bis etwa fünf Jahren sogar viel intensiver auf UV-Strahlung reagieren und deswegen sogar zwingend mit Sonnenbrille und Festmach-Strick gefoltert werden müssen, fragen Sie ihn mal, warum die Augen diese Besonderheit haben. Vielleicht kann es sein, dass die Evolution es sich in der sensiblen Phase des menschlichen Körpers und seiner zarten, schrittweisen Entwicklung von Augen und anderen Körperfunktionen schon so zurechtgelegt hat, dass es am Ende gut kommt. Das Kind kann durch die höhere Sensibilität, so meine Interpretation, bereits im Schatten mehr aus dem UV machen und einen höheren Nutzen daraus schlagen. Wenn die Augenentwicklung auf dem richtigen Weg ist, nimmt die Sensibilität ab, um dem Kind die Möglichkeit zu geben, sich nun in der Sonne freier zu bewegen.

Vielleicht ist diese Phase nach einigen Millionen Jahren der Entwicklung perfekt und braucht keinen zusätzlichen Schutz durch uns Menschen. Aber vermutlich täusche ich mich und alle Naturvölker dieser Erde haben blinde Kinder, weil diese nicht mit Sonnenbrillen geschützt werden.

Wenn Sie mich nun als Vater fragen: Meine beiden Zwerge haben natürlich eine Sonnenbrille. Weil beide Eltern eine tragen, wollen sie auch eine haben. Sie tragen sie mehr oder weniger oft und ausschließlich als Blendschutz.

Das kann ich moralisch sehr gut vertreten, weil in der Regel Kindersonnenbrillen eine Lebenserwartung von zwei Wochen haben und die meisten Kinder sie ohnehin nicht lange auf der Nase tragen. Wenn zudem die Kinder schon sechsjährig sind, können sie natürlich eine Sonnenbrille als Blendschutz anlegen und müssen nun auch nicht mehr gegen ihren Willen dazu gezwungen werden. Eine kleine Ergänzung noch: Die Sonnenbrillen sollten immer einen UV-Schutz haben – und bevor Sie nun aufschreien, dass ich mir schon wieder widerspreche, warten Sie bitte kurz.

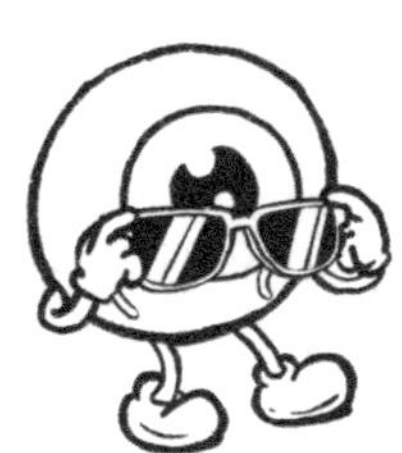

Wenn Sie oder irgendein anderer Mensch eine Sonnenbrille trägt, nützt das in erster Linie dem Blendschutz. Wir können nun besser sehen. Weil es aber hinter der Sonnenbrille dunkel ist, wird unsere Pupille grösser. Die Pupille ist das schwarze Loch in unseren Augen. Nun würde mehr UV-Strahlung ins Auge gehen, wenn diese nicht von der Brille reduziert wird. Also, weil wir unseren körpereigenen Schutzmechanismus, das Schließen der Augen, aushebeln, müssen wir ihn ergänzen und einen UV-Schutz in die Brille bauen. In der Regel sind alle Brillen in Deutschland und der Schweiz mit UV-Schutz, ob Sie diese in einer Drogerie, einem Bekleidungsgeschäft oder bei einem Optiker kaufen.

Mut zur Farbe

Die Welt ist bunt. Überall um uns herum finden wir Farben. Besonders die Natur zeigt sich in einer vielfältigen fasst verschwenderischen Art und Weise im Umgang mit der bunten Strahlung um uns herum. In der Natur sind viele Farben als Signalboten zu verstehen und so können sich alle Tiere gut orientieren. Wir Menschen haben die Farben zudem professionalisiert und sowohl in physikalischer Wirkung wie auch in psychologischer experimentell eingeordnet.

So gab es sogar einen der größten Wissenschaftler der Welt, der ein besonderes Buch über die Farben geschrieben hatte. Sie kennen ihn allerdings vermutlich eher als Schriftsteller: Johann Wolfgang von Goethe. Der gute Johann war Zeit seines Lebens mit der Wissenschaft und seinen zahlreichen Experimenten beschäftigt. Nebenbei und zum Erwerb schrieb er einige bekannte Bücher. Heute wissen wir, dass Johann in eigentlich allen seinen Experimenten, zumindest in Bezug auf das Licht, unrecht hatte. Gut also das seine Literatur bekannter wurde als sein wissenschaftliches Streben.

Wir Optiker sind heute gewissermaßen die Erben der Farbenlehre von zahlreichen Wissenschaftlern und solchen die es gerne werden wollten. In der bunten Welt der Brillen und Brillengläser gibt es ganz offensichtlich ein paar dunklere Gesellen. Diese sind zumeist in Sonnenbrillen aufzufinden und dienen hier einem ganz besonderen Zweck: Schutz vor Blendung. Neben der Tatsache, dass mit einer Sonnenbrille das Licht weniger störend ist, ist es ganz eindeutig so, dass jeder, ja wirklich jeder Mensch mit einer Sonnenbrille unglaublich cool aussieht und das ist schon eine beachtliche Leistung.

Sonnenbrillengläser gibt es klassisch in drei nützlichen Farben. Diese sind braun, grau, grün. Manchmal haben diese Farben sonderliche Zusätze und werden werbestrategisch und patentrechtlich mit allerlei Ergänzungen benannt. Das ändert aber nicht die Basis-Funktion der drei Grundfarben.

Eigentlich könnte man schon aus der Kapitelüberschrift schließen, dass es keine beste Farbe gibt und jede Farbe sinnvoll und nützlich sein kann. Und genau so ist das auch. Die Farben verursachen aber physikalisch und psychologisch unterschiedliches Sehen. So kommt man häufig zu dem Entschluss, das bräunliche Farben, von gelblich, orange bis hin zu dunklem Braun, in der Lage sind, die Umwelt in ein angenehmes Licht zu hüllen. Wir sprechen auch gerne von einem brillanten Sehen. Wer hingegen, wie ich, gerne gräuliche bis annähernd schwarze Brillengläser bevorzugt, wird damit beglückt, das das Sehen weicher und kontrast-schwächer wird. Mir gefällt das am besten. Wer sich nun für ein grünliches Produkt entscheidet, wird belohnt mit einem guten Kompromiss aus beiden Welten. Oftmals wird auch das graue Glas für die Stadt, das braune für die Natur und das Grüne als Alternative für beide Situationen bezeichnet. Fachlich kann ich das zwar nicht 100% nachvollziehen, aber es ist einfach immer schöner, wenn es Regeln gibt. Alle anderen Farben, insbesondere das Blau sind in der Lage die Farbwahrnehmung derart zu beeinflussen, dass einige dieser Farbtöne zum Autofahren verboten sind. Scheinbar traut die Straßenbehörde es unseren Autofahrern nicht zu bei der Ampel oben und unten zu erkennen, wenn sich die Wahrnehmung von Rot und Grün durch die Brille geändert hat. Aber Regeln sind nun mal Regeln.

Ach ja, ist Ihnen zudem schon einmal aufgefallen, dass Sonnenbrillen unterschiedlich intensiv getönt sein können?

Neben der Farbe an sich, haben wir zudem die Auswahl der Intensität. Diese kann sehr gering sein und nur 10% Minderung betragen oder auch mal 93% Tönung haben und damit finster wie die Nacht sein.

Die Frage: Wann welche Tönung sinnvoll ist, kann der Mensch sich in der Regel selbst beantworten. Helle Gläser wirken vermutlich nicht ausreichend in Italien am Strand. Dafür dürfte es relativ schwierig sein, mit 90% Tönung nachts noch Autozufahren. Ich empfehle für eine gute Sonnenbrille mit wechselnden Lichtsituationen eine Intensität von 85%.

Mehr brauchen Sie nur auf dem Gletscher, weniger ist oft zu wenig und wirkt zudem für viele Menschen in der Sonnenbrille auch nicht sexy. Eine schöne Idee sind Gläser mit einem zarten Verlauf. Diese sind oben Dunkel und schützen so vor der Blendung, unten sind sie heller und bieten eine gute Sicht in der Nähe beim Lesen. Probieren sie es aus, lassen sie sich beraten und bitte nehmen sie jede Sonnenbrille vor dem Kauf mit in die Sonne. Einen Blendschutz zu kaufen, ohne diesen vorher in der richtigen Situation getestet zu haben, kann leider in die Hose gehen. Die unterschiedlichen Tönungen werden fachlich in Kategorien von 0 bis 4 eingeteilt die bei der Auswahl hilfreich sein können. Allerdings sind diese fast nie auf der Brille direkt vermerkt. Fragen Sie daher ihren Optiker, er ist der Experte und kann helfen. Es gibt zum Beispiel Brillengläser, die nur ganz zart gefärbt sind und sich in blau, rosa und anderen Farben präsentieren. Hier ist nur ein minimaler Blendschutz vorhanden, aber diese Gläser haben oft einen ästhetischen Grund. Es sieht manchmal einfach unglaublich cool aus. Und ja sie haben recht, wer etwas cool findet, ist sicherlich schon etwas älter. Ich glaube eine jüngere Altersgruppe würde diese Brillengläser einfach nur «feiern».

Und was die ganz trendigen Jungs und Mädels heute sagen, entzieht sich meiner Kenntnis. Das hindert mich aber nicht solche coolen Brillen zu verkaufen. Neben der Farbe und der Intensität gibt es noch zwei sehr hilfreiche Zusatztechnologien in der Augenoptik. Die erste ist relativ simpel und ermöglicht eine Steigerung des Kontrastes beim Sehen mit der einfachen Reduktion von blauem Licht. Der blaue Himmel, über uns, wird erzeugt, weil die kurzwelligen Strahlen der Sonne an unserer Atmosphäre hängen bleiben und sich wild in alle Richtungen verteilen. Dies nennen wir Optiker dann Streulicht und reduzieren es mit einer speziellen Farbauswahl. Diese Gläser sehen von außen betrachtet häufig nicht sonderlich ungewöhnlich aus, bringen aber eine wunderbare Erlebniswelt auf die Nase. Optisch und ästhetisch sicherlich nicht unbedingt zum «feiern» geeignet, gibt es zum Beispiel ein oranges Glas, welches besonders im Golfsport nützlich ist. Fragen Sie auch hier ihren Optiker nach einem Muster. Kolorierte und im kontrastoptimierte Brillengläser haben keine sonderlichen Einschränkungen oder Nachteile. Nicht so der letzte Gast in unserer Runde: **Polarisation.**

Ich habe diese Art der Gläser, ohne darüber nachzudenken viele Jahre verkauft und viele Kunden damit vermutlich in die Katastrophe gestürzt. Diese Gläser sind meiner bescheidenen Meinung nach gefährlich. Um Ihnen die ungeheuerliche Gefahr deutlich zu machen, will ich Ihnen das Erlebnis aus meinem privaten Leben erzählen.

An einem wundervollen sonnigen Tag im Jahr 2011 habe ich meine erste Polarisation-Sonnenbrille bekommen. Sie war bräunlich, eckig mit High-Tech-Gläsern aus Deutschland. Alle Handgriffe der Augenoptik waren vorbildlich und optimal umgesetzt. So kam es, dass ich mit diesem Wunderwerk an Handwerkskunst in meinem Auto an die Tankstelle gefahren bin. Ich musste dringend tanken. Was heute gelegentlich zu einem finanziellen Ruin führen kann, war vor zehn Jahren noch unbedenklich möglich. Ja wenn man keine Polarisation hat. Ich stand an der Zapfsäule und hob die Benzin-Spritze aus ihrer Angel, um sie dann fachmännisch in das Auto einzuführen. Ich wollte gerade den mechanischen Hebel drücken, da erkannte ich das das Display der Zapfsäule leer blieb. Da ich bereits einiges an Erfahrung an Tankstellen hatte, wusste ich sofort: keine digitale Anzeige – kein Tanken möglich. Also stieg ich in mein Auto und fuhr 5 Meter weiter nach vorne an die zweite Tankstellen-Apparatur. Die Handbremse fest, die Tür zu, den Tankdeckel wieder auf. Mit gekonntem Griff schnappe ich die Zapfpistole und erkenne wieder, dass das Display tot ist. Nun ja, denke ich langsam verärgert, fahre ich halt auf die gegenüberliegende Seite und probiere es da. Kaum das ich an der dritten Säule halte, springt der Tankstellen-Mitarbeiter aufgeregt aus seiner wohl temperierten Behausung vor mein Auto und beginnt mich wüst zu beschimpfen.

Ich, positiv davon animiert mitzumachen, springe aus dem Auto und erkläre professionell schreiend, dass ich eine derart desolate Tankstelle nicht mit 5 Sternen bei Google bewerten werde. Verwirrt dreht der Tankstellen-Cowboy seinen Kopf und ich tue es ihm gleich. Denn bei einer Polarisation werden Lichtwellen aus bestimmten Richtungen eliminiert, um das Sehen kontrastreicher und blendärmer zu gestalten. Nun war es leider so, dass meine High-Tech-Brille und die Displays an der Tankstelle sich gegenseitig ausgelöscht haben. Ich habe also wirklich nichts gesehen. Als ich nun meinen Kopf zur Seite neigte und das Display betrachtete erkannte ich auf einmal, dass alle drei Zapfsäulen in absolut einwandfreiem Zustand waren. Nun angeregt durch die emotionale Situation und dem Unwillen den eigenen Fehler zu erkennen, bin ich dann weg gefahren. Leider ohne Benzin. Was nur mit Mühe und Not nicht zu einem trockenfahren meines Autos geführt hat. Ich bin niemals wieder an diese Tankstelle. Sie sehen also eine Polarisation kann ihnen das Auto beschädigen. Deswegen rate ich mittlerweile davon ab.

Vertrauen Sie aber ihren Optiker, er wird auch einige Gründe finden, warum Sie sich eine solche Brille kaufen sollten. Ich empfehle aber immer ein Rückgaberecht zu vereinbaren.

Spieglein, Spieglein an der Wand

Der Bäcker und der Optiker haben etwas gemeinsam. Beide können ihre Meisterwerke mit einem Topping veredeln. Der Bäcker greift dazu zu Früchten, Schokoladensplittern, Kuvertüre und vielem mehr. Der Optiker tut es ihm gleich und kann seine Brillengläser «verbessern» und mit einer Zusatzleistung versehen.

Schauen wir uns mal die Toppings der Optiker an. Da gibt es zum Beispiel die Entspiegelung. Früher war es noch ein Fachwort, heutzutage kennt das eigentlich jeder Kunde in Deutschland und der Schweiz. Wissen Sie aber auch, dass wir augenoptisch privilegierte Menschen sind, jedenfalls was die Entspiegelung angeht? Wenn wir uns die Welt mal anschauen, dann haben wir noch bis in die 2000er Jahre in den USA eine hohe Anzahl von Brillengläsern *(vermutlich 70 %)* ohne Entspiegelung gesehen. Allerdings war und ist dort Polycarbonat als Material sehr beliebt. Das Material wird auch für Motorradhelme verwendet und wird gelegentlich als beschussfest bezeichnet. Amerikaner schützen ihre Augen demnach vor Splittern, die bei einer Schießerei anfallen können, aber genießen nicht den besseren Sehkomfort mit einer Entspiegelung. Klar, werden Sie jetzt sagen, sind halt Amerikaner, sind ja auch weit weg, was interessiert mich das. Nun in Großbritannien *(ebenfalls etwa 70% ohne Entspiegelung)* ist das genauso. Dort ist eine Entspiegelung einfach zu teuer für die meisten Menschen. In Japan wiederum hat jeder, ja wirklich fast jeder, eine Entspiegelung. Es ist der Standard. In Deutschland liegen wir bei ca. 50%, in der Schweiz knapp höher.

Was ist das eigentlich, diese Entspiegelung, und brauchen Sie die?

Nun, jede glatte Oberfläche reflektiert Licht. Eigentlich auch alle anderen Flächen, solange sie nicht schwarz sind. Aber bei glatten Oberflächen entstehen Reflexionen, die unter Umständen störend wirken können. Ein Beispiel:

Heute Morgen ist Lena aus dem Haus gelaufen, ja, mehr schon gerannt. Sie hatte es eilig. Warum – na, der Wecker hatte nicht geklingelt. Es ist eigentlich sehr schön, dass Lena, in der heutigen Zeit der Digitalisierung noch einen Wecker nutzt, aber diese Romantik hat heute Morgen zu einer kleinen Katastrophe geführt. Sie stürzt also aus dem Haus und stellt, während sie zum Bus rennt, fest, dass sie gar keinen Blick in den Spiegel riskiert hat. Wie wohl die Frisur sitzt? Zum Glück ist es noch früh genug am Morgen und es ist Winter. Die Straßenbeleuchtung reflektiert an den Autoscheiben und erlaubt so, diese eigentlich durchsichtigen Scheiben als Spiegelersatz zu nutzen, und Lena kann den prüfenden Blick nachholen. Unglaublich schön diese Reflexion. Hätte der Autobauer nun eine Entspiegelung auf die Autoscheibe aufgebracht, wäre zum einen das Auto etwa doppelt so teuer geworden, zum anderen hätte Lena sich nicht annähernd so gut betrachten können. Eine Entspiegelung kann also auch überflüssig sein. Wenn wir aber nun eine Geschichte aus meinem Leben nehmen und diese hat sich in jeder Zeile genauso ereignet, dann sehen wir, dass Reflexe auch störend sein können.

Ich bin mit 20 Jahren, wie immer in optimal angepasster Geschwindigkeit, also sogar unter der erlaubten Höchstgeschwindigkeit, in meinem sehr schwach motorisierten, voll fahrtüchtigen Auto unterwegs gewesen. Die Sonne hat an diesem Tag stark geblendet und zeigte mit voller Freude und Energie ihre gemeine Fratze. Sie reflektierte auf der spiegelnassen Fahrbahn, was das Zeug hält, und verursachte damit Reflexionen. Dieses unkoordinierte Lichtwirrwarr traf auf meine nicht entspiegelte Autoscheibe und wurde in tausend weitere kleine Reflexionen aufgebrochen. Ich war geblendet, genau genommen, erblindet. Ich konnte nicht mehr sehen, wohin ich fahre. Leider passierte das in einer unachtsam von der Straßenmeisterei geplanten Kurve. So verlor ich wegen der Unfähigkeit der Baubehörden und der Gemeinheit der Sonne die Kontrolle über mein Fahrzeug. Nachdem ich drei Straßenschilder überfahren hatte, die aber auch wirklich sehr ungünstig mitten auf der Verkehrsinsel standen, schlug mein Auto im gegenüberliegenden Straßengraben auf. Der freundliche, aber scheinbar noch nicht voll ausgebildete, Feuerwehrmann, der mich aus meinem Auto barg, trug im Unfallbericht ein: Unfallursache – überhöhte Geschwindigkeit. Wäre er wie ich als Optiker ausgebildet gewesen, hätte ihm die Mitverantwortung der Sonne sofort klar werden müssen.

Wie kann sie auch unnütze Reflexionen verursachen? Hier wäre eine Entspieglung der Autoscheiben oder auch eine Tönung *(Sonnenbrille)* in meiner Brille sinnvoll gewesen. Vielleicht sollten aber auch einfach weniger Kurven und Verkehrsinseln gebaut werden.

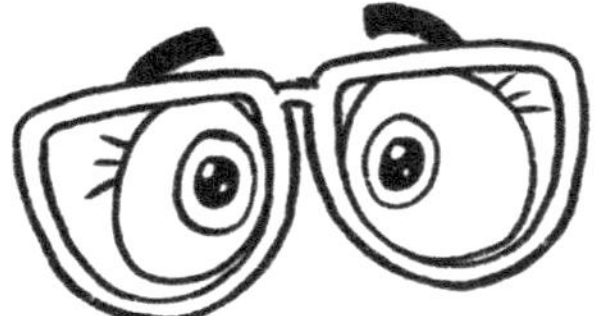

Was bringt aber nun eine Brille mit Entspiegelung, wenn Sie kein Autofahren?

- Entspiegelte Brillengläser sorgen für einen transparenten Durchblick. Aber natürlich nur wenn diese geputzt sind.
- Sie können Ihrem Versicherungsmakler damit tief, und ohne Reflexionen in die Augen schauen, wenn er sagt: «Sie brauchen diese Absicherung unbedingt».
- Achten Sie darauf, dass der Maler Ihres Vertrauens ebenfalls eine Entspiegelung trägt. Denn damit wirken die Farben brillanter.
- Es scheint so zu sein, dass Sie weniger schnell ermüden als mit reflektierenden Brillengläsern. Es wäre also fahrlässig ohne Entspiegelung ins Kino gehen.
- Bei einem Selfie hat man keine störenden Reflexionen auf der Brille.
- Beim Date kann man sich gegenseitig tief und lange in die Augen schauen.

Freuen sie sich, ihr Optiker hat eine ganze Fülle an weiteren Vorschlägen.

Haben Sie schon Angst vor blauem Licht?

An der ein oder anderen Stelle habe ich schonmal darauf aufmerksam gemacht, dass unsere Augen sich seit sehr vielen Jahren unverändert in unserem menschlichen Körper befinden. Sie scheinen also relativ gut mit der Sonne zu interagieren. Auch wenn der große gelbe Ball am Himmel nicht danach aussieht, strahlt er eine enorme Menge an verschieden farbigem Licht aus. Im Besonderen auch bläuliche Strahlung.

Diese erkennen wir gut an unserem blauen Himmel. Es scheint also so zu sein, dass blaues Licht schon eine sehr lange Zeit um uns herum besteht. Unsere Augen sollten sich also vermutlich darauf eingestellt haben. Nicht so, wenn wir einigen findigen Herstellern Glauben schenken wollen. Hier wird seit einigen Jahren mal mehr mal weniger stark auf die schädigende Wirkung von blauem Licht aufmerksam gemacht. Nun sei es natürlich nicht das Licht der Sonne, welches hier gefährlich sei, sondern die Bildschirme unserer digitalen Medien. Das macht ja auch sofort Sinn. Jedem ist klar, dass zu viel Bildschirm nicht gut sein kann. Jedenfalls sagten das meine Eltern schon vor 40 Jahren zu mir und die wussten nicht mal über blaues Licht Bescheid.

Aber dieses Thema ist schon recht komplex. Es ist sicherlich unstrittig, dass wir blaues Licht brauchen. Ja richtig, brauchen. Es ist lebensnotwendig. Es regelt unseren Tag- und Nacht-Rhythmus. Auch die gesunde Entwicklung unserer Kinder benötigt blaues Licht. Wäre es also sinnvoll, dass die Kinder möglichst früh in den digitalen Medien unterwegs sind? Sicher nicht!

Schauen wir uns doch mal kurz einen unserer Vorfahren an, Klaus der Höhlenmensch. Klaus ist ein durchschnittlicher Zeitgenosse. Er verbringt den Tag auf der Jagd und schläft in der Nacht. Natürlich, wer den ganzen Tag am Jagen ist, wird nachts müde sein, aber es braucht mehr dazu, dass Klaus müde wird. Er braucht ein Hormon dazu, ein natürliches, selbstproduziertes Schlafmittel: **Melatonin**. Das kann Klaus nur dann produzieren, wenn es ihm an blauem Licht fehlt. Genau, es braucht einen Mangel an blauem Licht, damit das Schlafmittel produziert werden kann. Das blaue Licht strahlt tagsüber von der Sonne und verhindert damit die körpereigene Produktion. Aber in der Nacht wird das Schlafhormon produziert und Klaus wird müde. Melatonin wird in der Nacht übrigens aus Serotonin gebildet, welches uns am Tag nützlich ist. Ein sehr clever ausgeklügeltes System. Einige Jahre später haben die Ur-ur-ur-ur-ur-ur-Enkel von Klaus dann die Glühbirne erfunden und noch etwas später die LED-Lampe. Nun haben alle Menschen blauintensives Licht Tag und Nacht um sich herum. Das würde ja bedeuten, dass die erhöhte Intensität von Blaulicht hier zu Schlafproblemen führt. Und irgendwie scheint das so zu sein. Immer mehr Menschen leiden unter Schlafproblemen und so ist der Verdächtige schnell ausgemacht, er heißt digitaler Bildschirm und künstliche Beleuchtung. Anstatt jetzt aber einfach den Konsum einzustellen, gibt es Brillengläser, die die Menge an blauem Licht für den Menschen reduzieren sollen. Eine großartige Idee. Persönlich sehe ich da aber noch einige Fragen, die zu klären sind.

Zum einen brauche ich ja blaues Licht am Tag, um wach zu sein, das wusste schon Klaus. Nun trage ich eine Brille, die das blaue Licht reduziert. Werde ich dann nicht logischerweise am Tag müde sein? Und genau so müsste es sein, wenn diese Gläser eine Wirkung haben. Und was ist in der Nacht? Hier fehlt die Sonne, also das natürliche blaue Licht. Hier müssten dann LED-Lampen und digitale Bildschirme mit hoher blauer Intensität als Wachmacher wirken. Das wäre beim Autofahren ja sogar von Vorteil. Sind dann diese Brillengläser nicht sogar schädlich, um nachts damit Auto zu fahren? Immerhin fördern sie das Einschlafen und das sollte man beim Autofahren, meiner Meinung nach, eigentlich vermeiden. Also irgendwie bin ich mir bei der Technologie «Blauschutz» über die Wirkung und Nicht-Wirkung gar nicht so sicher.

Und das Beste habe ich Ihnen noch gar nicht gesagt. Der Erfinder der Gläser behauptet sogar, das Tragen dieser speziellen *(speziell meint hier teuer)* Gläser verhindere sogar Augenerkrankungen. Einen Beweis gibt es dafür zwar nicht, aber eine ganze Reihe von Vermutungen.

Es war an einem regennassen Tag mitten in Paris, als der Chef der Entwicklungsabteilung eines der größten Glashersteller angerufen wurde. Er wurde, sagen wir, liebevoll, freundlich überredet, sich möglichst schnell mal wieder was Spektakuläres einfallen zu lassen. Jaques war ein entspannter Typ, also ging er nach dem unverdienten Anschiss erstmal in die Kantine zum Mittagessen. Es gibt Schnitzel und so denkt sich Jaques, es gibt noch ärmere Schweine als ihn. Das bringt ihn aber auf eine glorreiche Idee. Er sitzt mit seinen Kollegen zusammen und rechnet aus, wie viel Licht, besonders blaues Licht, ein durchschnittlicher Franzose in, sagen wir, 30 Jahren, auszuhalten habe. Diese Menge an Licht schießt er dann auf die Netzhaut eines Schweines, welche in einem Reagenzglas lagert. Und weil Jaques es kann, ballert er die Ladung der 30 Jahre in fünf Minuten auf die arme Sau. Nur zur Sicherheit an dieser Stelle für Tierschützer: Das Schwein hatte sein Leben bereits als Schnitzel beendet und seine Augen und damit auch die Netzhaut der Wissenschaft vermacht.

Nachdem die Franzosen mit ihrem Hoch-Energie-Laser auf das Auge geschossen haben, konnten sie feststellen, dass besonders das blaue Licht deutliche Spuren der Verwüstung hinterlassen hat. Daraus resultiert die Annahme, dass wir Menschen uns vor allzu viel blauem Licht schützen sollen. Ob es sich genauso zugetragen hat, vermag ich nicht zu sagen. Das Experiment mit der Schweinenetzhaut ist aber die Basis der ganzen Überlegung und lässt sich auch im Internet nachlesen.

Gehen wir nochmals auf eine Überlegung ein. Heutige Menschen erleben mehr künstliches, blaues Licht als Klaus der Höhlenmensch. Und ja, das ist eindeutig so. Die Frage ist nur: Reicht diese Menge an erhöhter Blaulichtbelastung aus, um dem Menschen zu schaden? Und bei dieser Frage ist die Antwort vermutlich schon weniger eindeutig und muss viel differenzierter betrachtet werden. Das blaue Licht aus unseren Medien kommt ja nicht ohne weitere Begleiteffekte daher. So lesen wir auf einem Monitor und langes und intensives Lesen allein, kann schon Probleme verursachen. Zumeist wackelt und bewegt es sich auf Bildschirmen und auch das kann vom Schlafen abhalten. Auch der Gedanke, nochmals seine sozialen Netzwerke zu kontrollieren und seinen Beziehungsstatus zu prüfen, reicht aus, um sich vom Schlafen abzuhalten. Sicherlich hat auch das blaue Licht einen Effekt, aber es ist kein Einzeltäter.

Die angesprochenen Brillengläser reduzieren im Übrigen zwischen sieben und dreißig Prozent der vermeintlich schädlichen Strahlung. Alle Gläser sind nachts zum Autofahren zugelassen, scheinbar ist also der Effekt auf den Biorhythmus nicht so groß, dass sich das

Straßenverkehrsamt Sorgen macht, dass alle Autofahrer damit einschlafen könnten – oder ihnen ist das Problem noch nicht bekannt. Auch brauchen wir das blaue Licht in unserer Peripherie, also für einen möglichst großen Rundumblick. Würden diese Gläser das beeinflussen, würden Menschen mit solchen Brillen reihenweise in Unfälle verwickelt sein.

Neben dem Erfinder der Gläser, einem Franzosen, haben auch alle anderen Hersteller von Brillengläsern mittlerweile ein solches Glas im Programm. Die Werbung hat gezogen. Während Corona viele Menschen in das Home-Office gebracht hat, wurden auf der ganzen Welt verstärkt diese Gläser verkauft. Warten wir mal, ob sich die Unfallstatistik nun ändert. Was sich sicherlich ändern wird, ist der Umsatz mit den Gläsern. Der ist schon wieder rückläufig. In Japan wurde es sogar zuletzt verboten, damit zu werben, dass diese Gläser einen Gesundheitsvorteil brächten. Die Augenärzte in der Schweiz sagen das schon länger und nennen den Effekt dieser Brillen homöopathisch. Der größte japanische Glashersteller jedenfalls vermutet auch für Europa einen Rückgang der Gläser und bietet sie aus diesem Grund nicht mehr aktiv an.

Der wissenschaftliche Verband der Augenoptiker in der Schweiz hat, meiner Meinung nach, nach vielen Jahren der Werbung für die Industrie nun auch eine Kehrtwende hingelegt und zuletzt in einem Interview grundsätzlich von diesen Gläsern abgeraten. Nicht weil sie gefährlich wären, sondern weil sie etwas versprächen, was sie nicht halten könnten. So hat die Industrie ein Produkt verloren, für welches es extrem einfach war zu werben: mit Angst.[69]

Warten wir mal ab, was unserem Franzosen das nächste Mal beim Mittagessen einfällt. Wo ich gerade beim Mittagessen bin:

Es gibt tatsächlich jemandem, dem das menschliche blaue Licht erheblichen Schaden zufügt. Das sind die allseits beliebten Insekten. Diese werden durch unsere Lichtverschmutzung derart gestört, dass es

---

[69] Vertrauen Sie bei diesem Thema nicht mir, sondern dem besten Experten weltweit: Sylvester Stallone. Youtuben Sie «blaues Licht und Rambo»

bereits ein Aussterben von ganzen Populationen gibt. Die Auswirkungen auf unsere Biodiversität sind nicht im Geringsten abzuschätzen. Wir sollten bis es Blau-Schutz-Brillen für Insekten gibt, unsere Beleuchtungsmotivation herunterschrauben und der Nacht an vielen Stellen auch wieder die Dunkelheit erlauben.

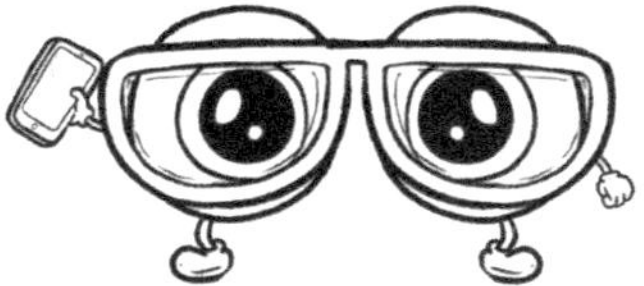

Das Thema ist unglaublich komplex und hochspannend. Über meine Homepage haben Sie die Möglichkeit, mich für Fachvorträge zu diesem, und anderen Themen anzufragen und zu buchen. Lassen Sie uns gemeinsam Wissen teilen und Ihr Event mit relevanten Informationen bereichern. Kontaktieren Sie mich, auf meiner Homepage. für weitere Details und eine individuelle Planung.

Reibekäse und andere ungewöhnliche Namen

Mögen Sie Parmesan? Ich auch. Aber hier geht es nicht um italienischen Hartkäse, sondern um eine merkwürdige Auswahl an Namen. Starten wir einmal mit dem Namen «Fick».

Ich kann mir das Gelächter vorstellen, als sich der kleine Adolf Gaston Eugen Fick in der Schule mit seinem Namen vorstellen musste. Vielleicht war es 1888 aber auch mit diesem Nachnamen noch gar nicht so mühsam auf dem Schulhof. Einige Jahre später wäre aber zumindest der Vorname kritisch gewesen. Unser kleiner Adolf Fick, wollen wir ihn doch gerne so nennen, hatte sich aber ganz gut entwickelt und wurde Augenarzt.[70] Obwohl er Mitte seiner 30er Jahre ein unauffälliges privates Leben führte, hatte er ein dunkles Geheimnis. Er war der erste Mensch, der sich eine Bierflasche aufs Auge setzen wollte. Und was soll ich sagen, er hat es getan. Nun werden Sie vielleicht sagen, er war sicherlich nicht der erste Mensch, der zu tief ins Glas, oder die Flasche geschaut hat. Nein vermutlich nicht. Ich meine es auch nicht im übertragenen Sinne. Adolf Fick hat sich ein Stück braunes Glas als

[70] Adolf war ein deutscher Augenarzt mit Praxis in Zürich, Schweiz.

optische Unterstützung auf das Auge gelegt. Ich stimme Ihnen zu, dass das 1888 schon etwas ungewöhnlich war. Aber es wird noch merkwürdiger, wenn ich Ihnen erzähle, dass er es zuvor seinem Hasen angetan hat. Ja ganz richtig, der Augenarzt Adolf Fick hatte einen kleinen Hasen, dem er eine kleine braune Bierflasche, in Form einer Halbkugel auf das Auge gelegt hat. Ich habe diesen Fall besonders recherchiert, aber nirgendwo einen Hinweis darauf gefunden, wie der Nager das gefunden hat. Aber seien wir ehrlich, wahrscheinlich nicht gut. Dennoch geht mein Respekt an den Nagerbesitzer, da er am Ende auch sein eigenes Auge nicht verschont hat.

Andere Pioniere schreckten auch nicht davor zurück, das eigene Auge in warmes, weiches Wachs zu tauchen, um einen Abdruck davon zu erstellen. Auch wenn die ersten Ideen und Experimente zu Kontaktlinsen bis zu Leonardo da Vinci[71] und weiter zurückreichen, so haben doch Adolf Fick und sein Hase im Jahr 1888 eine besondere Ära eingeleitet. Die graue Theorie nahm Form an und wurde zur Realität. Nachdem ein Kieler Junge mit extrem schlechten Augen dann in den 1950er Jahren seinem Leiden ein Ende machen wollte, fertigte der schlaue Norddeutsche die ersten Kontaktlinsen aus Plastik an. Da wären wohl Adolf und sein Hase begeistert gewesen. Das war das erste Mal, dass Menschen eine Linse länger als drei Sekunden auf dem Auge aushalten konnten und wollten. Damit waren es ein deutscher Augenarzt, sein Hase und ein Kieler Junge mit miesen Augen, die die Welt der Kontaktlinsen revolutionierten. Was man nicht alles macht, um Frauen zu erobern und in der Disco wegen seiner dicken Brille nicht gemoppt zu werden, ist schon beeindruckend. Schon ein paar Jahre später kam dann noch der kleine Otto in die Erfindergang hinzu. Otto lebte und wirkte in der Nähe von Prag. Er hatte in den 60er Jahren die großartige Idee, die Kontaktlinsen nicht aus Bierflaschen oder Plastik zu bauen, sondern aus einem weicheren Material. Irgendjemand hat ihm wohl erzählt, wie extrem unangenehm es sein muss, sich harte

[71] Leonardo soll eine überdurchschnittliche Flimmerverschmelzungsfrequenz gehabt haben. Das bedeutet, er konnte den Flügelschlag einer Libelle sehen.

Sachen auf das Auge zudrücken, oder er hat es selbst ausprobiert. Leider gab es damals in der Tschechei ein architektonisches Problem. Das soll heißen, die Labore, die Otto eigentlich für seine Forschung brauchte, waren noch nicht fertig. So blieb er im Home-Office. Glücklicherweise, für ihn, nicht für seine Kinder, hatte der Weihnachtsmann zuvor den kleinen Ottos diverse Baukästen geschenkt. Da Papa nun ohne Labor zu Hause rumgesessen hat und 1960 weder Big Brother noch das Dschungel Camp im TV lief, hat er sich kurzerhand die Weihnachtsgeschenke seiner Kinder geschnappt und zu Hause experimentiert. Ganz nebenbei hat er so die erste Produktionsstraße von weichen Kontaktlinsen in seiner Prager Wohnung erschaffen. Heute wäre man mit solch einer Leistung schnell der reichste Mensch der Welt. Damals als angestellter Doktor an einer Universität wurde die Idee dieser Kontaktlinsen einfach ohne sein Wissen nach Amerika verkauft. Die Kontaktlinsen, die heutzutage jeder auf dem Auge hat, wurden also in Prag erfunden. Der Erfinder aber wurde dafür weniger als angemessen belohnt. Irgendwie frage ich mich da, mit wem ich mehr Mitleid haben sollte. Mit Adolfs Hasen, mit Otto oder mit Ottos Kindern? Später in seinem Leben wurde Otto Wichterle aber noch mit den Ehren ausgestattet, die er verdient hatte. Es dauerte aber wegen politischer Unruhen noch einige Jahrzehnte.

Ende der 90er Jahre hat sich noch eine kleine und auch vorerst letzte Entwicklung bei Kontaktlinsen ergeben. Es muss wohl ein Schönheitschirurg gewesen sein, der nach ein paar Brustimplantaten dachte, es wäre doch spannend, Kontaktlinsen aus Silikon zu bauen. Eigentlich ist Silikon ein relativ menschenfeindliches Material und gehört mit Sicherheit nicht in das Gewebe unserer Spezies. Aber umhüllt in einem biokompatiblen Plastiksack kann es als Brust- oder Po-Implantat seine Dienste erfüllen und nun auch seit knapp 20 Jahren als Kontaktlinse. Der Vorteil, welchen man sich hier erhofft hatte, war die Sauerstoffdurchlässigkeit von Silikon. Stellen Sie sich mal vor, Sie würden in einem Haus wohnen, das komplett aus Silikon besteht. Irgendwie nicht ganz stabil, aber auch ohne Fenster und Türen wäre es atmungsaktiv. Der Sauerstoff fliegt einfach ungehindert durch das Silikon, während der nasse Regen abperlt. Ein spannendes Material. In der Kontaktlinse braucht es schon den ein oder anderen technischen Trick, um das lebensfeindliche Material nutzbar zu machen. Die erhofften Vorteile sind leider nur bedingt erfolgreich. So ist zwar die atmungsaktivere Silikon-Linse in der Theorie ein Vorteil, aber in der Praxis verursacht sie mehr entzündliche Prozesse am Auge. Sie ist also nicht besser als ihre Vorgänger. Aber Sie müssen sich keine Sorgen machen. Wenn Sie sich Ihre Hände vor jedem Auf- und Absetzen einer Linse waschen und alle sechs Monate zur Kontrolle Ihrer Augen zum Arzt oder Augenoptiker gehen. Dann wird in der Regel nichts passieren. Ach ja, in der Regel sind es nur 25% aller Menschen, die sich an den Tipp «Hände waschen» halten. Wenn Sie also irgendwann mal Bakterien am Auge haben, die Sie eigentlich mit dem Toilettenpapier im Klo wegspülen und dann nach dem Waschen Ihrer Hände mit Seife restlos verloren haben sollten, haben Sie kein Mitleid von mir zu erwarten.

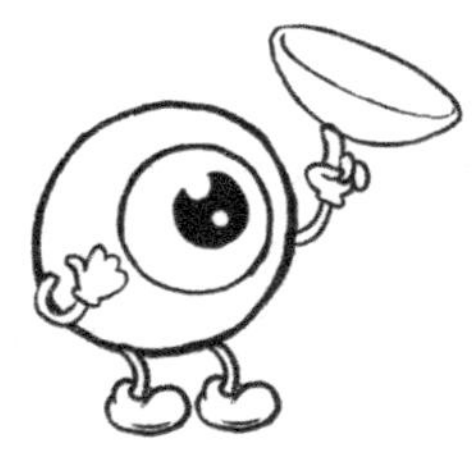

Heute tragen die meisten Menschen auf der ganzen Welt weiche Kontaktlinsen, so auch ein kleiner Ganove aus Italien. Jedenfalls vermute ich, dass er Italiener war – warum sollte er sich sonst den Künstlernamen «Parmesan» geben. Herr Reibekäse war ein Trickspieler und hat sich mit einem gefakten Kartenspiel und Infrarot-Kontaktlinsen in den Spielcasinos dieser Welt das ein oder andere Vermögen erschlichen. Ja, Sie haben richtig gelesen, es gibt bereits Kontaktlinsen, mit denen man Markierungen, zum Beispiel auf Karten, sehen kann, die normale Augen nicht erkennen können. Das hört sich schon ein wenig nach Science-Fiction an, aber es ist bereits Realität. Wer mag, kann sich bereits solche Superlinsen gegen das nötige Kleingeld im Internet bestellen. Vielleicht ist das ja was für Zauberkünstler, aber vermutlich kennen die das schon. Ach ja, was wurde nun aus dem italienischen Käse-Fan? Nun, er hat es übertreiben müssen und ist aufgeflogen. So endete seine Kontaktlinsen-Karriere im Knast, irgendwie ja auch zu Recht. Von dort aus kann er nun, wie 50% aller Menschen seine Kontaktlinsen im Internet bestellen. Ich weiss allerdings nicht, ob er sie überhaupt bis in die Zelle geliefert bekommt.

Die Empfehlung bleibt, mindestens einmal im Jahr, besser alle 6 Monate, zum geeigneten Experten zu gehen. Ebenso tragen Sie eine Mitverantwortung und sollten täglich Ihre Augen aufmerksam und gründlich im Spiegel kontrollieren. Auffällige Rötungen sollten umgehend dem Experten vorgestellt werden. Persönlich bin ich allerdings sicher, dass wir diese Kontrolltermine in zehn Jahren nicht mehr brauchen werden. Es gibt schon jetzt die ersten Kontroll- und Diagnose-Apps für das Smartphone. In Zukunft macht man einfach wöchentlich ein Foto und das Handy sagt einem, ob alles okay ist. Es spricht sogar einiges dafür, dass der Algorhytmus der Software in einigen Bereichen bessere Qualität liefert als die Fachexperten. Solange Sie aber keine solche APP haben, besuchen Sie bitte regelmässig Ihren Optiker. Was ihm an Objektivität fehlt, macht er durch Menschlichkeit wieder gut.

Sollten Sie wie von mir erhofft regelmässig zur Kontrolle gehen und zudem auch sinnvollerweise gelegentlich zur Entlastung der Augen eine Brille tragen, stellt sich noch die Frage ob Sie mit den Linsen oder der Brille zum nächsten Sehtest gehen. An diesem Punkt gibt es kein entgültiges Richtig oder Falsch, daher kann es Ihnen als Kunde passieren das Sie unterschiedliche Meinungen hören.

Ich für meinen Teil halte es seit 2016, in diesem Jahr wurde eine kleine aber für mich aussagekräftige Studie zu diesem Thema veröffentlicht, so das ich immer einen Sehtest durchführe. Wenn Sie sich als Kunde auf den Weg gemacht haben, mich zu besuchen, dann ist es nur mehr als fair das ich mich fachlich und liebevoll zu einem angemessenen Preis um sie kümmere.

Moderne weiche Linsen und etwas anderes sollten Sie gar nicht tragen[72], verursachen in der Regel keine Veränderungen der Sehfähigkeit oder der Korrektion der Augen. Einzig direkt nach dem Absetzen der Linsen ist die Tränenflüssigkeit kurz aufgewirbelt und braucht auch gerne mal 15 Minuten um sich wieder zu stabilisieren. Das könnte man als Sicherheitswartezeit einhalten, oder einfach zur Stabilisierung Augentropfen verwenden. Das macht ganz nebenbei den Sehtest auch noch angenehmer.

Bei Kontaktlinsen, welche hart sind wie eine Plastikschüssel, ist man geneigt das anders zu sehen, aber ich mache hier keine Unterschiede. Eine korrekt angepasste Linse dieser Art sollte ebenfalls keine Veränderung der Hornhaut bewirken. Sprechen Sie aber immer mit Ihrem Experten. Es gibt gelegentlich auch gute Gründe eine spontane Messung zu verschieben. Das beste wäre jeder Augenoptiker macht von Ihrem Auge eine 3D-Landkarte bevor Sie Kontaktlinsen bekommen. Dann können Veränderungen der Hornhaut sichtbar gemacht werden und es wird eindeutig geklärt, ob ein Sehtest sinnvoll ist oder nicht. Wenn sich die Berge und Täler auf Ihrem Auge vor und nach den Tragen der Kontaktlinsen nämlich nicht verändern, ist eine Wartezeit überflüssig. Haben sich aber die Geometrien Ihrer Hornhaut durch das Anlegen der Plastiklinsen beeinflussen lassen, empfehle ich dringend eine Tragepause vor dem Sehtest und das Überdenken der Versorgung mit diesen Linsen. Kontaktlinsen sollten niemals das Auge verdrücken.[73]

Herzlichen Glückwunsch zu Ihrem Fortschritt!

Sie haben das dritte Kapitel mit Bravour abgeschlossen, und es erfüllt mich mit Freude, Sie auf dieser inspirierenden Lernreise zu begleiten. In dieser Phase lade ich Sie ein, eine bewährte Lernstrategie zu

---

[72] Es gibt ein paar wenige, aber sehr gute Gründe, wie Augenerkrankungen *(z.B.: Keratokonus)* oder Trockenheit, die eine formstabile, also feste Plastiklinse sinnvoll machen.

[73] Außer wir Augenoptiker wollen das absichtlich, um eine Sehfähigkeit zu beeinflussen und/oder die Kurzsichtigkeit zu bremsen.

verwenden, um Ihr erworbenes Wissen noch tiefer zu verankern und zu festigen.

Ganz ähnlich einem talentierten Graffiti-Künstler, der seine einzigartige Vision auf die Leinwand der Welt projiziert, besitzen auch Sie die außergewöhnliche Fähigkeit, Ihr erworbenes Wissen zu manifestieren. Lassen Sie Ihrer Kreativität freien Lauf und nehmen Sie sich einen kostbaren Moment, um ein eindrucksvolles Wortbild zu gestalten. Wählen Sie ein Schlüsselwort oder ein zentrales Konzept aus dem gerade abgeschlossenen Kapitel aus, und verewigen Sie es in prächtigen und imposanten Buchstaben auf einer der hinteren, noch leeren Seiten dieses Buches.

Nutzen Sie Farben, Formen und künstlerische Illustrationen, um Ihre Ideen visuell darzustellen. Schenken Sie diesem Wortbild Ihre volle Aufmerksamkeit, denn es wird zu Ihrem persönlichen künstlerischen Ausdruck Ihres neu gewonnenen Wissens. Betrachten Sie es als Ihr eigenes Kunstwerk, das die Essenz dessen verkörpert, was Sie in diesem Kapitel gelernt haben.

Nachdem Sie Ihr beeindruckendes Wortbild geschaffen haben, ist es an der Zeit, einen kurzen Moment der Ruhe einzulegen. Lehnen Sie sich zurück, nehmen Sie einige tiefe Atemzüge und reflektieren Sie über das, was Sie bislang erreicht haben. Dieser Augenblick der Gelassenheit ermöglicht Ihrem Gehirn, das erworbene Wissen zu verarbeiten und zu festigen.

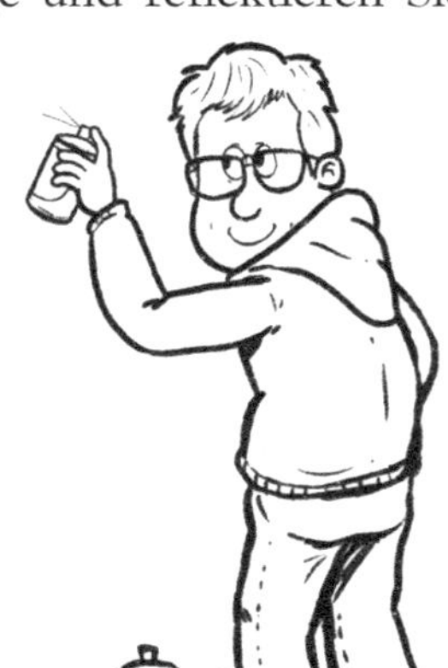

Erinnern Sie sich daran, dass das Lernen nicht allein ein intellektueller Akt ist, sondern auch ein kreativer Prozess, der Freude und persönliche Entfaltung beinhaltet. Genießen Sie diese kostbaren Augenblicke des Lernens und des kreativen Ausdrucks, die Ihre Bildungsreise zu etwas ganz Besonderem machen.

Kapitel 4

Ich will so bleiben wie ich bin

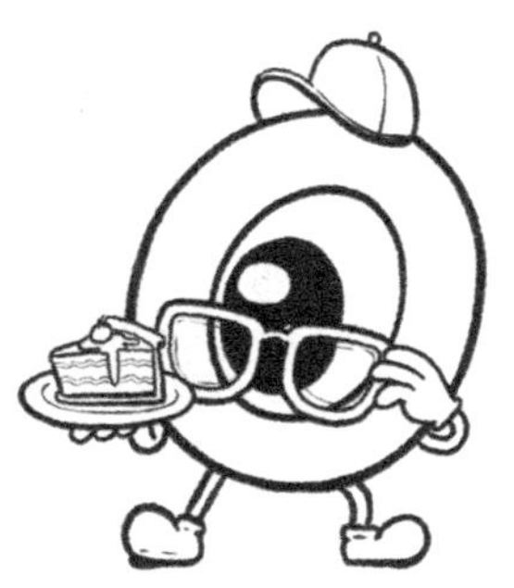

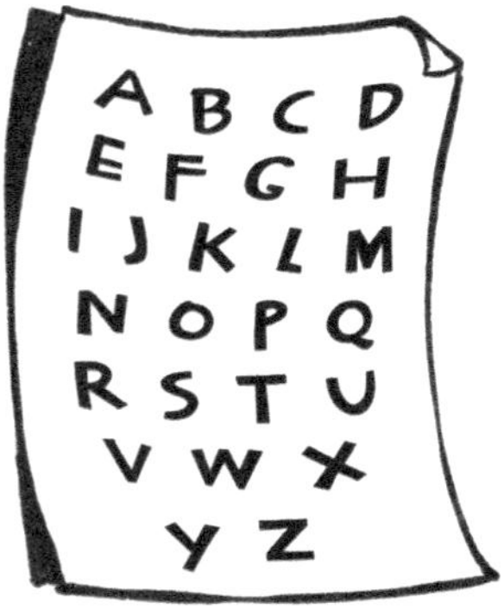

Ich freue mich, dass Sie sicherlich schon wissen, was jetzt passiert. Sie dürfen bitte ein ABC zum Thema: **Augengesundheit und Krankheit** anfertigen. Und gerne möchte ich Sie auch noch an die Leseregeln erinnern und würde mich freuen, wenn Sie ausreichend Pausen einlegen.

Die Augen entwickeln sich unser ganzes Leben lang. In Babyjahren erlernen sie das Sehen, als Kind verfestigen wir die Qualität und bis Anfang der 30er erreichen wir die Spitze des Eisberges und damit unsere beste Sehleistung, welche wir im Leben haben werden. Nun geht es bergab und die Augen werden sich verschlechtern. Das ist insoweit kein Problem, wenn wir mit einer durchschnittlichen bis überdurchschnittlichen Sehleistung in diesen Abfall starten. Nun sollten wir uns fragen, wie wir die Qualität besonders hoch ausbilden können und ebenfalls, wie wir den Verlust möglichst gering halten. Schauen wir uns einige Krankheiten an, um zu verstehen, warum wir diese verhindern sollten.

Ein Volk unter Druck

Der Druck steigt immer mehr. Ich glaube, dass kaum einer von uns das Bestreiten würde. Aber ich meine das gar nicht im übertragenen Sinne. Ich meine es wörtlich. Der Augendruck steigt. Der Augendruck wird im Volksmund, also dann, wenn er auffällig ist und als Krankheit bezeichnet wird, «Grüner Star» genannt. Was hat das aber eigentlich mit einem Vogel zu tun? Oder bezieht sich das auf einen Menschen, der das Prädikat «grün und berühmt[74]» trägt?

Nun, es war Aristoteles, der gemerkt hat, dass bei einigen, zum Glück sehr wenigen, Menschen gelegentlich eine Augenerkrankung damit einhergeht, dass sich die Iris, also das Farbige im Auge, gräulich bis

[74] Persönlich fällt mir dazu auch nur der HULK ein.

bläulich verfärbt. Diese Veränderung war das einzige äußere Kennzeichen der Problematik und führte dazu, dass er es als hell, leuchtend und bläulich bezeichnete, was auf Altgriechisch «Glaukom» heißt. So ist der Name dann entstanden. Später haben die Franzosen es in «grünlich» umgetauft, vermutlich weil sie eine Blau-Grün-Schwäche hatten, die unter Männern gar nicht so selten ist.

Im Mittelalter war die medizinische Versorgung nicht optimal. Wer eine Augenerkrankung hatte, ging auf dem Marktplatz zum Profi. Der zeichnete sich dadurch aus, dass er eine selbstgemalte Urkunde besaß und neben einer im Feuer erhitzten Nadel auch ein sehr schnelles Pferd. Dort wurde in der Regel der Star gestochen; das bedeutete, die heiße Nadel wurde seitlich in das Auge getrieben und die Augenlinse damit zerstört, wie auch sonst noch einiges an lebendem Gewebe – dazu an anderer Stelle mehr. Der Begriff Star, damals noch in Altenglisch genutzt wurde als Synonym für diverse Augenerkrankungen genutzt. Da zu dieser Zeit zwei Augenerkrankungen mit einer starken Reduktion der Sehkraft einhergingen, wurde auch manch ein «Grüner Star» wie ein Grauer behandelt. Heute bietet es sich an diese beiden in ihrem lateinischem bzw. altgriechischem Ursprung zu benennen und zwischen dem Katarakt und dem Glaukom zu unterscheiden.

Wer ist der «Grüne Star»?

Nur ein Druckproblem, wie bereits angedeutet? Oder steckt da mehr dahinter?

Es ist so, dass ein Glaukom *(18% der Sehbeeinträchtigungen)* verschiedene Ursachen und Auswirkungen haben kann. Es gibt eine Vielzahl von Patienten, die einen erhöhten Augendruck haben und zusätzlich eine Veränderung am Sehnerv messbar ist. Es gibt aber auch Menschen die Veränderungen am Sehnerv haben, ohne dass der Augendruck angestiegen ist. In beiden Fällen merkt der Patient nicht, dass er Bildausfälle hat. Das bedeutet schlicht und einfach: Er sieht nicht mehr alles. Nun ist das Gehirn aber nicht bereit, schwarze Löcher in der Umwelt zu akzeptieren und rechnet das Bild wieder zu einem vollständigen Bild zusammen. Hier werden Ergänzungen gemacht. Wie gut unsere Bildbearbeitungssoftware im Gehirn ist, zeigt sich daran, dass die Betroffenen das nicht mal im Ansatz selbst merken, bis es dann zu spät ist.

Sie fahren ganz entspannt Auto. Ihr Blickfeld ist bereits um 30% verloren, der kleine Junge, der seinem Ball auf die Straße folgt, auch gleich. Sie sehen *(hier gebraucht als Wort für verstehen)* also, dass es sehr sinnvoll ist, sich regelmäßig zu testen, ob das Gehirn einem die Umwelt schon vorgaukelt oder ob man noch alles sehen kann. Dafür haben Augenärzte und auch immer mehr Augenoptiker einen ganzen Gerätepark installiert und können mit hoher Genauigkeit ein Glaukom viel früher erkennen als sein Besitzer. Es gibt eine Vielzahl von Möglichkeiten, seine Chancen ein Glaukom zu bekommen, zu vergrößern. Dazu gehört neben genetischen Voraussetzungen und einer Belastung des Körpers mit zu viel Gewicht auch das Rauchen und die Krawatte. Da das Glaukom aber langfristig zur Blindheit führt, ist es immer sinnvoll, es zu verhindern. Krawatte? Ja ganz recht. Männer, die sich den bunten Stofffetzen zu eng um den Hals binden haben ein Krawatteninduziertes Druck-Problem. Also lieber Business Casual.

Die Zigarette und das Auge

Aber das kennen Sie ja sicherlich: Rauchen gefährdet Ihre Gesundheit. Klar werden Sie als überzeugter Nicht-Raucher nun sagen – das weiss ja jeder. Und auch der Genuss-Raucher, Gelegenheitsraucher oder Gruppenzwang-Raucher wird das Bejahen und klar unterstreichen, bevor er sich die nächste Zigarette ansteckt. Aber lassen Sie mich von einer Freundin erzählen, nennen wir sie Emma.

Was war passiert? Nach Schilderung von Emma gab es ein akutes Verschlechtern der Sehfähigkeit ihrer Mutter. Das bedeutet nicht langsam und gemütlich, sondern von jetzt auf gleich war das Sehen schlecht.

Nun, ich mache diesen Beruf seit über 20 Jahren und wenn jemand von schlechtem Sehen spricht, kann das alles bedeuten. Auch dass er in Wirklichkeit noch sehr gut sehen kann. Wir Menschen haben da extrem unterschiedliche Ansprüche an unseren Sehapparat. In einem kurzen Videocall sprach Emma dann von einem Gefäßverschluss im Auge und dass es keine klaren Diagnosen gebe, wie es dazu gekommen sei. Ich bin Optiker und Sie sind vermutlich auch kein Arzt, aber ich glaube, wir können uns darauf einigen, dass es vermutlich blöd ist, wenn ein Gefäß, wo auch immer, sich nicht mehr an seiner eigentlichen Arbeit beteiligen kann, weil es verschlossen ist.

Wussten Sie eigentlich, dass wir im Auge mit die kleinsten und zartesten Gefäße im Körper haben?

Und ist Ihnen auch bekannt, dass wir uns diese Gefäße direkt anschauen können? Mit verschiedenen Geräten können Optometristen und Augenärzte auf der ganzen Welt in das Auge sehen und dort die Blutgefäße im Körper bei ihrer Arbeit bewundern und kontrollieren. Ob die Augen in die Seele der Menschen blicken lassen, kann ich nicht mit Sicherheit sagen. Aber man kann in den Körper blicken, ohne diesen aufzuschneiden. Die Augen sind und bleiben eine ganz besondere Stelle an unserem Körper.

Bei dem Wort «Gefäßverschluss» ist mir sofort das Rauchen in den Kopf geschossen und leider habe ich nach einigen Tagen dann das medizinische Gutachten per Mail bekommen. Nicht dass ich das lesen könnte, aber die Zahlen zur Sehqualität kann ich erkennen und einordnen und für den ärztlichen Text gibt es im Notfall ja auch noch Google.

Leider hatte Emmas Mutter das Glück, an einen fachlich sehr kompetenten Augenarzt zu geraten. Das führt in der Regel zu einer unglaublich guten Kontrolle und einem extrem profunden medizinischen Bericht. Leider sind viele Fachärzte aber keine empathischen Mitmenschen und daher wurde es versäumt, Emmas Mutter zu erklären, was eigentlich los ist. Falls Sie nun glauben, dass wäre ein Unglück, stellen

Sie sich kurz vor, es wäre andersrum. Sie haben einen megamenschlichen, empathischen Arzt an Ihrer Seite, der aber keine Ahnung hat, was Ihnen fehlt. Ich meine, das wäre die schlechtere Wahl.

So, wie geht es aber nun Emmas Mutter und wie geht es wohl Emma, die sich sicherlich große Sorgen um die eigene Mutter macht? Also: Die Daten und Fakten sind milde gesagt erschütternd. Wir sprechen von einer Restsehfähigkeit mit einer Brille von gerade mal 20%.

Einschub für Fachkolleg:innen

Ja – ich weiss, die Prozentangabe ist fachlich nicht sauber und gelegentlich sogar falsch. Aber einem Fachfremden zu erklären «Du hast einen Visus-Binokular von 0.2» ist einfach extrem unverständlich. Ich habe mich nach vielen Jahren des Kampfes gegen Augenoptiker und Ärzte, die sich für die Angabe von Prozenten entschieden haben, ebenfalls dazu entschlossen, meine Kommunikation dem Kunden anzupassen.

Wir können uns alle sicherlich vorstellen, dass man mit 20% Sehkraft nicht Autofahren sollte. Glücklicherweise machen das viel weniger Menschen, als man es erwarten würde. Allerdings befürchte ich, dass in meinem Wohnort im schönen Kanton Aargau in der Schweiz vermutlich alle Busfahrer so schlecht sehen; anders kann ich mir das Fahrverhalten nicht erklären. Ich habe mindestens einmal pro Woche einen blauen Fleck, weil der Busfahrer mit 100 Sachen an der Haltestelle vorbeifliegt, um dann eine Vollbremsung hinzulegen und 500 Meter hinter der Haltestelle zum Stehen kommt und dann kurz «Entschuldigung» ins Mikro murmelt.

Neben Autofahren kann Emmas Mutter mit der Sehkraft auch keine Bücher mehr lesen, jedenfalls nicht mit einer normalen Brille. Hier braucht es schon Lupen, um überhaupt noch was zu ermöglichen. Auch TV-Sehen ist vorbei – es handelt sich hierbei lediglich noch um TV-Hören.

Haben Sie auch Omas und Opas, Tanten und Onkel, die zwar immer den Fernseher anhaben, aber eigentlich nicht hinsehen?

Die früher gerne Karten gespielt haben, heute aber keine Lust mehr darauf haben? Vielleicht sehen diese die Karten schon gar nicht mehr – schon mal überlegt?

Aber jetzt kommt der Hammer: In gewohnter Umgebung können Menschen mit Sehbehinderung ohne Weiteres leben, ohne dass uns etwas auffallen würde. Meine Großtante, fast blind, hat mit 93 Jahren immer noch Hemden für ihren 65-jährigen Sohn gebügelt. Ja, ich finde das auch merkwürdig, aber man kann sich seine Familie ja nicht aussuchen. Wollen Sie herausfinden, ob die Oma, der Onkel oder wer auch immer mittlerweile sehbehindert ist, verstellen Sie doch mal aus Spaß einige Möbelstücke. Stellen Sie dann auf die Kommode auch noch das gute originale Meissner Porzellan, dann haben Sie gleich noch etwas, das Ihnen ein Geräusch-Feedback liefert, wenn Oma gegen den Schrank knallt. Keine Sorge, die Versicherung übernimmt den Schaden am Porzellan.

Aber was ist nun mit Emmas Mutter? Sie merken, ich habe Mühe bei der Sache zu bleiben. Nach einer fachlich fundierten Untersuchung am Auge ist die Sache klar. Sie sieht nicht mehr gut und eigentlich ist das noch untertrieben. Und was ist der Grund? Das weiss der Arzt leider nicht so genau, das steht auch in dem Bericht, aber in Arzt-Sprache und daher nicht sofort klar ersichtlich. Er hat aber eine Vermutung: Nikotin.

Wenn Emmas Mutter Nikotin also nur durch Zigaretten aufgenommen hat, dann lässt das für mich den Rückschluss zu, dass sie vielleicht blind wird, weil sie raucht.

Wenn ich mich nicht täusche, gibt es ja sogar Zigarettenpackungen, auf denen das draufsteht, also soll mir jetzt bitte keiner kommen und sagen, er habe ja von nichts gewusst. Vielleicht hat Emmas Mutter aber auch nur Packungen gekauft, die vor Prostatakrebs warnen, dann wäre immer noch die Zigarette schuld, aber Emmas Mutter aus der Verantwortung.

Also nur mal so an die Raucher des Buches gerichtet: Welchen Ihrer Sinne wollen Sie opfern, um die Zigaretten weiterhin rauchen zu dürfen? Jammern Sie mir nicht die Ohren voll.

Ich muss zugeben, dass ich auch geraucht habe - vom 18. bis zum 30. Lebensjahr, jeden Tag eine Packung, unabhängig vom Preis. Selbst in meiner schwierigsten Phase, als ich während meines Studiums knapp bei Kasse war, hatte ich immer genug Geld für Zigaretten, aber manchmal hatte ich nichts zu essen. Wenn ich darüber nachdenke, ist das eine ziemlich schlechte Prioritätensetzung. Als ich 30 Jahre alt war, habe ich hart darüber nachgedacht, wie dumm es eigentlich ist, seine Gesundheit durch Rauchen zu gefährden. Ich wollte nicht mein Augenlicht oder irgendetwas anderes durch den Zigarettenkonsum verlieren. Deshalb habe ich aufgehört zu rauchen. Leider bin ich jetzt von Schokoladentorte abhängig und ich wünschte, ich könnte den Tag erleben, an dem ich auch hier erkenne, welche gesundheitlichen Probleme das für meinen Körper verursacht.

Und Emmas Mutter? Sie rauchte weiter, solange sie lebte.

Ein Wasserfall der besonderen Art

Ach ja – haben Sie gewusst, dass Rauchen auch das Risiko für den «Grauen Star» steigert? Der stärkste Effekt ist am Ende, dass das Sehen kontinuierlich trüber wird und eines Tages nur noch farblos grau wirken würde. Ein erstes «bemerken» ist aber schon sehr früh, vor allem nachts beim Autofahren spürbar. Wenn Sie sich mit zunehmendem Alter immer mehr über die Blendung der anderen Autos aufregen, ist das ein guter Zeitpunkt den Augenarzt zu bitten, einmal den «Grauen Star» zu kontrollieren. Nun, eigentlich heißt der «Graue Star» in der Fachwelt aber Katarakt[75] und das ist Latein für Wasserfall. Und eigentlich ist es sogar die Katarakt, aber im Volksmund sagen wir der, daher nutze ich die falsche, aber übliche Ausdrucksweise. Ich liebe die alten Griechen und Lateiner, die ihre sehr feinen Beobachtungen festgehalten haben. Ein Auge mit einem ordentlichen «Katarakt» sieht bei näherer Betrachtung wirklich so aus, als wäre ein Wasserfall in der Pupille.

Hören Sie klassische Musik?

Wenn ja, zählen Sie bitte drei Ihrer Lieblingskomponisten auf. Die Chance ist recht groß, dass einer davon Johann Sebastian Bach ist. Er war ganz ohne Frage einer der einflussreichsten Komponisten klassischer Musik und ist es bis zum heutigen Tage und wird es vermutlich für immer sein. Aber wussten Sie, dass sein Name sogar Bezug zu seinem Ableben hat? Wer einen so wässrigen Namen hat, wie Herr Bach, der erlaubt sicherlich auch die Assoziation mit einem Wasserfall.

Vielleicht sind Sie nun aber verwundert. An einem «Grauen Star» stirbt man ja nicht. Nun, in der Regel heutzutage nicht, die medizinische Versorgung ist relativ gut. Leider war sie zu Zeiten von Bach nicht auf dem gleichen Level. Er hat sich gleich mehrfach bei einem Profi für das Starstechen behandeln lassen. Sie erinnern sich: Das war die heiße Nadel im Auge und der Möchtegern-Augenarzt, der sehr schnelle Pferde hatte. Nun ging es ihm ohnehin nicht sonderlich gut, aber vermutlich ist es schon ein Kausalzusammenhang, dass er zehn Tage nach der Behandlung am Auge verstorben ist. Auch wenn es dazu keine eindeutigen Beweise oder Autopsie gibt, ist die Vermutung einer Infektion relativ groß.

Zum Glück hat man nach Bach an der Technik und Hygiene gearbeitet und führt seit 1949 zahlreiche Behandlungen durch. Heute sind

[75] Beim «Grauen Star» wird die eigentlich so schön transparente Augenlinse, in unserem Auge, gräulich – sprich intransparent. In der Regel nicht von einem Tag auf den anderen, mehr so, als würden Sie aufhören Ihre Fensterscheiben zu putzen.

das in Deutschland pro Jahr knapp 700-tausend Operationen.[76] Und ich kenne zwar Augenärzte, die einen Porsche fahren, aber nicht mehr, um sich nach der Behandlung schnell abzusetzen.

Allerdings darf man sich schon fragen, wie man mit Kassenleistungen in Deutschland als Arzt zu einem Porsche kommt. Ich dachte das System ist marode? Die Antwort werden Sie eines schönen Tages selbst herausfinden. Der Mediziner für die Augen ist heutzutage auch ein Repräsentant der Industrie und wird ihnen eine Vielzahl von Updates anbieten. Ja ganz recht, es gibt in der Welt der Medizin eine Mehrklassengesellschaft. Wer sich mehr leisten kann, bekommt auch mehr für sein Geld. Zur Rettung der Ärzte muss ich für Deutschland erwähnen, dass sie an den teureren Implantaten nichts extra verdienen dürfen. Irgendwie finde ich das aber dennoch merkwürdig, nach der medizinischen Diagnose in ein Verkaufsgespräch zu stolpern und mir erstmal digital meinen Kontostand abrufen zu müssen.

Wollen Sie wissen, was Sie dort alles kaufen können?

Es gibt in der Welt der Ersatzlinsen, die aus Acryl gebaut werden, so wie der Acryl-Autolack, der Ihr Fahrzeug koloriert, verschiedene Sonderformen. Dazu muss ich gerne etwas ausholen. Bis zum scheinbar unvermeidbaren Erwerb des «Grauen Stars» können unsere Augen sich in der Regel in der Ferne und in der Nähe ausgezeichnet zurecht finden. Nachdem die in die Jahre gekommene Augenlinse nun trübe geworden ist, wird diese mit Ultraschall verflüssigt und mit dem Nassstaubsauger aus dem Auge gesaugt. Die neue Plastiklinse funktioniert dann aber nur für die Ferne oder falls gewünscht für die Nähe. In den anderen übrig gebliebenen Entfernungen braucht es dann wiederrum eine Brille. Da hat die Zusatz-Industrie nun aber einige geniale

---

[76] In der Schulmedizin gibt es, soweit ich weiss keine Möglichkeit den «Grauen Star» wieder aufzulösen, es findet immer ein Austausch mit einer Plastiklinse statt. Eine kleine Schweizer Studie hat mit DMSO-Augentropfen und einer Leberentgiftung scheinbar nach eigener Aussage eine Verbesserung bewirkt. Gelesen habe ich diese Studie aber nicht.

Lösungen. Es gibt Plastiklinsen die sowohl die Ferne als auch die Nähe ermöglichen können. Zwar hat die allerlei Nebenwirkung wie zum Beispiel Lichteffekte in der Nacht, aber wer fährt schon im dunkeln Auto. Diese Technik wird aber zunehmend gerne gegen den ein oder anderen Aufpreis von tausenden Euro gerne ver/ge-kauft. Als Optiker kann ich den Gedanken nachvollziehen, rate Ihnen aber in einem sehr frühen Stadium des «Grauen Stars» *(besser früher)*, diese Technologie erstmal als Kontaktlinse auf dem Auge zu versuchen. Bevor sie für viel Geld und den Rest des Lebens eine Technologie in das Auge einpflanzen lassen, die nicht jedem im Alltag gefällt. Das Risiko geht man nämlich ein. Wer sich aber gegen diese so bezeichneten multifokalen intraokularen Linsen entscheidet, der kann auch die Goethe-Methode wählen.

Goethe hatte ein Auge für die Ferne und eines zum Lesen. Das war bei ihm der natürliche Zustand, den er vermutlich schon früh als Kind oder von Geburt an hatte. Für sein Gehirn war es Normalität. Nun könnten Sie bei der Ersatz-Linsen-Operation sich ein Auge für das Autofahren und ein Auge zum Lesen einstellen lassen. Wenn das funktioniert, ist das eine günstige und großartige Idee. Sie sollten sich aber fragen, wie wohl ihr Gehirn reagiert, wenn Sie 60 Jahre beide Augen zusammen nutzten und nun auf einmal nicht mehr. Das kann Probleme machen und so eine Operation ist in der Regel ein schrecklich endgültiges Verfahren. Auch hier empfehle ich, sich in die magischen Hände der geübten und erfahrenen Augenoptiker zu begeben. Es gibt die Möglichkeit dieses spezielle Sehen vorher zu erleben und sich dann dafür oder dagegen zu entscheiden.

Auch zwei weitere optische Ideen können sie als Update kaufen. Die Austauschlinsen werden nur in der Variante für ihrer vorherige Kurz- oder Weitsichtigkeit von der Krankenkasse bezahlt. Sollten sie zudem noch eine Hornhautverkrümmung haben, ist das Pech. Das zahlen Sie dann aus eigener Tasche. Auch das können Sie übrigens beim Optiker vorher testen und vergleichen. Die letzte spannende Zusatzleistung sind Blau-Schutz-Linsen. Diese sind als Einstärken-, Mehrstärken- und Hornhautverkrümmung-Variante lieferbar. Gegen einen spannenden Aufpreis versteht sich. Dieses Thema ist toxisch und führt in der Welt der Augenärzte und Optiker regelmäßig zu Spannungen und kontroversen Diskussionen. Das ist leider ein Thema das schwer zu simulieren ist und so können hier auch die einzigartigen Fähigkeiten des Optikers keine besseren Einsichten ermöglichen. Hier muss jeder «Glauben», was er eben glauben mag. Die Datenlage zu diesem Thema ist keineswegs so sicher wie manche Beteiligten behaupten. Aber sollten Sie aus finanziellen Gründen den Blau-Lichtschutz nicht in die Plastik-Linsen in ihren Augen eingebaut haben, können wir Optiker das auch gerne in Ihre Brille oder Kontaktlinsen integrieren. Der Aufpreis dafür ist in der Regel sehr gering und ich kenne kaum Augenoptiker die einen Porsche fahren.

Während ich diesen Text hier schreibe, fällt mir noch ein Erlebnis aus dem vorletzten Jahr *(2022)* ein. Ich habe persönlich bei einem Patientengespräch zwischen einem Arzt und seiner Patientin beiwohnen dürfen. Die «Kundin» hatte sich bereits mit 40 Jahren, aus Eitelkeit *(ihre Wortwahl)* und Überzeugungskraft des Arztes multifokale Linsen einsetzen lassen. Das führte zu einem fast perfekten Leben, nur das sie leider immer noch nichts in der Ferne sehen konnte. Sie war zuvor hochgradig kurzsichtig und hatte wohl eine starke Abneigung gegen Brillen, Kontaktlinsen und Optiker. Deswegen war sie mit 40 Jahren in einem betriebswirtschaftlichen Augen-Laser-Center gelandet. Sie wollte sich lasern lassen und wurde professionell zu dem Austausch der gesunden Augenlinse überredet. Die mangelhafte Ferne wurde einfach nach der Operation mit dem zusätzlichen Lasern der Hornhaut kompensiert und nun war die Ferne befriedigend. Knapp 6 Jahre später, kann die Frau nicht mehr in der Nähe ausreichend gut lesen, obwohl die integrierten Plastik-Linsen das ja ermöglichen sollten. Aber es geht leider nicht. Ein weiteres Lasern der Hornhaut ist für diesen Zweck auch nicht möglich und der Arzt empfiehlt der Dame Kontaktlinsen zu tragen. Diese Schönheitsoperation kostete die Kundin in Zürich, Schweiz knapp 20000 CHF. Was ich für ganz schön teuer betrachte, wenn ich mir das schlechte Ergebnis anschaue. Ob dieser Arzt einen Porsche fährt, weiss ich nicht, ich empfehle ihm aber dringend sich ein schnelles Fahrzeug anzuschaffen.

Wie Sie vermutlich gespürt haben, bin ich persönlich gegen den Austausch der natürlichen Augenbestandteile bei jungen Menschen, wenn diese voll funktionstüchtig sind. Wer aber leider die Trübung der Linse nicht verhindern konnte, weil er in keiner «blauen Zone» lebt der darf gerne die Operation angehen. Sollten Sie, wie viele Menschen, in unserer westlichen Welt sogar den «Grauen und den Grünen Star» haben, ist das häufig ein Segen. Die Plastiklinse ist kleiner und so sinkt der Augendruck bei der Operation ganz nebenbei als Zweitwirkung noch ab und das Druckproblem ist kostenfrei gleich mitbehoben. Sie können aber auch die Trübung lassen und schauen, ob das Ihre künstlerischen Talente fördert.

Wussten Sie das der «Graue Star» auch Kunstwerke erschaffen kann?

Es gibt eine schier unendliche Anzahl von Künstlern aus allen Epochen, die durch die Trübung der natürlichen Augenlinse in ihrer Kunst beeinflusst wurden. Mein persönlich eindrücklichster Fall ist Claude Monet[77] und seine Seerosen-Bilder. Über viele Jahre hat er immer das gleiche Motiv gemalt und an der Art und Weise lässt sich sehr gut die immer schlechtere Transparenz seiner Augen erkennen. Heutige Künstler kommen nur noch selten in den Genuss einer Grauen-Star-Phase. Wie Sie jedes Jahr zur Weihnachtszeit erfahren, kann diese Erkrankung in sogenannten Dritte-Welt-Ländern für nur 5 Euro behoben werden. Allerdings handelt es sich hierbei ja um Kinder und nicht um alte Menschen. Persönlich wäre ich aber zusätzlich zum Spendenaufruf für die Operationen auch zur Aufklärung und Hilfe des Ursprungs der Kindererblindung dankbar. Es liegt vermutlich an einer Mangelernährung der Mutter. Statt also den Kindern eine, zwar

[77] Claude lebet in Frankreich von 1840 bis 1926 und hat seine erste Brille kurz vor seinem Tod bekommen. Das hatte aber nichts miteinander zu tun.

günstige, aber dennoch gefährliche Operation zu unterziehen, wäre es sehr hilfreich und anständig, wenn wir die Mangelversorgung auf der Welt beenden. Verzeihen Sie meinen Idealismus, aber ich träume immer noch von einem friedlichen Zusammenleben auf diesem Planeten auch für Kinder in Syrien und dem Jemen.

Was wenn sich die Netzhaut selbst zerstört?

Stellen Sie sich Folgendes vor: Eines Morgens wachen Sie auf und Ihre Netzhaut entscheidet sich ab sofort, sich selbst zu zerstören. Vereinfacht ist es genau das, was bei einer altersbedingten Makula-Degeneration passiert. Wie Sie an dem Zusatz «altersbedingt» entnehmen können, hat diese Erkrankung wohl etwas mit dem Alter zu tun. Nun werden Sie sagen, dann ist diese Krankheit nur mit einem frühen Tod zu verhindern und da dieser nicht erstrebenswert ist, also unumgänglich. So sei es dann halt. Amen.

Aber warten Sie bitte einen Moment, bevor Sie sich in Ihr Schicksal ergeben. Es gibt Menschen, die auch 100 Jahre alt werden und eben keine Degeneration, also «Auflösung» erleben. Warum ist das aber so? Um Ihnen gleich die Wahrheit zu sagen: Ich weiss es nicht. In Wikipedia gab es leider keine glaubhafte Antwort darauf.

Es scheint wohl so zu sein, dass Raucher und Menschen mit Bluthochdruck häufiger von Augenerkrankungen und in diesem Fall der Degeneration betroffen sind. Irgendwie gibt bei dieser Erkrankung der Stoffwechsel im Auge seine normale Funktion auf und die Netzhaut[78] wird mit Müll beladen, um dann irgendwann ihre Funktion vollständig zu verlieren. Das ist für die Betroffenen ein riesiges Unglück und für die Augenärzte eine wahre Goldgrube. In einigen Fällen dieser Erkrankung kann man mit einem Medikament, welches direkt in das Auge gespritzt wird, eine Verlangsamung bewirken. Aus mir nicht bestätigten Quellen soll ein solches Medikament pro Spritze in der Schweiz

[78] Die Makula ist der Teil der Netzhaut, mit dem wir am besten sehen können. Dieser Teil ist, wenn man ihn betrachtet, gelblich wie ein Eidotter. Spannend ist, dass ein Eidotter wiederrum eine gesunde Zusammensetzung an Nährstoffe für dieses Körperteil hat.

1000 CHF kosten. Das ist sicherlich ein lukratives Geschäft. Ich finde aber, wir sollten versuchen, den Augenärzten das Geschäft zu vermiesen und diese Erkrankung dringend verhindern. Immerhin ist diese Krankheit die Erblindungsursache Nummer Eins in unserer westlichen Welt und mit zwei Millionen[79] betroffenen Patienten in Deutschland sind es zudem recht viele.

Auch wenn es nun noch nicht 100%ig klar ist, woran es liegt, dass wir diese Degeneration am Auge bekommen, sollten wir die beiden Verdächtigen, aus Wikipedia, dennoch ernst nehmen.

Hören Sie mit dem Rauchen auf und optimieren Sie Ihren Blutdruck, allerdings am besten ohne Medikamente, sondern mit Bewegung und gesunder Ernährung. Bei der Ernährung sollte man sogar noch einmal länger einhaken. Es ist sogar in der medizinischen Therapie üblich, über eine hohe Dosis von Vitamin B6 und B12 sowie Folsäure nachzudenken. Auch soll die Zufuhr von Lutein[80], einem Naturprodukt, das wir auch als Carotinoid bezeichnen, enorm hilfreich[81] sein.

Zu diesem Zweck sollte man seine Ernährung einfach mit frischem Salat und Gemüse anreichern und bekommt ausreichende Mengen davon ab. Sollte sich das Salatblatt aber auf dem Hamburger einer amerikanischen Großkette mit goldenen Bögen befinden, ist die Menge an Lutein auf dem Nullpunkt und Sie sorgen gerade für ein freundliches Fettpölsterchen und damit vielleicht auch Bluthochdruck und sind schon wieder in der gefährdeten Gruppe. Im Übrigen ist auch kaltes, weißes LED-Licht im Verdacht, diese Erkrankungen zu fördern. Deswegen gehen Sie jetzt bitte raus an die frische Luft und legen dieses Buch weg. Machen Sie eine ausreichend lange Pause und bereiten sich ein leckeres, frisches Essen zu.

Um es an dieser Stelle noch zu erwähnen: Es gibt eine Vielzahl von anderen Formen der Degeneration, die unterschiedliche Ursachen

---

79 Diese Zahl habe ich dann doch auf Wikipedia gelesen.

80 Lutein ist im Übrigen schon in enorm hoher Dosis in der Muttermilch enthalten.

81 Lesen Sie bitte im Internet einige Informationen rund um die ARED-Studien.

haben. Ich beziehe mich hier auf die Häufigste, welche mit dem Alter assoziiert wird. Diese gibt es in zwei Varianten. In der Regel spricht der Arzt von Trocken oder Feucht und meint damit die Art und Ausprägung. Wie beim Keller, scheint es so zu sein, dass die trockene Variante erstmal besser ist. Leider ist diese aber nicht mit Medikamenten zu behandeln. Es kommt aber immer häufiger vor, dass Augenärzte in diesem Fall ein Nahrungsergänzungsmittel anbieten. Sie beziehen sich dabei auf die sogenannten ARED[82]-Studien. So wie Sie keinen feuchten Keller wollen, so möchten Sie auch keine feuchte Makuladegeneration haben. Allerdings wird diese mit Medikamenten gestoppt und teilweise sogar wieder etwas besser. Auch bei dieser Variante werden zunehmend ARED-Nahrungsergänzungsmittel angeboten und sind nachweislich hilfreich. Vielleicht könnte ja eine gute Versorgung mit diesen Nährstoffen auch eine Degeneration verhindern oder gar verzögern. Die Studienlage hierzu ist allerdings noch sehr dünn. Aber schädlich wäre es in fast keinem Fall.

Es gibt auch eine myopische Makula-Degeneration, also eine Beschädigung nicht wegen dem Alter, sondern wegen einer schnellen, fortschreitenden Kurzsichtigkeit. Dazu mehr im nächsten Kapitel.

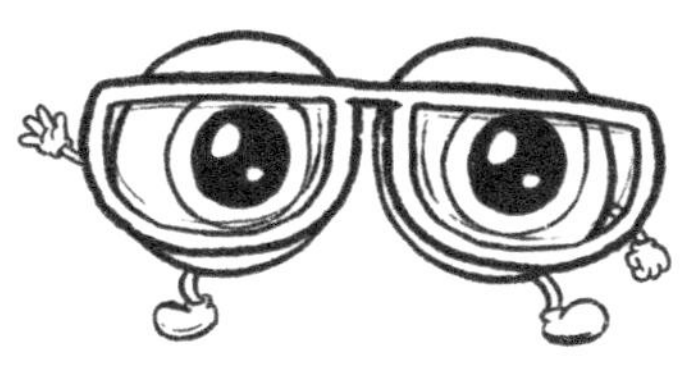

Wenn Sie möchten, können Sie im Anhang gerne den sogenannten Amsler-Gitter-Test machen. Er hilft, frühzeitig Probleme zu erkennen und ist eine sehr günstige und praktische Kontrolle. Besonders die sensible Phase der Makuladegeneration, in der sie dramatisch an Intensität zunimmt, lässt sich hier prüfen und den Augenarzttermin nach Notwendigkeit steuern. Bei Blitzen, Rußregen und bleibenden Schatten gehen Sie bitte auch ohne Termin umgehend zum Augenarzt.

---

[82] Getestet wurde die Zuführung von: Zink, Omega-3, Beta-Carotin, Vitamin C, Vitamin E und Kupfer.

Vorbeugung ist besser als Nachbehandlung

Was haben Auguste Renoir und Paul Cezanne gemeinsam? Ja – natürlich, da haben Sie recht, beide waren Künstler. Aber was haben die beide nun mit Otto von Bismarck und Goethe gemeinsam?

Nun, alle diese vier geschichtlich berühmten Menschen waren kurzsichtig. Und um Sie zu beruhigen, auch wenn Kurzsichtigkeit gelegentlich als Erkrankung oder Epidemie bezeichnet wird, diese vier Menschen haben ja auch trotz oder vielleicht sogar wegen der Kurzsichtigkeit etwas erreicht. Bei einem der vier habe ich zudem eine Anekdote gehört, die ich zwar nicht bestätigen kann, die mir aber glaubwürdig erscheint. Goethe soll von einem Optiker eine Brille erhalten haben, die seine Sehfähigkeit in der Ferne deutlich verbesserte, er soll sie aber dennoch auf den Boden geworfen haben und sich geweigert haben, diese zu tragen. Für ihn keine sinnvolle Versorgung, scheinbar war sein eines Auge optimal zum Lesen und das andere zum Fahren einer Kutsche. So was Verrücktes gab es und gibt es nämlich auch. Wo wir doch gerade bei Gemeinsamkeiten sind. Sie haben vermutlich auch etwas mit Alvar Gullstrand gemein. Sie haben beide Möbel aus Schweden zu Hause. Herr Gullstrand[83], weil er Schwede war und Sie, weil Sie sicherlich mindestens ein Möbelstück bei IKEA gekauft haben. Der Herr Gullstrand war recht schlau und hat auch einen Nobelpreis bekommen, was in der Regel ein gutes Indiz dafür ist, aber nicht immer. Nun hat dieser Herr eine Vielzahl von Augen vermessen und festgestellt, dass diese unterschiedlich groß sein können. Das verwundert erstmal nicht, aber die Größe des Auges hat Einfluss auf seine Sehfähigkeit.

Daher kann man sagen, dass, wenn das Auge zu groß wird, die Kurzsichtigkeit steigt. Das scheint erstmal kein Problem zu sein. Stellen Sie sich aber mal Folgendes vor. Ihr Auge ist ein mit Wasser gefüllter Luftballon, der immer weiter aufgefüllt wird. Er wächst und wächst. An irgendeinem Punkt wird das Kunststoffmaterial seine Stabilität verlieren und der Ballon platzt und Glückwunsch, dem Auge passiert

[83] Alvar war ein schwedischer Augenarzt und lebte von 1862 bis 1930 in Stockholm.

etwas Ähnliches. Es kann einen Schaden davontragen und deswegen hat man Sorgen, wenn das Auffüllen mit Wasser zu schnell geschieht. Hier versucht man, mit allerlei technischen und medizinischen Hilfsmitteln, zu bremsen und irgendwie zu stabilisieren.

Wollen Sie wissen, wie sich die Wissenschaftler das aktuelle Wissen rund um die Entwicklung der Kurzsichtigkeit angeeignet haben?

Also als aller erstes brauchen Sie einen Baumarkt in Ihrer Nähe, sonst geht das nicht. Sie brauchen nämlich sehr viel Silikon. Das Nächste, was notwendig ist, sind ein Tierfachmarkt und verständnisvolle Nachbarn. Dann kaufen Sie sich gerne ein paar Hühner, Eulen, Turmfalken, Grauhörnchen, Kaninchen, Hasen, Katzen oder Affen. Hamster scheinen von Natur aus eher weitsichtig zu sein und eignen sich daher nicht als Forschungsobjekt. So, nachdem Sie nun Ihren Kleintierzoo aufgebaut haben, suchen Sie sich noch einen freundlichen Augenoptiker und kaufen ihm ganz viele Brillengläser ab. Diese kleben Sie nun bei den Tieren, nicht bei sich selbst, mit Ihrem Baumarkt-Silikon vor einem der beiden Augen fest. In unserem Fall haben wir uns für das kleine, flauschige Küken entschieden. Nun haben Sie eine spannende Situation erschaffen. Ein Auge des späteren Chicken Nuggets schaut nun normal, das andere durch ein Brillenglas. Falls Sie jetzt denken, oh mein Gott, wer macht denn so was Fieses mit kleinen Tieren? Das sind ja Tierwohlgefährdungen und findet sicher im gruseligen Ausland statt! Dann muss ich Sie beunruhigen. Eines dieser Silikon-Brillen-Zentren befindet sich in Tübingen und wird weltweit bewundert. Allerdings fragt man ja auch nie die Küken[84] nach ihrer Meinung.

Das Spannende ist nun, dass sich die Augen durch das Brillenglas in ihrer Baulänge verändern lassen und nach vielen Versuchen sogar absolut prognostizierbar. Je nach Stärke und Umgebungslicht weiss der

[84] In einem sehr guten Bericht des SRF sehen Sie diese Küken in ihrem wissenschaftlichen Streben: Mehr Kurzsichtigkeit – Tageslicht könnte Kinder vor der Brille bewahren.

Wissenschaftler nun, was dem Hühnerauge passiert. Das Spannende ist im Übrigen, dass der Effekt auch wieder umkehrbar ist, also bei Hühnern, den ganzen anderen Tieren und auch Primaten. Im Übrigen können Hühner im Gegensatz zu uns Menschen immer noch akkommodieren, also sich auf die Nähe einstellen, wenn sie Atropin bekommen haben. Dieses Medikament wird einigen Kindern gegeben, um die Kurzsichtigkeit zu verlangsamen. Allerdings mag ich nur kurz daran erinnern, dass Sie vermutlich kein Huhn sind. Wir dürfen also auch ein wenig kritisch bleiben, bei der Frage ob alle Ergebnisse aus den Tierversuchen auf den Menschen übertragbar sind.

In Singapur und in Hongkong sollen bereits 80 von 100 Menschen eine Kurzsichtigkeit haben. Also nochmals: Das bedeutet, man kann supergut lesen und schlecht Autofahren. Sowohl in Singapur als auch in Hongkong wäre es sicherlich eine gute Idee, dass nicht mehr alle mit dem Auto rumfahren. Das verbessert die Luftqualität und den Straßenlärm erheblich. Aber klar, es handelt sich irgendwie um eine Veränderung des normalen Auges. Allerdings ist ja eine Modifikation nichts Schlechtes, gelegentlich nennt man das ja sogar Evolution.

Ist es also nur eine erforderliche Anpassung unserer Augen an die immer intensiveren Nahaufgaben in unserem Leben?

Die Antwort ist: Vermutlich. Was aber sehr sicher ist, ist, dass die Änderung sehr schnell abläuft und dabei einige Augen auf der Strecke bleiben werden. Wir erinnern uns nochmals an den platzenden Wasserballon.

Für den Besitzer eines solchen Auges ist es kein Spaß, blind zu werden. Auch die chinesische Regierung hat das mal kalkuliert und errechnet, dass es im Jahr 2050 in China ungefähr 50 Millionen Blinde geben wird. Das fällt dann schon auf, selbst in einem so großen Land. Also hat man angefangen dem entgegenzuwirken. Aus den Erfahrungen mit den Hühnern konnte man zum Beispiel ableiten, dass man durch ständiges Lesen unter künstlicher Beleuchtung schneller kurzsichtig zu werden scheint. Also müssen chinesische Kinder jetzt in der Schule bei Wind und Wetter raus und draußen am Smartphone spielen. Spontan eine gute Idee, auf mich wirkt sie nur noch nicht konsequent genug. Im Übrigen sind in europäischen Großstädten beim besten Willen noch keine 80% kurzsichtig, so wie in China. Woran liegt das wohl? Kann es sein, dass unterschiedliche ethnische Gruppen sich unterschiedlich entwickeln? Bisher ist das Ergebnis dazu relativ eindeutig und sagt: Nein. Es liegt wohl am Verhalten und der Intensität, mit der in die Nähe geschaut wird. In China gibt es tausende Schriftzeichen, in Europa nur um die 30 Buchstaben. Zudem haben chinesische Kinder einen großen Konkurrenzdruck. Es gibt einfach so viele, dass man sich schon unglaublich anstrengen muss, um am Ende auf der Hochschule landen zu können. Das motiviert.

Auch gibt es bereits geschätzte fünf Milliarden Smartphones auf der Welt und die meisten davon in chinesischen Großstädten. Wir haben also in den letzten 20 Jahren unsere Umwelt sehr stark verändert und verbringen heute mehr Zeit in der Nähe. Dass hier die Evolution hinterherhinkt, ist zu erwarten.

Schauen wir uns ganz kurz das Leben eines kurzsichtigen chinesischen Kindes an. Der kleine Bruce Lee[85] wird in einem hochmodernen Krankenhaus geboren. Die professionelle, sterile Welt der Medizin hat die hohe Kindersterblichkeit in vielen Ländern ausgeschaltet. Der kleine Bruce wird in einer kleinen Stadtwohnung und die ersten Jahre in einer gut behüteten Familie aufwachsen. Es wird ihm an nichts fehlen. Seine Eltern arbeiten intensiv, also jeder 80 Stunden die Woche, für sein Wohl. Er hat bereits in den ersten Monaten Zugriff auf diverse digitale Medien und kann sehr schnell den Bildern auf den zahlreichen Monitoren folgen. Die dauerhaft stark belastete Luft in der Stadt wird ihm nicht schaden können, der Wohnblock ist gut klimatisiert und seine Eltern gehen glücklicherweise selten mit ihm vor die Tür.

[85] Ähnlichkeiten mit existierenden Menschen sind rein zufällig.

Im Wohnblock gibt es einen Kindergarten. Sein sozialer Kontakt ist also gesichert.

Er wird früh schreiben und lesen können. Seine Eltern achten darauf, dass er von Anfang an auch die englische Sprache erlernt. Er wird es später einmal sehr gut haben. Seine Augen brauchen eigentlich das Sonnenlicht, um sich optimal zu entwickeln. Das wird aber mit speziellen Lampen und einer frühzeitigen Brille kompensiert. Irgendwie scheint es so zu sein, dass das Auge normalerweise bis zum siebten oder achten Lebensjahr am Wachsen ist. Kinder, die viel in der Nähe und in geschlossenen Räumen verbringen, könnten dieses Wachstum aber auch bis Mitte 20 aufrechterhalten. Es ist wie ein Stein, der einen Berg herunterrollt. Einmal am Rollen hält der nicht mehr an. Bruce Lee wird ein freundlicher, gebildeter Mann mit einer starken Kurzsichtigkeit. Diese kann, muss aber nicht in einer Vielzahl von Augenerkrankungen enden. In Europa steuern wir, einigen Vermutungen nach, auf die gleichen Probleme zu. Man erwartet, dass auch hier die Anzahl[86] der betroffenen kurzsichtigen Menschen wächst. Angst macht mir das nicht, ich bin aber auch schon alt und mir kann nichts mehr passieren. Aber ich habe kleine Kinder und als Vater macht man sich Sorgen. Also was kann ich machen, um meine beiden Kinder vor einer Augenerkrankung zu bewahren?

Wie wirkt sich mein Handy auf die Augen aus?

Also die Sache mit dem Handy und den Kindern ist schon fast ein eigenes Buch wert und in sich eine verwirrende, spannende Sache. Gleich am Anfang ein Spoiler: Kinder bis 3 Jahren sollten niemals auf ein Handy[87] oder anderen Monitor schauen. Jetzt waren Sie aber vielleicht auch schon mal in einem der riesigen Kinderspielgeschäfte und

---

[86] Im Übrigen erwarten das nicht alle Wissenschaftler. In den Jahren 2003-2006 und 2014-2017 konnte in Deutschland keine Steigerung ermittelt werden. In Dänemark zeigt es sich sogar, dass in den letzten 140 Jahren kein Zuwachs besteht.

[87] Das Handy allein macht sicherlich nicht das Auge kaputt. Es ist auch die fehlende Sonnenlichtexposition die der Entwicklung zu schaffen macht.

haben von einer seriös klingenden Firma die eine oder andere elektronische Lehrspiel-Idee gesehen. Soll das nun bedeuten, dass die sich täuschen und dass diese Spielsachen dem Kind am Ende gar nichts bringen? Nun ja, ganz klar vorneweg: Das ist nicht meine Fachkompetenz und ich äußere hier nur meine Meinung:

«Ich glaube, dass viele dieser Spiele und elektronischen Spielsachen wirkungslos und andere sogar schädlich sind.»
Ralf C. Jann

Die meisten sind sogar für die umstehenden Eltern schädlich. Wenn sich die Lautstärke der Geräte nicht steuern lässt und das Kind den Knopf gefühlt eine Millionen Mal betätigt und das Lied nie ausspielen lässt, sollen schon manche Eltern ihre Nerven verloren haben.

Was zudem aus relativ viel Literatur ersichtlich wird, ist, dass es keinen positiven Nutzen gibt. Aber jetzt fällt mir ein, dass ich ja doch ein Experte bin, wenn vielleicht auch nur ein kleiner, aber ich bin ein Experte für das Sehen und die Entwicklung des Sehens.

Schauen wir uns also meine privaten Studienobjekte der visuellen Wahrnehmung an, meine beiden Töchter Sabine und Stefanie. Im Übrigen sind alle Namen in diesem Buch, zur Anonymisierung geändert. Meine beiden Töchter heißen in Wirklichkeit Linda und Anna.[88]

Während ich das Buch schreibe, ist Stefanie drei Jahre alt und meine Erinnerungen an ihre visuelle Entwicklung noch sehr frisch.

Stefanie ist ein großartiges Baby gewesen. Sie war sehr früh animiert zu laufen. Vielleicht war es auch eine Art Selbstschutz, um gegen die größere Schwester anzukommen, die bis heute noch die überwiegende Anzahl der Auseinandersetzungen gewinnt. Ich bin mir aber sicher, dass Stefanie sich in den nächsten Monaten durchsetzen können wird. Stefanie musste also frühzeitig laufen, gelegentlich auch weglaufen können. So waren ihre Entwicklungen etwas verkürzter, als es in der

---

[88] Spaß bei Seite, um wirklich keine Persönlichkeitsrechte in diesem Buch zu verletzen sind alle Namen verändert.

einschlägigen Literatur angegeben wird, aber überraschend perfekt in der als üblich bezeichneten Reihenfolge. Sie lag als Baby sowohl auf dem Bauch wie auch auf dem Rücken. Der erste Schritt zum Laufen ist das Anheben des Kopfes, der deutlich zeigt, dass sich das kleine Wesen einen besseren Überblick verschaffen will. Danach folgt das eigenständige Drehen, später das Hochziehen und dann das Loslaufen. Ein normaler Prozess. Bei augengesunden Menschen müssen die Augen diesen Prozess begleiten. Nun ist es aber so, dass die kleinen Babyaugen am Anfang noch völlig unkoordiniert in der Welt umherschauen. Und auch im Inneren der Augen läuft noch nicht alles optimal. Stellen Sie sich vor, Ihr Autofokus am Handy wäre defekt und springe vollkommen unberechenbar hin und her. Das Gleiche passiert bei unseren Kindern. Nur brauchen sie keine neuen Augen, sie, die Kinder, benötigen diesen Entwicklungsschritt, um das Sehen zu lernen.

Was ist vorteilhaft, um die räumliche Wahrnehmung zu trainieren?

Nun ja – Räumlichkeit. Ist Ihnen schon einmal der Unterschied zwischen einem Apfel und dem Bild von einem Apfel auf einem Tablet aufgefallen? Die Struktur, die Haptik und der Geruch sind ein notwendiges Hilfsmittel, um dem kleinen ungeübten Kind zu zeigen, wo sich der Apfel und wo sich das Kind befindet. Das Tablet ist glatt, kalt und vor allem extrem flach. Hier werden auf einmal Bilder im Gehirn wahrgenommen, die nicht mehr zur Realität der Dinge passen. Für Sie und für mich ist das kein Problem. Wir kennen einen Apfel, wissen, wie er aussieht, haben schon mal einen probiert, kennen das Geräusch, wenn man hineinbeißt. Unser Baby nicht – wir berauben unsere Kinder um die Räumlichkeit, wenn wir sie hinter flache Scheiben setzen.

Sollten Sie nun den Eindruck gewinnen, dass Bücher für Kinder nach dieser Logik auch ungeeignet sind, so haben Sie teilweise sogar recht. Jeder Gegenstand auf einem flachen Untergrund wäre in seiner Natürlichkeit besser für das Erlernen der Sehfähigkeit geeignet.

Dennoch liebe ich Kinderbücher, besonders um die Intimität mit meinen Kindern zu fördern und reale Objekte im Buch nach-zu-sehen.[89]

Bücher sind in der Regel auch Hilfsmittel, um die eigene Fantasie anzuregen. Hier kann das Kind sich die Zwischenbilder und mögliche Szenarien selbst ausdenken. In einem Video bleibt meist kein Platz für eigene Interpretationen. Das Kind bekommt ein fertiges Produkt.

Diese Reizüberflutung könnte zudem dafür verantwortlich sein, dass einige Kinder Sehprobleme und Lernschwierigkeiten[90] bekommen. Vor dem dritten Geburtstag sollte ein Kind keinen Kontakt mit digitalen Medien haben.

Spannend finde ich an dieser Stelle die Lebensgeschichte von André Stern. Er hat nie eine Schule von innen gesehen und spricht mehrere Sprachen, er ist Keynote Speaker und Gitarrenbauer. Aber in Bezug auf unser Thema: Er hat in seiner Kindheit keine existierenden Bilder von Disney oder anderen gesehen. Seine Spielsachen waren einfarbig und simpel gehalten. Er sollte, so sein Vater, nicht von Bestehendem beeinflusst werden, sondern seine Kreativität selbst entfalten. Googeln sie ihn mal, ich finde das ist beeindruckend gut gelungen.

Der sehr feine Prozess der Entwicklung des 3-D Sehens ist störanfälliger, als man es im Allgemeinen glauben könnte und die Auswirkungen bei Fehlentwicklungen sind vorerst nicht sichtbar und bleiben viele Jahre im Verborgenen. Es ist daher meiner persönlichen Meinung nach absolut erforderlich, dass Kinder das Sehen erstmal auf die natürliche Weise erlernen.

In einer Vielzahl von seriösen Studien wurde gezeigt, dass Kinder zu Beginn des Lebens, den Kopf sehr stark bewegen. Wenn sie etwas sehen wollen, drehen sie den Kopf dorthin. Das ist eine relativ sinnvolle Entwicklung des Sehens und wird ungefähr mit dem Schulalter in eine immer stärker werdende Augenbewegung übergehen. Also nochmal zusammengefasst: kleine Kinder drehen den Kopf, große

---

89 Ich meine das genauso.

90 Schauen Sie sich gerne die Reportage «Smarte Kids» auf Arte an.

Kinder die Augen. Was denken Sie wohl machen kleine Kinder, wenn sie viel Zeit am Handy verbringen?

Eine Beschleunigung dieser Entwicklung kann sich, wenn diese nicht vom Kind angestoßen wurde, rächen. Lerne lieber langsam, gilt für Groß und Klein. Irgendwann aber, werden Sie sagen, kann man die Kinder ja nicht mehr vor der digitalen Welt beschützen. Und ich kann Ihnen sagen, den Satz habe ich schon oft gehört, wenn ich erkläre, dass wir keinen Fernseher zu Hause haben. Aber denken Sie doch gerne selbst ein paar Minuten kritisch über diesen Satz nach. Ich bin absolut nicht fortschrittsfeindlich, ich liebe alle elektronischen Spielsachen, besonders wenn sie Bluetooth haben.

Was denken Sie, muss ein Mensch für Fähigkeiten in der Zukunft haben?

Vielleicht sollte er mit digitalen Medien umgehen können und programmieren können. Oder er soll Englisch, Chinesisch und am besten noch Spanisch sprechen. Aber die Voraussetzungen dafür lernen wir nun mal nicht am Computer. Um mit digitalen Medien umgehen zu können, müssen wir diese erstmal mit den Augen wahrnehmen können, ohne Kopfschmerzen zu bekommen oder schnell zu ermüden.

Das könnten nämlich Auswirkungen sein, wenn wir uns zu früh mit solchen Bildschirmen beschäftigen. Und Kopfschmerzen sind dabei noch das geringste Problem, das entstehen kann.

Um programmieren zu können, was auch nur eine Sprache wie Englisch oder Spanisch ist, muss ich erstmal eine Basissprache gelernt haben. Am besten eignet sich hier die Muttersprache. Die haben die Eltern in der Regel schon, wenn das Kind geboren wird. Was bringt nun ein Kindergarten, in dem Englisch gesprochen wird? Nun, in den meisten Fällen vermutlich nicht viel.

Dazu eine kleine Geschichte aus meinem Leben. Ich wollte Französisch lernen und bin in einen professionellen Kurs gegangen. Dort saß ich mit anderen Lernwilligen und einer Lehrerin in einem exklusiven Raum. Ich hatte mir etwas geleistet und einen sehr teuren Kurs gebucht. Jeder weiss: Wenn es nichts kostet, kann es nichts wert sein. So saßen wir dann einmal die Woche in einem schönen Raum und haben schlechtes Französisch miteinander gesprochen. Anstatt dass die Lehrerin, sie war Marokkanerin, uns ihr bestes Französisch hat hören lassen, wurden wir ermutigt, es selbst zu probieren. Ich habe also einmal in der Woche viel Geld dafür bezahlt, dass ich anderen Menschen dabei zugehört habe, wie sie schlechtes Französisch sprechen. Und was soll ich sagen? Der Kurs war extrem erfolgreich. Ich habe Stück für Stück das schlechte Französisch erlernt, genau wie provoziert und zu erwarten war.

Nach dieser Erfahrung habe ich einen Monat Sprachurlaub in Nizza gemacht und dort von den Einheimischen die Sprache gelernt. Der Monat dort war günstiger und sinnvoller als alle Jahre in Sprachkursen zusammen. Und nun?

Eine kluge Investition in die Vorschulbildung Ihres Kindes beginnt mit einer sorgfältigen Prüfung von sowohl teuren als auch kostengünstigen Vorschul-Trainingsangeboten auf ihre Qualität. Stellen Sie sich einmal vor, Ihr Kind erhält Englischunterricht von einer pädagogischen Fachkraft, die einen starken Dialekt spricht. In diesem Zusammenhang ist es von entscheidender Bedeutung, sich von Profis und Muttersprachlern leiten zu lassen. Dasselbe Prinzip gilt auch für das Sehen: Vertrauen Sie auf die natürliche Entwicklung, die Millionen Jahre in Anspruch genommen hat, und setzen Sie diese nicht leichtfertig aufs Spiel.

Sowohl beim Sprechen als auch beim Programmieren sind körperliche Voraussetzungen und ein tiefes Verständnis im Inneren von entscheidender Bedeutung. Wenn Sie die Welt um sich herum nicht verstehen, werden Sie Schwierigkeiten haben, erfolgreich zu programmieren, unabhängig davon, wie früh Sie Ihr erstes Smartphone in die Hand bekommen. In diesem Fall sind Sie zunächst lediglich ein «Anwender». Obwohl es von Außenstehenden den Anschein haben mag, als würden Sie im Laufe der Zeit Ihre Fähigkeiten schneller entwickeln als andere, lernen Sie in Wirklichkeit lediglich «minderwertiges Französisch». Wenn Sie zu früh beginnen, könnte dies sogar auf Kosten Ihrer Sehkraft gehen. Daher ist es ratsam, Geduld zu üben und die natürliche Entfaltung Ihrer Fähigkeiten zu respektieren.

Vielen Dank für Ihr Interesse am Kapitel Augengesundheit und Krankheit.

Bitte beachten Sie die Leseregeln, um Ihre Augen zu schonen. Regelmäßige Pausen sind entscheidend für die Augengesundheit. Nutzen Sie diese Zeit nicht nur zur Entspannung, sondern auch zur Reflektion. Bevor Sie weiterlesen, empfehle ich Ihnen zusätzliche Quellen zu konsultieren, um Ihr Wissen zu erweitern.

In der heutigen Zeit sind vielseitige Fähigkeiten wichtig, darunter digitale Kompetenz und Sprachkenntnisse. Die Beherrschung von Englisch, Chinesisch und idealerweise Spanisch öffnet Türen zu verschiedenen Kulturen und Wissensquellen. Denken Sie jedoch daran, Ihre Augen vor übermäßigem Bildschirmkonsum zu schützen.

Das Erlernen von Programmiersprachen erfordert eine solide Grundlage. Die Muttersprache ist oft der beste Ausgangspunkt. Kindergärten mit Fremdsprachen bieten begrenzten Nutzen im Vergleich zum Erlernen in einem einsprachigen Umfeld.

Schließlich ermutige ich Sie, Zeit für kreative Projekte zu finden, wie Graffiti-Malen. Wenn Sie bereits damit begonnen haben, großartig! Andernfalls lade ich Sie herzlich dazu ein, sich dieser kreativen Form der Selbstexpression zu widmen. Die Kunst kann Gedanken und Emotionen ausdrücken und zur Entspannung beitragen. Beachten Sie diese Aspekte auf Ihrem Weg in die Zukunft. Vielen Dank für Ihre Aufmerksamkeit

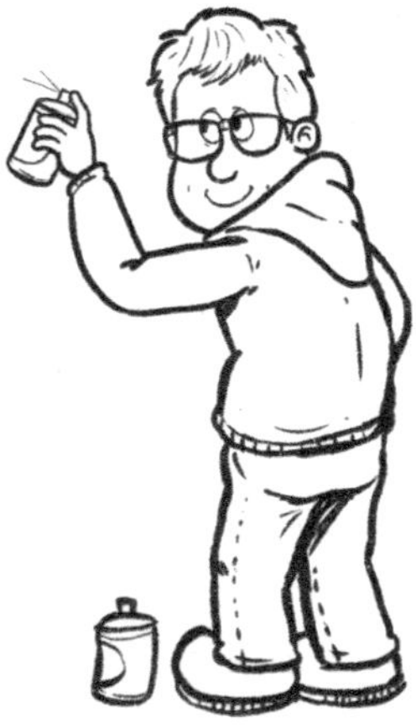

Kapitel 5

Was machen, wenn ich besonders bin?

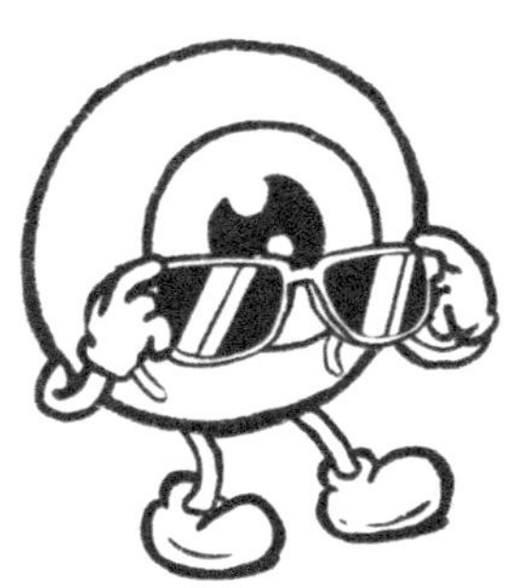

Das nun wohl schon bekannte ABC scheint mir in diesem Kapitel am schwierigsten zu sein. Der Titel verrät noch nicht allzu viel. Ich würde mich daher freuen, wenn Sie das ABC zu der Frage anlegen: **Welche Menschen haben besondere Augen?**

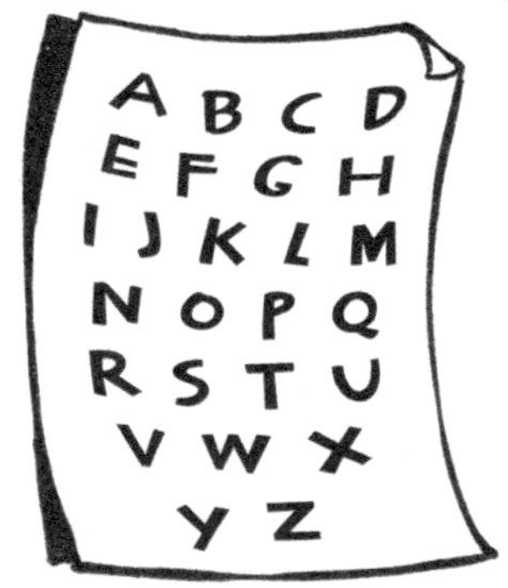

Jeder Mensch ist besonders, werden Sie sagen und das finde ich auch. Mir geht es darum, einige Punkte, die sich meiner Meinung nach lohnen, näher zu beleuchten.

Wir schauen uns die Schwangerschaft an, erneut kurzsichtige Kinder, allgemein trockene Augen, sehr beliebte Entspannungsgläser und Laseroperationen an den Augen. Hier können Sie einmal mehr als sonst absolut modular arbeiten und nur das lesen, was Sie interessiert. Denken Sie immer auch an die Pausen und Unterbrechungen, die notwendig sind, um das Sehen nicht zu überlasten.

Dick und rund ist gesund

Ich glaube, selbst den männlichen Lesern unter uns ist klar, dass eine Frau in der Regel in einer Schwangerschaft, besonders am Ende dieser, immer dicker wird. Für meine Frau war es das Schrecklichste, eines Tages aufzuwachen und im Stehen die Füße nicht mehr zu sehen, weil der Bauch so dick war, dass das nicht mehr ging. Da ich seit einigen Jahren ebenfalls einen beachtlichen Bauch mit mir herumtrage, kann ich das nachfühlen, aber nehme das unsportlich gelassen hin. Aber wussten Sie, dass sich das dicker werden nicht nur auf den Bauch bezieht, sondern auch auf die Augen und hier besonders auf die Hornhaut *(sie quillt auf)*.

Eine weitere spannende Beobachtung für schwangere Frauen kann es sein, nachts schlechter zu sehen als üblicherweise. In dieser hormonellen Phase im Leben einer Frau kommt es gelegentlich zu einer

Nachtblindheit[91], welche in der Regel auch nicht bedenklich ist. Wer so dick ist, dass er seine Füße nicht mehr sehen kann und zudem aktuell keine Cocktails trinken sollte, geht vermutlich weniger oft und lang in den Ausgang. Andere Effekte sind ein gestörter Tränenfilm und trockenere Augen als vor und oder nach der Schwangerschaft, ein niedriger Augendruck oder sogar ein Karl-Dall-Gesicht. Ich weiss nicht, ob Sie Karl Dall kennen. Er zeichnete sich als Komiker und Schauspieler dadurch aus, dass schon sein Gesicht komisch und verzerrt wirkte. Ein Auge hing tiefer herunter. Das kann bei einer Schwangerschaft auch passieren. Vermutlich häufig als Schockreaktion, nachdem die Füße nicht mehr gesehen wurden.

Nachdem ich nun kurz und knapp einige der Effekte einer Schwangerschaft aufgezählt habe, könnte man den Eindruck gewinnen, dass schwangere Frauen nichts, aber auch gar nichts bei einem Optiker zu suchen haben.

Lassen Sie uns das aber bitte schnell aus der Welt räumen. Schwangere Frauen sind in erster Linie schwanger und sonst nichts. Eine Schwangerschaft ist eine natürliche Angelegenheit und findet in der Welt häufige Verbreitung. Wir dürfen uns sicher sein, dass unsere Neandertaler-Mami sicherlich gefressen worden wäre, wenn sie dick und mit hängenden Augenlidern die Welt nicht mehr gesehen hätte. Also betrachten wir die Schwangerschaft, als das, was sie ist: Eine temporäre Veränderung des Körpers und ein großartiges Wunder des Lebens.

Frauen, schwangere Frauen, Männer und auch schwangere Männer sind in meinen Augen absolut gleich zu bedienen. Einige Augenoptiker würden einer schwangeren Frau eher von einem Sehtest abraten, weil es zu viele Schwankungen geben kann. Diese Optiker würden aber jeder Frau eine neue Brille verkaufen, die die Anti-Baby-Pille nimmt. Was der klassische Augenoptiker, vielleicht nicht weiss, ist, dass die Pille dem weiblichen Körper einredet, bereits schwanger zu sein, also ein Fake. Da man nicht zweimal zur gleichen Zeit schwanger werden

---

91 Nachts sind alle Katzen grau, das ist sicherlich schon jedem aufgefallen. Manche Menschen sehen nachts aber extrem schlecht, was diverse Ursachen haben kann.

kann, funktioniert das als Verhütung ganz gut. Mir ist bis zum heutigen Tag aber kein Optiker begegnet, der Frauen, die mit der Pille verhüten, nicht beraten möchte, weil sie ja eine Fake-Schwangerschaft haben.

Also, ganz eindeutig kann es in einer Schwangerschaft zu Schwankungen kommen. Diese können tatsächlich sogar höher ausfallen als ohne Baby im Bauch. Einen Sehtest kann man aber dennoch machen. Es sollte dann in einem freundlichen Beratungsgespräch alle Vor- und Nachteile einer neuen Brille oder Kontaktlinse besprochen werden.

Im Übrigen scheint es so zu sein, das während der Schwangerschaft der Grundstein für ein augengesundes Leben gelegt wird. Es werden viele Nährstoffe aus dem Kreislauf der Mutter abgezogen und für das Baby investiert. Es wäre daher für beide von Vorteil, wenn die wichtigsten Bausteine[92] des Lebens in ausreichender Form und Qualität vorhanden sind. Welche das sein könnten, folgt später im Kapitel über Nährstoffe, welche es aber nicht sind, können Sie sich hoffentlich denken.

Linsen bei Schwangeren?

Als Optiker, wie bereits im vorherigen Kapitel erläutert, bin ich früh auf die Tatsache gestoßen, dass es ratsam ist, während der Schwangerschaft keine Brillen anzufertigen. Kontaktlinsen sollten niemals, und ich betone das, niemals während dieser Zeit verwendet werden. Es ist kein Mythos, dass die Sehstärke während der Schwangerschaft schwanken kann und die Augen erheblich trockener werden können. Trotzdem sollte dies nicht zwangsläufig bedeuten, dass Kontaktlinsen grundsätzlich in Frage gestellt werden.

Heutzutage bietet der Fachbereich eine beeindruckende Auswahl an besonders bequemen Tageslinsen, die nicht nur den Herausforderungen trockener Augen gerecht werden, sondern sich auch extrem schnell an Sehstärkenschwankungen anpassen lassen. Wenn sich also die

[92] Bitte lesen Sie im Internet diese Studie: Dutch Famine Birth Cohort Study

Sehstärke aufgrund der Schwangerschaft ändert, kann der Optiker einfach Linsen mit einer anderen Stärke bestellen.

Ich möchte betonen, dass die Schwangerschaft eine wunderbare und glückliche Phase im Leben einer Frau ist, zumindest vermute ich das als Mann. Ohne Frauen, die den Prozess der Schwangerschaft und der anschließenden Geburt durchlaufen, wären wir Menschen sicherlich schon lange ausgestorben. Wir Männer wären wahrscheinlich kaum in der Lage, die Schmerzen einer natürlichen Geburt so gelassen zu ertragen.

Kulturelle Bemalung

Schon Kleopatra erkannte die Bedeutung von Körperpflege und soll laut Überlieferungen in Eselsmilch und Honig gebadet haben. Zeichnungen und meine professionelle Recherche im Werk «Asterix bei Kleopatra» lassen vermuten, dass die äußerst sorgfältige Kleopatra auch Make-up benutzt hat. Bereits seit Jahrhunderten ist Lippenstift bekannt, wenn auch in anderer Form als heute. Auch die Verschönerung der Augen hat eine lange Tradition.

Jedoch ist es nun an der Zeit, mit dieser Tradition zu brechen. Es gibt eine Handvoll sehr guter Gründe, warum man auf Kosmetik rund um die Augen verzichten sollte. Jegliche Störung durch sogenannte Kosmetik kann Probleme mit sich bringen. Intensive Verwendung von Farbprodukten kann dazu führen, dass die Augen an Qualität verlieren. Trockenheit, Reizungen, Brennen oder sogar Allergien können die möglichen Folgen sein.

Falls Sie jedoch der Meinung sind, dass Sie ohne Farbe nicht aus dem Haus gehen können, sollten Sie sehr auf die Qualität achten und nur Produkte kaufen, die für den Gebrauch mit Kontaktlinsen geeignet sind - auch wenn Sie keine tragen. Außerdem sollten Sie darauf achten, wo Sie den Kajalstift anlegen. Niemals auf die obere Lidkante des Unterlides. Denn dort befinden sich Drüsen, die das Auge im besten Fall mit Fett, also Schmierstoff, versorgen. Wenn diese Drüsen verstopft werden, kann dies zu Problemen führen. Daher sollte der Kajalstift vor die Wimpern gesetzt werden.

Zuviel «Stoff» im Körper

Stellen Sie sich einmal vor, Sie sind 16 Jahre alt und ein freundliches, nettes Mädchen. Oder vielleicht sind Sie, wie ich, ein Vater von zwei Töchtern und freuen sich schon auf zukünftige Gespräche zum Thema Verhütung: «Mama, Papa, ich möchte die Anti-Baby-Pille nehmen».

Als Vater, der nicht zu schnell zum Opa werden möchte, da seine Kinder selbst noch zur Schule gehen, würde ich den Einsatz aller Verhütungsmittel empfehlen. Jedoch bin ich auch Augenoptiker und mir bewusst, dass bei einigen Mädchen und Frauen die Einnahme der Anti-Baby-Pille zu Sehschwankungen führen kann. Diese sind auf Steuerungsmechanismen zurückzuführen, die mit dem enthaltenen Östrogen zusammenhängen. Dadurch kann das Sehen gelegentlich instabil werden. Dennoch ist es immer noch besser, als vor der Ausbildung bereits Kinder zu bekommen. Zum Glück gibt es auch andere Verhütungsmethoden als die Einnahme von Medikamenten.

Haben Sie den Begriff «Xeno-Östrogen» schon einmal gehört? Nicht? – es lohnt sich, diesem Begriff einmal auf Google hinterherzugehen. Es gibt bestimmte Produkte in unserer Umwelt, die mit Bestandteilen belastet sind, welche wie ein Östrogen im Körper wirken könnten. Das kann in Plastikverpackung enthalten sein oder aber in Cremes und sonstigen Kosmetikartikeln. Laden Sie doch gerne einmal die App «Tox-Fox[93]» auf Ihr Smartphone und prüfen einfach mal so die Sonnencreme, die Sie Ihren Kindern auf die Haut auftragen. In etwa 50% der Fälle sind dort östrogen-artige Bestandteile enthalten, welche die Mädchen früher in die Menstruation führen und Jungs durch den veränderten Anteil Östrogen-Testosteron früher in eine weibliche Veränderung zwingen. Früher? Ja, jeder Mann wird mehr oder weniger ab dem 60. Lebensjahr weniger Testosteron produzieren

93 https://www.bund-naturschutz.de/oekologisch-leben/einkaufen/toxfox

und daher noch körpereigene Brüste bekommen. Nur die Ausprägung ist unterschiedlich. Hier spielen wohl neben Hormonen vor allem die Ernährung und eben diese Fremdstoffe eine wichtige Rolle.

Die Anti-Baby-Pille ist ein Medikament, das Einfluss auf die Augen haben kann, und dass, obwohl diese Pillen in der Regel gar nicht mehr als Medikament wahrgenommen werden. Nun haben aber auch viele andere Medikamente[94] wie Augentropfen, Herzmittel, Antidepressiva, Schmerzmittel *(auch Aspirin oder auch Buscopan)* und Antidiabetika einen teilweise verheerenden und negativen Einfluss. Das Problem ist, dass man ja nicht darauf verzichten kann. Was bringt es einem, wenn man zwar seine Augen schont, weil man auf sein Herzmittel verzichtet. Dann aber früh stirbt, weil man eben genau das macht. Medikamente sollten in der Regel ja nicht leichtfertig genommen werden. Suchen Sie in solchen Fällen die besten Kompromisse mit Ihren Ärzten und besprechen sich bei jeder Anpassung. Mein Vorschlag allerdings wäre, sich erst gar nicht auf dieses medizinische Suchspiel einzulassen und alles erdenklich Mögliche zu machen, um Krankheiten zu verhindern. Nehmen wir kurz ein relativ übliches Produkt aus dem großen Portfolio der Medikamente: ein Schlafmittel. Diese Produkte sind teilweise auch ohne Rezept in der Apotheke erhältlich. Wären sie aber nebenwirkungsfrei, wären sie zwangsweise auch wirkungslos, also unnütze. Da diese Produkte in der Regel halten, was sie versprechen, kann es nun sein, dass der ein oder andere junge Mensch sich diese Mittel bewusst gönnt, um schneller und besser schlafen zu können. Und nebenbei auch noch die Angst, die heutzutage vielfältig existiert, zu lösen. Was wir dabei aber nicht lösen, sondern «verklemmen» ist die Fähigkeit zu lesen.

Menschen zwischen 15 und 40 sollten im Normalfall in der Nähe gut sehen können. Wenn das nicht mehr so gut funktioniert, können das in sehr seltenen Fällen Augenkrankheiten sein. In der absoluten Mehrheit aber sind es Effekte, die aus diversen Gründen auftreten

---

[94] Extrem unglücklich für das Auge ist Cortison. Die Notwendigkeit einer Nutzung sollte man dringend verhindern.

können. Ein Grund wären Schlafmittel.[95] Jetzt kann der Student zwar besser schlafen und hat auch eine saloppe Gleichgültigkeit statt einer Angst vor der Prüfung, aber er kann diese nicht mehr so gut lesen. Nun geht er zum Optiker seines Vertrauens, oder zu dem, dessen Preis-aggressive Werbung ihn am meisten überzeugt und will sich eine dieser wunderbaren Entspannungsbrillen gönnen. Aber macht das überhaupt Sinn?

Entspannungsgläser: Für jeden geeignet?

Entspannung, Wellness und Relaxing – wer will das nicht? Viele von uns sind doch sicherlich schon mal geflogen. Dazu braucht es in der Regel einen Flughafen. Wenn das Terminal oder die Terminals *(ist das der Plural?)* eine gewisse Größe erreicht haben, kommt es vor, dass dort Förderbänder für lebende Ware, also Menschen, eingebaut sind. Sie können sich dort drauf stellen und ein Stück des Weges anstrengungsfrei bewältigen. Was für ein schöner Luxus. Was wäre aber, wenn Sie sich nur noch auf solchen Förderbändern befinden würden. Wie würde sich Ihre Muskelmasse entwickeln? Würde das Ihre Sportlichkeit steigern? Vermutlich nicht; ich denke, wir sind uns einig.

Nun gibt es seit einigen Jahren Brillen zu kaufen, die aber genau das anbieten. Eine, wenn auch nur geringe, Entlastung von visueller Anstrengung. Es ist nicht so, dass wir alle Arbeit abgenommen bekommen, aber locker 20-30%, was doch schon recht beachtlich ist. Aber für wen ist das nun sinnvoll?

Diese Frage ist vermutlich komplexer und schwieriger zu beantworten als Ihnen und mir lieb ist. Ich versuche es dennoch und entschuldige mich, falls es nicht gelingt.

Können Sie sich noch erinnern, dass Sie an einer anderen Stelle in diesem Buch gelesen haben, dass unsere Augen sich entwickeln

[95] Das beste Schlafmittel wird im Übrigen über die Augen gesteuert: Melatonin. Es wird im Körper gebildet, wenn Dunkelheit herrscht. Wie dunkel ist es bei Ihnen, bevor Sie in das Bett gehen und wie Dunkel ist das Schlafzimmer?

müssen und dass es in dieser sensiblen Phase der Entwicklung zu Störungen kommen kann?

Es ist so, dass besonders bei einer bestimmten Form dieser Entwicklungsprobleme das Glas sehr hilfreich sein kann, bei allen anderen nicht. Nun werden Sie sagen, das sei ja super, wie finden wir nun heraus, welches Dilemma sich bei Ihnen entwickelt hat? Nun, das Problem ist genau dieses, dass die meisten Sehprobleme mit den gleichen Symptomen auftreten. Wir können nicht gut lesen, bekommen Kopfschmerzen[96], verrutschen in der Reihe und werden schnell müde. Sie merken, das sind sehr weiche Faktoren und diese sind schwer zu differenzieren. Sie brauchen auf alle Fälle einen Optometristen und am besten einen Guten, der sich seiner Verantwortung bewusst ist. Wir müssen herausfinden, ob Sie geeignet sind, für diese Gläser. Vereinfacht gesagt wollen wir erkennen, ob Ihre Augen nach innen, also zur Nase hin, aus dem Fokus sind, oder nach außen zu den Ohren. Beides ist möglich.

Sollten Sie aus irgendeinem Grund, auch wenn Ihnen das noch nie aufgefallen ist, in der Seh-Prüfung wie ein Chamäleon nach rechts und links schauen können, brauchen Sie Hilfe, aber kein Entspannungsglas. Sollten Sie wie eine kleine Spitzmaus Ihre Augen zur Nase hin ausrichten, dann gratuliere ich Ihnen zum Kauf einer Entspannungsbrille[97], die Sie in eine bessere Welt führen wird. Augenoptiker, die sich rein auf das Alter des Kunden und seine Symptome verlassen, handeln meiner Meinung nach nicht ausreichend kundenorientiert. Wenn Sie diese Brille nun gekauft haben, stellt sich Ihnen wie vielen anderen Kunden zuvor folgende Frage:

«Verwöhne ich meine Augen nicht mit diesem Glas und werden sie nicht faul?»

---

96 Eine sehr lange Liste der möglichen Symptome bei Augenproblemen finden Sie zuhinterst im Anhang.

97 Als Optometrist, finden Sie in dem Nicht-nur-Fachbuch: Nice to see You weitere Ergänzungen und ein Testverfahren zu diesem Thema.

Diese Antwort ist relativ einfach zu geben und lautet: wahrscheinlich schon. Es liegt natürlich an Ihrer individuellen Ausprägung der Probleme und Korrekturen, aber es gibt spannende Hinweise darauf, dass Menschen, welche eine solche Brille frühzeitig tragen, auch schneller zu einer Gleitsichtbrille kommen, weil die Augen sich eben durch die Entlastung nicht mehr so stark anstrengen wollen. Nun könnten Sie auf die Idee kommen, dieses Brillenglas sei eine Frechheit und gehöre verboten.

Da widerspreche ich aber vehement. Es ist ohne diese Unterstützung eher wahrscheinlich, dass Sie Jahre bis Jahrzehnte mühsam und gequält lesen müssen. Sie akzeptieren Kopfschmerzen und Erschöpfungssymptome nur, um sich vor einer Brille zu schützen. Das halte ich für die schlechtere Entscheidung. Wollen Sie aber einen Ausweg aus der Misere, ohne diese besondere Brille und ohne Kopfweh zu haben, dann könnte in Einzelfällen ein Sehtraining hilfreich sein. Sicherlich sind die Tipps in diesem Buch ein guter Anfang, aber langfristig bräuchten Sie einen Experten und machen dann täglich für einige Wochen bis Monate ein Sehtraining. Damit das aber dann auch langfristig stabil bleibt, wird es wohl auch notwendig werden, sein Verhalten zu verändern. Frei nach dem Motto: Bleiben Sie gesund, aber tun Sie auch was dafür.

Auf der folgenden Seite finden Sie einen Fragebogen, der in der Literatur unter dem Begriff **CISS** bekannt geworden ist. Das ist aus dem englischen und hat nichts mit küssen zu tun, sondern steht für ein Augenproblem. Erinnern Sie sich in einem früheren Absatz habe ich erklärt die Augen können nach Innen schielen, dann ist ein Entspannungsglas eine gute Idee, oder Sie schielen nach Außen *(Konvergenzinsuffizienz)* dann wären die Entspannungsübungen aus diesem Buch deutlich besser geeignet als das Glas.

Der Fragebogen besteht aus 15 Fragen, die in drei Kategorien unterteilt sind: Symptome während der Lese- oder Naharbeit, Symptome während der Fernsicht und allgemeine Symptome wie Kopfschmerzen oder Schwindel. Sie werden gebeten, jedes Symptom auf einer Skala von 0 bis 4 zu bewerten. Die Punktzahl für jede Frage wird addiert, um eine Gesamtpunktzahl zu erhalten, die von 0 bis 60 reicht. Eine höhere Gesamtpunktzahl deutet auf schwerere Symptome hin. Obwohl es keinen festgelegten Schwellenwert gibt, der eine Diagnose von Konvergenzinsuffizienz ermöglicht, zeigen einige Studien, dass eine Gesamtpunktzahl von 16 oder höher auf Konvergenzinsuffizienz hinweisen kann.

Das ist eine Augenproblematik, die durch eine Schwäche der Augenmuskeln verursacht wird, die für die Steuerung der Augenbewegungen verantwortlich sind. Menschen mit diesen Schwierigkeiten können ihre Augen nicht gleichzeitig auf einen nahe gelegenen Gegenstand fokussieren, was zu verschwommenem Sehen, Augenbelastung und Ermüdung führen kann. Es können auch Kopfschmerzen, Schwindel und Übelkeit auftreten und die Konzentrationsfähigkeit beeinträchtigt sein.

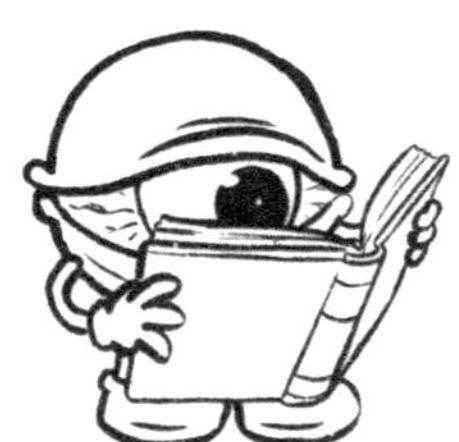

Der Fragebogen wurde in mehreren Studien validiert und hat sich als zuverlässiges Instrument zur Bewertung von Konvergenzinsuffizienz-Symptomen erwiesen. Die hier vorliegende Version[98] wurde von mir aus dem Englischen übersetzt und stammt von den beiden Professoren Mitchell Scheiman und Bruce Wick aus den USA. Eine umfassende Augenuntersuchung durch einen Augenarzt oder Optometristen ist jedoch erforderlich, um eine genauere Diagnose von Konvergenzinsuffizienz zu stellen und die beste Behandlungsoption zu empfehlen.

Die Übungen in diesem Buch ersetzen keine Therapie, sind aber eine gute Prävention und im Notfall ein guter Einstieg, bevor man einen geeigneten Therapeuten gefunden hat.

[98] Sie finden auf meiner Homepage www.op2metrie.blog eine DinA4 Version zum Kauf. Mit dem Code CISS2024 ist das für Sie kostenfrei.

	nie 0	unregelmässig (selten) 1	manchmal 2	sehr häufig 3	immer 4
Fühlen sich Ihre Augen beim Lesen oder der Naharbeit müde an?					
Fühlen sich Ihre Augen beim Lesen oder der Naharbeit angespannt an?					
Haben Sie Kopfschmerzen beim Lesen oder der Naharbeit?					
Fühlen Sie sich schläfrig beim Lesen oder der Naharbeit?					
Verlieren sie die Konzentration beim Lesen oder der Naharbeit?					
Haben Sie mühe sich an das Gelesene zu erinnern?					
Haben Sie Doppelsehen beim Lesen oder der Naharbeit?					
Bewegen, springen, schwimmen die Wörter beim Lesen?					
Haben Sie den Eindruck das Sie langsam lesen müssen?					
Haben Sie beim Lesen oder bei Naharbeiten Schmerzen in den Augen?					
Leiden Sie unter trockenen Augen?					
Haben Sie beim Lesen oder bei Naharbeiten das Gefühl, dass Ihre Augen belastet werden?					
Sehen Sie beim Lesen nebelig oder verschwommen?					
Rutschen Ihre Augen beim Lesen manchmal in den Zeilen ab?					
Müssen Sie Wörter beim Lesen wiederholt lesen, um sie zu verstehen?					

Was, wenn mein Auge immer weiterwächst?

Was für eine merkwürdige Frage, könnten Sie sich denken. Aber so ungewöhnlich ist das nicht. Eine nicht ganz unerhebliche Menge an Experten ist sich einig, dass genau das, bei immer mehr Menschen passieren kann und wird. Aber schauen wir uns das einmal in Ruhe an.

Es ist doch recht offensichtlich, dass ein Baby, wenn es auf die Welt kommt, noch nicht die endgültige Größe erreicht hat. Es wird wachsen, alle Körperteile werden sich ausdehnen und strecken. Aber in unterschiedlicher Geschwindigkeit und Ausmaß. So wachsen die Arme und Beine doch ein relativ langes Stück und vervierfachen sich im Laufe der Zeit. Was wäre, wenn unser Gehirn, das auch machen würde? Wir bräuchten einen ganz schon großen Schädel. Kennen Sie die Coneheads? Das ist ein Film aus den 90ern und diese Familie, keine originalen Erdenbürger, zeichnet sich dadurch aus, dass sie einen enormen, wenn nicht sogar riesigen Schädel haben. Aber selbst das würde nicht an Volumen reichen, wenn das Gehirn sich vervierfachen würde. Unser Kopf ist wie die Augen schon relativ nah an seiner Endgröße angekommen und wächst im Laufe der Jahre noch ein wenig, aber er schafft nicht mal eine Verdopplung. Das bedeutet aber auch, dass die Augen eines Babys noch kleiner sind als die des zukünftigen Erwachsenen. Sie müssen wachsen. Die Prozesse, die hier nötig sind und das Wachstum positiv beeinflussen, sind laut einigen wissenschaftlichen Büchern und Informationen noch nicht vollständig entschlüsselt. Aber ich finde: Was wir wissen, ist eigentlich schon genug. Ein Auge braucht blaues Licht, welches sich im natürlichen Spektrum der Sonne befindet, um angeregt zu werden, zu wachsen. Aktuelle Studien lassen vermuten, dass wir auch rotes Licht brauchen. Das zeigt auf wunderbare Art und Weise wieder einmal das die Komplexität des Lebens nur langsam und mühsam im Labor entschlüsselt werden kann. Zudem braucht es Seheindrücke in der Ferne und Nähe, in einem für den Menschen sinnvollen Verhältnis. So weit so gut.

Nun soll es Babys geben, die selten bis nie die Sonne sehen. Sie sind immer gut beschützt vor dem gelben Feuerball in einem Kinderwagen und haben ein farbenfrohes Mobile vor der Nase. Der Nahimpuls ist für diese Kinder sehr oft stärker als der Fernimpuls. Sie leben in einer gut behüteten Welt und werden umsorgt mit Liebe, Zuneigung und den neuesten Spielzeugen der Industrie. Diese Kinder leben in einer auf die Nähe reduzierten Welt. Das ist insoweit vermutlich nicht schädlich, da Kinder ohnehin, wenn sie auf die Welt kommen, nur in der Nähe etwas erkennen können. Natürlich entwickeln sich diese Kinder gesund und munter und es fällt auch erstmal nichts Besonderes auf. Später wenn sie das Krabbeln und Laufen erlernt haben, verbringen viele Kinder weiterhin die meiste Zeit des Tages im Haus, oder meist in einer Wohnung, die nun mal keinen Garten hat. Die Kinder unserer heutigen Zeit haben zudem sehr früh und sehr intensiv Kontakt mit digitalen Medien wie dem Smartphone und dem Fernseher. Nehmen wir kurz einen kleinen Jungen als Beispiel. Wir nennen ihn Matteo.

Matteo wurde im Jahr 2021 geboren. Ein spezielles Jahr mitten in einer weltweiten Epidemie. Vermutlich haben Sie diese Epidemie aber gar nicht mitbekommen. Die Epidemie heißt: **Myopie**.[99]

Falls Sie den Begriff nicht kennen, ist das (k)ein gutes Zeichen. Myopie steht für Kurzsichtigkeit. Das Jahr 2021 befindet sich also mitten in der weltweiten Epidemie der Kurzsichtigkeit und Matteo als frisch geborener Erdenbürger ist dieser Gefahr unmittelbar ausgesetzt.

Seine Augen müssen nun das Sehen erlernen. Das können sie nicht von Geburt an. Was damit zusammenhängt, dass die erste Wohnung, die ein Baby bewohnt, relativ dunkel ist. Nun, nachdem Matteo geschlüpft ist, hat er Kontakt mit der Außenwelt und damit auch mit Licht und Schatten, Farben und Bewegung. Seine noch jungen Augen sind darauf noch nicht eingestellt und brauchen Zeit, lange Zeit. Es wird Monate dauern, bis er etwas erkennen kann und Jahre, bis sich die Augen eingespielt haben. Matteo lebt in einer liebevollen Familie und

---

[99] Die weltweite Verteilung ist sehr unterschiedlich: Japan, Australien, Indien, Afrika 20% - EU+USA 50% - China 80% *(Stand 2022)*

weil seine Eltern ihm ein besseres Leben schenken möchten, gehen sie fleißig jeden Tag arbeiten. Matteo hat Glück, dass er bei einer Tagesmutter untergebracht wird, bei der viele andere Kinder sind. Er kann also schon als Baby Kontakte knüpfen und sein Netzwerk aufbauen. Die Tagesmutter hat die Wohnung liebevoll und kindgerecht eingerichtet und die vielen kleinen Zwerge müssen gar nicht auf den Spielplatz oder in die Natur gehen, es hat alles in den eigenen vier Wänden.

Matteos Mutter holt den Kleinen ab, der Vater arbeitet noch länger. Wenn er, der fleißige Vater, nach Hause kommt, liebkost er seine Frau und seinen Sohn und braucht dann die notwendige Entspannung nach der anstrengenden Arbeit. Diese kann er am besten am Fernseher erleben und so setzt er sich mit dem Abendessen direkt auf die Couch. Die Familie lebt glücklich und bescheiden. Aber für Matteo ist nichts zu teuer oder überflüssig. Schon mit zwei Jahren hat Matteo allerlei digitales Spielzeug, das ihm Sprachen und Fähigkeiten vermitteln soll, die er später einmal braucht. Großartig.

Auch ein Tablet hat Matteo und im Fernsehen darf er kindgerechte Sendungen schauen. Es ist sogar eine Win-Win-Situation; seine Eltern haben ein paar Minuten Zeit und Matteo lernt etwas dabei.

Matteo wird älter und älter, eines Tages ist er vier Jahre alt und kommt in die Vorschule, so ist das in der Schweiz üblich. Hier fällt den Pädagogen nun auf, dass Matteo scheinbar ein Problem mit den Augen hat. Seine besorgten Eltern recherchieren sofort im Internet und finden den begabtesten und besten Experten. Der auf Kinder spezialisierte Augenarzt braucht nicht lange und stellt schnell fest, dass Matteo kurzsichtig ist. Die Epidemie hat Matteo voll erwischt. Da hatte er keine Chance, in der Regel sind es ja vermutlich die Gene, die Schuld sind. Aber es gibt eine Wunderwaffe gegen die Kurzsichtigkeit und die heißt Brille. Zum Glück gibt es auch heutzutage eine Vielzahl von schönen und bunten Brillen. Kinder müssen heute nicht mehr leiden. War früher Mobbing und Diskriminierung von Brillenträgern noch üblich, so ist das natürlich heute nicht mehr gegeben. Matteo trägt seine Brille nun täglich mit Begeisterung.

Leider wächst seine Kurzsichtigkeit und mit dieser auch sein Auge. Das ist übrigens nicht immer so. Bei einigen Kurzsichtigkeiten wächst das Auge nicht weiter in die Länge. Die haben dann Glück im Unglück.

Aber was soll es, werden Sie vielleicht nun sagen. Im Kopf ist ja genug Platz, dann wächst das Auge halt noch einen Millimeter oder zwei – wo ist das Problem?

Können Sie sich erinnern, dass Sie im Kindergarten irgendwann einen Luftballon aufgeblasen haben und diesen mit Zeitungspapier und Klebstoff eingekleidet haben? Nachdem der Kleber ausgehärtet ist, haben Sie den Luftballon, der absolut perfekt an der Innenseite des Gebildes anliegt, aufgeschnitten. Er hat sich dann relativ unschön zusammen gekrumpelt und Sie konnten ihn herausnehmen. Stellen Sie sich doch bitte vor, das gleiche, was dem Luftballon widerfahren ist, geschieht dem Auge, also der Netzhaut. Die Netzhaut löst sich vom restlichen Auge ab, wenn dieses zu schnell und zu viel wächst. War die Netzhaut wichtig? Nun, in einem früheren Kapitel im Buch wird das Körperteil Netzhaut stärker beleuchtet, aber einfach gesagt: Keine Netzhaut, kein Sehen.

Das Problem für Matteo ist also nicht unbedingt eine Kurzsichtigkeit, sondern das Problem mit den daraus resultierenden Erkrankungen.

Erinnern Sie sich an die Experten, die davor warnen. Diese sagen, dass bereits 2050 die Hälfte der Weltbevölkerung kurzsichtig sein wird. Wie viele davon dann eine verschrumpelte Netzhaut bekommen, ist zwar unklar, aber dennoch irgendwie erschreckend.

Kommen wir aber zurück zu Matteo. Er hat unglaubliches Glück und sein Augenarzt ermittelt bei jedem Besuch nicht nur die Kurzsichtigkeit, sondern auch die Augenlänge. Deswegen hat der Onkel Doktor bemerkt, dass hier eine sehr unglückliche Entwicklung abläuft. Er will Matteo helfen und bietet ihm ein paar unterschiedliche Optionen an.

Was können wir machen, um das Wachstum zu stoppen?

Ein in der Augenmedizin schon lange benutztes Mittel ist Atropin. Haben Sie noch nicht gehört? Macht nichts, vielleicht haben Sie es schon einmal gesehen oder erlebt. Kindern und manchmal sogar Erwachsenen wird Atropin als Augentropfen verabreicht. Dadurch haben wir enorm große Pupillen und der Augenarzt kann besser in das Auge schauen, deswegen macht er das auch. Atropin hat noch mehr Effekte auf das Auge und so kann es die Autofokus-Funktion des Auges außer Gefecht setzen.

Früher, bevor man Atropin verwendet hat, wurde in der Medizin Kokain benutzt, sodass sich Atropin nun doch deutlich besser anhört. Dennoch ist Atropin ein Nervengift und in hoher Dosis vermutlich schädlich. Unser aufmerksamer Augenarzt schlägt nun Matteos Eltern vor, dass der kleine Kurzsichtige täglich Atropin[100] bekommen soll. Nur eine extrem kleine Menge, aber täglich und längerfristig.

Matteos Eltern wollen den Kleinen vor Drogen schützen und fragen daher nach Alternativen. Diese gibt es in vielfältiger Art und Weise, aber nicht beim Augenarzt, sondern bei einigen wenigen spezialisierten Augenoptikern. Diese sind gar nicht so leicht zu finden, aber dank des Internets hat Matteo bald einen Termin.

Der Augenoptiker hat gleich eine ganze Armada von Varianten im Portfolio. Er bietet Matteo eine spezielle Brille an. Auf dieser Brille, oder besser in den Gläsern, werden verschiedene Stärken eingebaut. So kann Matteo in der Mitte deutlich und am Rand unscharf sehen. Wie das nun aber die Kurzsichtigkeit aufhalten soll, kann zwar weder der Augenoptiker noch das Internet nachvollziehbar erklären, aber es handelt sich ja um Experten, also glauben die Eltern von Matteo dem Vorschlag.

Leider bekommen sie aber einen kleinen mittelschweren Schock. Sie lieben Ihr kleines Baby, auch wenn es kein Baby mehr ist, zwar heiß und innig, aber der Preis, den der Optiker für die Brille aufruft, haut sie um. Leider wird es auch nicht besser, als er erklärt, dass in der Regel

---

[100] Atropin wird und wurde auch bei Herzproblemen und Parkinson eingesetzt. Die Pflanze wirkt stark krampflösend.

die Brille alle sechs bis zwölf Monate ausgetauscht werden muss. Zum Glück bieten einige Hersteller diese Gläser aber im Abo, oder besser gesagt im Finanzkauf, an. Also sieht der monatliche Betrag nicht mehr so gruselig aus wie der jährliche Gesamtbetrag. Schön, wenn es so einfach ist, sich zum Kauf animieren zu lassen.

Aber Matteos Vater will nun auch noch die anderen Möglichkeiten hören, immerhin kostet ja bereits der Beratungstermin mit dem Optiker Geld. Also will er alles wissen.

Der Optiker erklärt, dass auch Kontaktlinsen die Option haben, die Kurzsichtigkeit zu bremsen.

Bei diesem Satz wird Matteos Vater stutzig. Bremsen? Er dachte, es geht um Aufhalten oder Verbessern.

Was bedeutet nun bremsen?

Alle Systeme, ob Atropin, Brillen oder Kontaktlinsen bremsen die Geschwindigkeit des Wachstums der Augen bei einigen, nicht allen, Kindern. Es ist also keine Garantie möglich, dass eine Erkrankung verhindert wird. Stellen wir uns die Entwicklung der Kurzsichtigkeit vor wie einen Stein, der auf einem hohen Berg liegt. Dieser Stein ist rund und kommt durch einen kräftigen, wirklich sehr kräftigen, Windstoß ins Rollen. Er wird den ganzen Berg hinunterrollen und dabei so viel Fahrt aufnehmen, dass er dabei Häuser platt machen wird. Um den Aufprall abzuschwächen, können wir uns dem Stein entgegenstemmen und versuchen, ihn langsam und kontrolliert ins Tal rollen zu lassen. Das ist es, was die Industrie, die Optiker und die Augenärzte machen.

Bei den Kontaktlinsen gibt es zudem zwei Varianten. Entweder trägt man weiche Linsen tagsüber und für viele Jahre. Oder man trägt feste, stabile Linsen über Nacht und verformt damit seine Hornhaut. Dadurch kann man dann tagsüber ohne Hilfsmittel sehen. Wenn Sie das nun für «Zauberei» halten, haben Sie recht, aber vielleicht ist Ihnen ja bereits aufgefallen, dass Augenoptiker geradezu magische Fähigkeiten haben.

Bei Linsen und besonders bei Kindern muss das Thema Hygiene ausführlich besprochen werden. Linsen auf dem Auge verursachen ein erhöhtes Risiko für Infektionen. Ohne Kontaktlinsen ist das erheblich geringer.

Nach eingehender Beratung der Eltern durch die Experten ist Matteos Vater noch kurz zum Bahnhof, um abzuklären, ob Kokain nicht unter Umständen eine günstigere Option wäre als Atropin. Da das Koks aber nicht von der Krankenkasse subventioniert wird, haben sich die Eltern für die Brille entschieden.

«Wenn ihr eure Augen nicht gebraucht, um zu sehen, werdet ihr sie brauchen, um zu weinen.»
Jean-Paul Sartre[101]

Matteo hat natürlich eine formschöne Brille mit den Motiven seiner Lieblingsserie bekommen, und da er weiterwächst und seine Augen weiterwachsen, hat er nun regelmäßig die Gelegenheit, eine neue Brille zu bekommen. Dieser Prozess kann bis zu seinem 25.ten Lebensjahr anhalten und wenn er am Ende jährlich eine neue Brille braucht, der Glückspilz, so sind es dennoch knapp 20 Stück, die jeweils um die 500 Euro kosten. Wir sprechen also von preisfreundlichen 10.000 Euro, die investiert werden müssen, um die Kurzsichtigkeit zu bremsen. Sind wir ehrlich, das wird sich nicht jede Familie leisten können. Daher plädiere ich dringend dafür, dass dieses Thema eine größere Lobby bei den Krankenkassen bekommt. Ich spreche mich aber auch ganz deutlich für eine Prävention ersten Grades aus und wünsche mir mehr Aufklärung zu diesem Thema. Ich bleibe bei meiner Metapher und sage erneut, es ist besser zu verhindern das das Kind in den Brunnen fällt, als darüber nachzudenken, wie ich es wieder heraushole. Viele Studien zur Kurzsichtigkeit zeigen, dass eine «Bestrahlung» mit Sonnenlicht

---

[101] JP war ein echt schlauer Franzose aus Paris und lebte zwischen 1905 und 1980. Ich mag Sartre und habe das Zitat so im Internet gefunden, allerdings könnte es auch von jemandem anderen sein, die Daten hierzu sind unsicher.

von zwei Stunden am Tag eine artgerechte Entwicklung begünstigt. Die meisten der wissenschaftlichen Experimente lassen aber auch erkennen, dass kurzsichtige Augen nicht mehr in der gleichen Art und Weise mit der Sonnenstrahlung umgehen können wie zuvor. Jetzt wo das Kind in den Brunnen gefallen ist, sprich die Kurzsichtigkeit schon da ist, reagieren und funktionieren die Augen nicht mehr nach den normalen und gesunden Regeln der Entwicklung. Es braucht daher vermutlich wirklich Unterstützung vom Optiker und Augenarzt.

Die Frage muss man sich aber gefallen lassen, ob es denn nicht zu verhindern gewesen wäre, dass das Kind in den Brunnen fällt und bei dieser Überlegung scheinen die zwei Stunden Aktivität unter der natürlichsten Lichtquelle, die ich schon erwähnt habe, von Vorteil zu sein. Die Sonne bewirkt im Auge eine Ausschüttung von Dopamin, welches das Wachstum reguliert. Viele Experten empfehlen heute sogar zusätzlich die Einnahme von Vitamin D. Dieses Hormon wird durch die Sonne im Körper gebildet und hat wohl ebenfalls Auswirkungen auf die Entwicklung der Augen. Im Übrigen verdichtet sich die Datenlage, dass es für die Produktion von Vitamin D im Körper, nicht nur wie bisher angenommen UV-Strahlung braucht, sondern auch Wärmestrahlung den Prozess verbessert. Ich finde es ist großartig das die Sonne gleich beides liefert.

Reiben, kratzen oder brennen ihre Augen?

Seit Tagen hat es nicht mehr geregnet, das ist im Sommer ja nichts Ungewöhnliches, aber die Trockenheit hinterlässt langsam Spuren in der Umwelt. Im Garten wird die Erde immer brüchiger und rissiger, der sonst so weiche Boden wirkt hart und unfreundlich. Das Gemüsebeet sieht aus, als wäre der Nachbar mit dem Flammenwerfer darüber gegangen. Die zarten, kleinen Pflanzen, kaum mehr als kleine Sprösslinge, sind in der Hitze der Sonne vertrocknet. Egal ob das vorher eine Erdbeere oder eine Zucchini war, erkennen kann man es ohnehin nicht mehr, jetzt ist es tot. Ich glaube, wir können uns eindeutig zugestehen, dass Trockenheit echt mühsam sein kann. Aber klar, egal wie warm oder unerträglich heiß es ist, zu trinken haben wir. Das ist aber nicht für alle Menschen immer und optimal gewährleistet. Während Sie und ich vermutlich überlegen können, welche Wasser-Sorte aus welcher Region der Welt wir trinken wollen, oder einfach den Wasserhahn öffnen können, ist es für eine Mehrzahl der Menschen auf diesem Planeten bis heute eine Herausforderung, an ausreichend viel und sauberes Wasser zu gelangen. Gehen wir aber davon aus, dass wir genug Wasser zum Trinken haben. Dann kann es dennoch sein, dass wir unter Trockenheit leiden. Und zwar an den Augen:

Wir leben in einer sehr künstlichen Welt. Wir sitzen in einem Büro, blicken unter einer künstlichen Lampe auf einen Monitor. Das machen wir erheblich länger, als es in der Natur vorgesehen war.

Zusätzlich stehen wir unter einem enormen Stress, der uns emotional bewegt. Einige nutzen auch künstliche Farbstoffe rund um das Auge herum, um dieses grösser oder ästhetischer wirken zu lassen. Wir nennen das dann üblicherweise Kosmetik. Und nicht zu vergessen, nehmen wir heutzutage eine Vielzahl von künstlichen Stoffen zu uns, manche in der Nahrung, andere in Medikamenten. Alle Stoffe haben natürlich eine Funktion und eine Wirkung, aber manchmal auch noch eine zusätzliche, welche wir eigentlich nicht haben wollten. Schauen wir uns einige Faktoren näher an.

Wer von uns arbeitet den ganzen Tag unter künstlicher Beleuchtung?

Sie ist ein Fluch und ein Segen zugleich. Dank der Erfindung der Glühbirne haben wir Menschen die Nacht zum Tage gemacht. Allerdings waren uns die möglichen negativen Auswirkungen zu dem Zeitpunkt noch nicht klar. Es ist so, dass wir für einen bestmöglichen Biorhythmus das ganze Spektrum der Sonne benötigen. Nur wenn unser Körper den Sonnenstrahlen ausgesetzt ist, oder in der Nacht eben mit ihrer Abwesenheit konfrontiert ist, kann er tagsüber korrekt sehen und nachts eben nicht, sondern sich zum Schlafen bereit machen. Machen wir nun am Abend das Licht an, sabotieren wir diesen Vorgang. Bis zu einem gewissen Level ist das sicher ohne weiteres unproblematisch. Auch die frühen Menschen hatten nachts den Mond und die Sterne zur Orientierung. Später das Lagerfeuer für die kulturelle Unterhaltung. Heute sitzen wir aber zur kulturellen Entspannung nicht zusammen und erzählen uns Geschichten, sondern wir lassen uns Geschichten aus Hollywood erzählen. Schnell und bildreich. Wir haben keine Aufgabe mehr dabei, uns die Bilder vorzustellen, diese sind fertig. Wir konsumieren[102] das Bild – auch okay, aber eben anders. Eine der vielen Konsequenzen aus diesem Verhalten ist es, dass unsere Tränenflüssigkeit sich anders verhält.

Auch am Tag befinden sich die meisten Menschen heutzutage in der westlichen Welt in einem Raum. Seit der Entstehung von Home-Office zwar nicht zwingend in einem kleinen, staubigen oder großen, klimatisierten Büro. Aber in der Regel in einem Raum mit künstlicher Beleuchtung. Hier fehlen ganz eindeutig Sonne, Luft und zarter Wind. Die Benetzung der Augen leidet aber auch wegen des Verhaltens. Wir konzentrieren uns am Monitor mehr als beim Blick in die Ferne oder einem flüchtigen Blick auf die Armbanduhr in der Nähe. Wir kleben hinter dem Gerät fest, unsere Augen stehen wie in einer Schockstarre bewegungslos da und vergessen völlig ihren normalen Arbeitsauftrag. Unsere Augenlider sollen blinzeln, das reinigt die Oberfläche der Augen und stabilisiert die Tränenflüssigkeit. Würde man die Strecken des Blinzelns aneinanderreihen, ergäbe das in einem Jahr einen Marathon. Würden wir aber unser Jahr hinter einem Monitor verbringen, kommen wir keine fünf Kilometer weit. Der Unterschied ist mehr als nur gravierend, er ist schockierend.

Wir tragen eine weitere Verantwortung, neben natürlich jener, dass wir für unsere Berufswahl eine Verantwortung tragen. Du bist, was du isst.

---

102 TV-Konsum verbraucht weniger Kalorien als rumsitzen und nichts tun.

Das stimmt auch bei der Trockenheit am Auge. Wir können uns augengesund ernähren und unseren Konsum an Kurkuma und Sanddorn[103] in die Höhe bringen. Es wäre ein Vorteil. Mehr zur Ernährung finden Sie in einem späteren Kapitel in diesem Buch.

Sie könnten auch aufhören, mit Kosmetik an Ihrem Auge die natürliche Funktion dessen einzuschränken. Es ist unglaublich, aber der Kajal-Strich an der falschen Stelle und schon werden die Augendrüsen verstopft. Zudem die Kosmetik oftmals mit einem Anteil Erdöl daherkommen. Es fällt im Laufe des Tages immer etwas vom Kajal oder der Wimperntusche auf das Auge. Greenpeace würde in diesem Fall eigentlich gerne eingreifen. Der Ölteppich, der sich auf dem Auge breit macht, ist schädlich für alles und jeden.

Manchmal sind es aber auch ungewollte Effekte, die die Trockenheit heraufbeschworen. Viele Medikamente, die man nun mal leider nehmen muss, verursachen eine Trockenheit. Hier lohnt es sich, aufmerksam zu sein und das Gespräch mit dem Arzt zu suchen. Gelegentlich gibt es andere Medikamente[104], die genauso gut helfen und weniger Trockenheit verursachen. Eine Abklärung ist immer sinnvoll.

Und dann gibt es noch die königliche Erkrankung von König Charles dem III. Er leidet vermutlich unter Rosazea, einer Hautkrankheit, welche auch mit enormer Trockenheit am Auge einhergeht.

Das trockene Auge ist ein Leiden, das nicht zu unterschätzen ist. Umso wichtiger ist es Kontaktlinsenträger, darauf aufmerksam zu machen, dass besonders die neuen und modernen Silikon-Kontaktlinsen vermutlich an der Entstehung und Verschlimmerung der Trockenheit beteiligt sind. Neben der Trockenheit und dem Reiben der Linse auf dem Auge, hat diese noch einen anderen spannenden Effekt. Die Kontaktlinse agiert wie ein Gewächshaus. Unter der Linse staut sich die Wärme und das Auge heizt sich auf. Diese erhöhte Temperatur

---

103 Sanddorn kann als Spray am Auge wahre Wunder bewirken. Als Lebensmittel nimmt es einen positiven Einfluss auf alle körperlichen Schleimhäute.

104 Unter www.rote-liste.de kann man Wirkungen und Nebenwirkungen von allen zugelassenen Medikamenten nachlesen.

zusammen mit dem feuchten Milieu auf dem Auge ist ein wunderbarer Ort für pathogene Keime. Wenn Sie also Kontaktlinsen tragen, dann lassen Sie diese bestmöglich und regelmäßig beim Optiker kontrollieren.

Was aber, wenn ich ein trockenes Auge habe und ich an keiner Schraube zur Optimierung mehr drehen kann?

Dann, ja, dann gibt es Experten, die Produkte anbieten können, welche Ihnen helfen. Nach dem Augenarzt und der Apotheke ist das natürlich auch der Optiker. Es gibt Augentropfen, Sprays und auch Nahrungsergänzungsmittel *(dann kann ich meine ungesunde Ernährung beibehalten)*, die hilfreich und sinnvoll sind.

Bei einigen Produkten muss man sich aber schon fragen, wem sie mehr nützen. Dem Patienten oder dem «Verkäufer»?

In Bezug auf die Nahrungsergänzungsmittel sind sich viele Experten, inklusive Dr. Sheldon Cooper[105], sicher, dass es nur für teuren Urin dienlich ist. Allerdings gibt es auch seriöse Studien zu diesem Thema und viele Leistungssportler nutzen auf dem Weg zur Spitzenleistung eine Vielzahl von verschiedenen Mikronährstoffen, um sich optimal vorzubereiten. Aber eines scheint schon sicher zu sein, und zwar dass der menschliche Körper derart komplex ist, dass es nicht eine Tablette gibt, welche alle Befindlichkeiten lösen kann und ein langes und gesundes Leben ermöglicht.

Bei den Augentropfen ist fast alles erlaubt, was es auf dem Markt gibt. Es gilt, weniger ist mehr. Keine Konservierungsmittel und keine unnützen Zusatzstoffe. Tropfen werden in unterschiedlicher Konsistenz angeboten und sind von flüssig bis ölig zu bekommen. Lassen Sie sich beraten. Aber am besten mit dem einfachsten Starten und

---

105 Sollte Dr. Cooper bisher an Ihnen vorbeigekommen sein, ohne dass Sie ihn wahrgenommen haben, fordere ich Sie gegen meine sonstige Überzeugung doch einmal auf, TV zu sehen. Schauen Sie sich gerne die wissenschaftliche Sendung «The Big Bang Theory» einmal ausführlich an. Es wird sicherlich nicht zu Ihrem Schaden sein.

ausprobieren, aber niemals ohne Begleitung durch einen Arzt, Apotheker oder geeigneten Optometristen.

Viel besser als Augentropfen sind aber Sprays. Zwei Produkte sind hier besonders hervorzuheben. Ein Spray mit Sanddorn und eines mit Soja-Lipid. Diese beiden Produkte sind in der Anwendung absolut «idiotensicher», weil sie auf das geschlossene Auge gesprüht werden. Und glauben Sie mir, es funktioniert gerade deswegen so gut. Die zarte Spalte zwischen Oberlid und Unterlid lässt gerade die richtige Menge an Öl auf das Auge gleiten, um es zu beschützen.

Für mich sind die öligen Sprays immer zu bevorzugen, weil sie vermutlich für 70% der Trockenheit die Lösung darstellen. In ganz wilden Fällen gibt es auch medizinische Lichttherapien *(Sonnenlicht aus der Steckdose)*. Sollten Sie aber präventiv tätig sein wollen, machen Sie einfach regelmäßig ein Sonnenbad und blinzeln Sie ausreichend genug.

Fehlt Ihnen noch etwas in meiner Auflistung?

Ich habe in über 20 Jahren als Augenoptiker schon annähernd jedes Kraut, jede Pflanze und jedes Getränk als Wundermittel für die Augen präsentiert bekommen. Einige Pflanzen wie Augentrost *(hier steckt es ja schon im Namen)*, Petersilie, Sanddorn, Malve und Schwarztee haben tatsächlich eine positive Wirkung auf die Augen. Bei allen Hausmitteln und Oma-Rezepten muss aber immer auch auf eine Gefahr aufmerksam gemacht werden. Wer sich seine «Mittelchen» selbst braut, wird in der Regel nicht steril arbeiten und so ist noch manche Eigenbehandlung mit einer bakteriellen Entzündung geendet. Achten Sie also vorranging auf eine gute Augengesundheit und die beste Immunstabilität die möglich ist.

Eine wichtige Abgrenzung des trockenen Auges muss am Ende noch erfolgen. Wenn Ihr Auge juckt, haben Sie vermutlich eine Allergie. Gehen Sie bitte zum Augenarzt. Sollten die Augen verklebt sein, Schaum auf der Lidkante liegen, dann haben Sie vermutlich einen ungebetenen Gast aus der Familie der fiesen Keime am Auge. Auch hier gehen Sie bitte zu einem Augenarzt. Eine Bindehautentzündung sollte man nicht auf die leichte Schulter nehmen. Allerdings sollte noch erwähnt werden das Kinder in der Regel eine bakterielle Entzündung haben; dort helfen Antibiotika. Erwachsene haben überwiegen eine virale Entzündung, welche nur vom eigenen Immunsystem behandelt werden kann. Es lohnt sich also erneut alles für ein stabiles Immunsystem zu machen.

Ein zartes und gelegentliches brennen, kann Sie aufatmen lassen, denn es ist vermutlich nur ein trockenes Auge. Hier können Sie in der Apotheke und beim Optometristen fündig werden. Sollte das Problem ansteigen und dauerhaft werden ist aber ebenfalls eine medizinische Kontrolle angebracht.

- jucken, wässrige Augen = Allergie
- verklebt, Eiter, Schaum = bakterielle Entzündung
- zartes, gelegentliches Brennen = trockenes Auge

Kleine, unbeliebte Haustiere

Die Morgensonne lugte durch die zarten Gardinen und streichelte sachte über verschlafene Augenlider. Doch anstatt erfrischt in den Tag zu starten, öffnete ich meine Augen und spürte ein brennendes Unbehagen. Als ich meine Lider berührte, fühlte ich eine seltsame Trockenheit und leichte Schmerzen. Es war, als ob meine Augenlider ihre eigene Geschichte erzählten, und die Hauptfiguren darin waren winzige Kreaturen namens Demodex-Milben.

Diese parasitären Gesellen, kaum 0,2 mm groß, hatten sich in den Drüsen meiner Wimpern niedergelassen. Sie lebten dort in einem unsichtbaren Reich, von dem ich nichts wusste. Der Demodex-Milbenbefall hatte die Führung übernommen, und ich hatte ihre Existenz schmerzhaft bemerkt.

Demodex-Milben waren für ihre ständige Suche nach Nahrung und ihrem regen Treiben in der Dunkelheit bekannt. Während ich in friedlicher Unwissenheit schlief, durchstreiften sie meine Augenlider, ernährten sich von Hautzellen und ließen ihr Unheil zurück. Wimpern wurden spröde, Schuppen bildeten sich an den Wurzeln, und meine Augen brannten vor Trockenheit und Irritation.

Ich erfuhr, dass Demodex-Milben ihre Eier in den Haarfollikeln meiner Wimpern legten, und diese neuen Bewohner verhielten sich anders als ihre Eltern. Männliche Milben suchten nach Partnern, während die weiblichen in den Drüsen verweilten. Ihr Leben erstreckte sich über zwei bis drei Wochen, in denen sie unaufhörlich umherwuselten, insbesondere nachts.

Es war ein unheimlicher Gedanke, dass sich diese winzigen Wesen in meinen Augenlidern eingenistet hatten, sich von mir nährten und mir schließlich Schmerzen und Trockenheit bescherten. Aber das war nicht das Ende ihrer Geschichte.

Der Kampf gegen die Demodex-Milben erforderte eine gründliche Hygiene und die richtige Wahl der Hilfsmittel. Teebaumöl erwies sich als wirksames Mittel gegen diese Parasiten. Allerdings war Vorsicht geboten, da Teebaumöl in reiner Form Haut und Augen reizen konnte. Eine Verdünnung mit Walnussöl war ratsam.

Täglich trug ich vorsichtig diese Mischung auf meine Augenlider auf, und das über einen Zeitraum von vier Wochen, was der doppelten Lebensdauer der Milben entsprach. Mein Bettzeug wusch ich heiß, denn Hitze tötete die Milben ebenfalls ab.

Zusätzlich zur Teebaumölbehandlung konnte mir mein Augenarzt ein Medikament empfehlen, um die Milben zu immobilisieren, während das Teebaumöl seine Arbeit erledigte. Als unterstützende Maßnahme konnte ich auch ein Shampoo mit Teebaumöl-Zusatz in Betracht ziehen.

Der Weg zur Heilung war nicht ohne Herausforderungen, aber die Linderung, die ich fand, gab mir das Gefühl, meine Augenlider zurückzuerobern. Und so ging die Geschichte der Demodex-Milben weiter, als ich lernte, ihre Anwesenheit zu überwachen und für meine Augengesundheit zu sorgen.

Ein Laser am Auge und anderswo

«Es ist eine dunkle Zeit für die Rebellion. Obwohl der Todesstern vernichtet worden ist, haben imperiale Streitkräfte die Rebellen aus ihrem Stützpunkt vertrieben und kreuz und quer durch die Galaxis verfolgt.
Nachdem sie der gefürchteten imperialen Sternenflotte entkommen ist, hat eine Gruppe Freiheitskämpfer unter der Führung von Luke Skywalker jedoch einen neuen, geheimen Stützpunkt in der abgelegenen Eiswüste von Hoth errichtet.
Der teuflische Darth Vader – nur von dem Gedanken besessen, den jungen Luke Skywalker aufzuspüren[106] ...«

...hat sein Laserschwert schon an der Ladestation aufgeladen und wartet auf den Tag der Abrechnung. Es dauert nicht lange, bis er seinen Widersacher in der eisigen Wüste eines Eisplaneten findet. Leider hatte Luke vergessen, dass Fußabdrücke im Schnee sichtbar sind. So kommt es nun zum klassischen Duell der Kontrahenten. Jeder startet sein Laserschwert und sie prügeln auf sich ein. Was keiner von beiden weiss: In drei von 1000 Fällen endet das damit, dass sich einer ein Stück der Hornhaut abschneidet. Wenn sie wüssten, dass die Sache ins Auge gehen kann, hätten sie vielleicht anders gehandelt.

Wie konnte es aber überhaupt so weit kommen? Es war wohl der Iran, also nicht das Land, sondern der Iraner Gholam Peyman, der 1985 das erste Mal mit einem klassischen Schwert bei einem Menschen die Hornhaut angeschnitten hatte. Er wollte sie auch nicht abtrennen, sondern nur anschneiden und aufklappen, um dann die offene, freigelegte Stelle der Hornhaut mit seinem Hoch-Energie-Laser zu verdampfen.

Das Ziel war nicht etwa Folter oder Strafe, sondern eine Verbesserung der Sehkraft ohne Brille oder Kontaktlinsen. Selbst für die besten

---

106 Klar stammt der Text von «Star Wars» und aus dem Internet, allein die genaue Quelle fällt mir aber nicht mehr ein.

Samurai war es jedoch äußerst schwierig, die feine Hornhaut mit dem Schwert präzise anzuschneiden, ohne sie zu durchtrennen. Aus diesem Grund entwickelten findige Ingenieure später verschiedene Laserschwerter, um diesen Schnitt durchzuführen. Heutzutage ist es sogar möglich, das Innere des Auges fast wie durch ein Wunder zu erreichen, ohne es dabei komplett aufzuschneiden. Stellen Sie sich vor, Sie haben einen Schokokuchen mit flüssigem Schokokern – megalecker. Jetzt bekommen Sie die Aufgabe minimal invasiv erst das Innere zu essen und dann das Äußere. Ein Strohhalm ist hier hilfreich, damit verletzen wir den Kuchen nur sehr gering. Diese Technik ist heute die Beste auf dem Markt. Sie trägt den wunderbaren Namen **SMILE** *(small incision lenticule extraction)*, was marketingstrategisch superclever ist. Bei dem klassischen herumschneiden und verdampfen, wie auch bei den moderneren Versionen gibt es neben dem Verlust von Teilen der körpereigenen Hornhaut auch viele andere Probleme. Eine Konsequenz, die fast immer eintritt, ist die Trockenheit der Augen. Wenn Sie sich an das vorherige Kapitel erinnern, wissen Sie noch, dass man diese Trockenheit eigentlich nicht haben will.

Sie werden sich ganz bestimmt sicher sein, dass ein Augenoptiker grundsätzlich nichts von dieser Technik hält, zum einen, weil er die ganzen Vor- und Nachteile in der Schule lernen muss und zum anderen, weil er ja schließlich Brillen verkaufen möchte. Aber Sie täuschen sich. Ich kenne persönlich sogar einige Kollegen, die sich dieser Behandlung unterzogen haben.

Ein Optiker[107], den ich hier gerne anonymisieren will, hat sich ein wunderbares Geschenk gemacht. Er ist für eine Woche ohne Familie in die Türkei geflogen.

Das Paket war großartig, eine Woche Vollpension im Hotel mit direktem Blick auf das Meer und Shuttleservice in die Privatklinik.

107 Wenn du das liest, weißt du hoffentlich, dass ich dein Beispiel nicht ausgewählt habe, um dich zu verärgern.

Krankenhaus, werden Sie nun denken, wieso hat man im All-inclusive-Urlaub einen Shuttle zum Krankenhaus inklusive? Nun dieser Urlaub ist ein Kombi-Angebot: Hotel und Laserbehandlung.

Bereits bei der Ankunft findet der Kollege alle Unterlagen in seiner Sprache im Hotelzimmer vor. Alle medizinischen Fragebögen kann er so in Ruhe ausfüllen, während er mit Blick auf das Meer vom Balkon schaut. Der Termin am nächsten Morgen ist früh, aber man soll ja auch noch etwas vom Urlaub haben.

Direkt nach einer etwas unruhigen Nacht, eine OP macht auch einen Optiker schlaflos, wird der Kollege abgeholt. Der Fahrer spricht, wie zu erwarten, ein hervorragendes Türkisch, aber kein Wort Deutsch oder Englisch – wozu auch, er kennt ja seinen Auftrag.

Im Spital angekommen wirkt alles vom «Feinsten». Die Technik, die Hygiene und das Personal sind perfekt vorbereitet und kennen ihre Aufgaben ganz genau.

Mein mittlerweile doch etwas nervöser Freund wird kurz vorgemessen, vorbereitet und liegt schon 30 Minuten später im Operationsraum. Ich kenne Restaurants, in denen ein Schnitzel mit Pommes länger dauert, daher geht mein Respekt an die Effektivität der türkischen Firma.

Eine Laser-OP ist irgendwie langweilig und unspektakulär.

Das Lasern selbst wie auch alles drum herum ist schmerzfrei bis auf eine zarte Panik, die man verspüren kann, wenn maskierte Menschen, die in fremder Sprache sprechen, ein Gerät über deinem Auge positionieren. Danach kann der Urlaub sofort beginnen. Es wird empfohlen, keine schweren Arbeiten durchzuführen oder schwer zu tragen, aber mein Freund ist ja im Urlaub. Das Risiko ist gering. Auch die Hygiene gilt es zu beachten und daher verzichtet er, an den Strand zu gehen. Ein Sandkorn auf dem Auge wäre eine sehr unangenehme Sache.

Am nächsten Tag ist noch ein Kontrolltermin und er wird nun endgültig in seinen wohlverdienten, oder besser teuer bezahlten, Urlaub entlassen.

Er braucht auch nach der Behandlung eine Brille für 100% Sehkraft, er braucht jeden Tag Tropfen, um das Auge zu befeuchten und wenn er irgendwann mal einen kräftigen Schlag auf das Gesicht bekommt, könnte sich die Hornhaut verschieben. Und nun? Würde er es wieder machen? Ja – ist seine Antwort: Jederzeit!

Die Hornhaut könnte sich verschieben?

Ganz richtig, bei dieser Behandlungsart wurde die Hornhaut wie mit einem Käsehobel angeschnitten, nicht abgeschnitten und dann hochgeklappt. Dieser Fetzen wächst sehr langsam wieder fest und kann verschoben oder auch abgerissen werden.

Sie vermuten nun, dass es einen gewaltigen Schlag brauchen würde, wie einem Punch von Mohammad Ali oder Mike Tyson? Nein, es kann schon eine unglückliche Situation beim Spielen mit seinem Sohn ausreichen und seine Hornhaut liegt im Wohnzimmer auf dem Boden.

Falls Sie nun den Eindruck haben, ich wäre grundsätzlich gegen eine solche Behandlung, dann täuschen Sie sich. Es liegt in der eigenen Verantwortung eines jeden einzelnen, eine Entscheidung zu treffen. Ich empfehle aber immer, sich optimal beraten zu lassen und auch eine Behandlung im eigenen Land. In der Schweiz gilt dieser medizinische Eingriff in der Regel als Schönheitschirurgie und wer diese im Ausland durchführen lässt, hat häufig dann in der Schweiz keinen Versicherungsschutz mehr, wenn etwas schief geht. Eine Hornhaut-Transplantation kostet aktuell im Schnitt eine Millionen Euro, das sollte man dann doch sicherheitshalber auf dem Konto haben, falls man seine Behandlung mit einem Urlaub verbinden will.

Freuen Sie sich aber, falls Sie sich zu einer solchen Behandlung entscheiden, die Preise und die Komplikationen sinken zunehmend.

Einzig das trockene Auge[108] bleibt und wird vermutlich auch bei den aktuellen und zukünftigen Operationstechniken bleiben.

Um eine kleine Ergänzung zu dem Thema Augenlasern komme ich leider nicht herum. Es ist ein aufsteigendes Business und in meinem Umfeld wachsen die Laser-Center aus dem Boden, wie Pilze im feucht-warmen Herbst. Nicht die Liebe zu den Menschen und gutes Sehen ist der Antrieb, sondern Profit. Mit dieser Methode ist viel Geld zu verdienen. Bitte achten Sie bei Ihrem Auge auf Gesundheit, Hygiene und Professionalität und nicht auf einen besonders günstigen Rabatt. Lassen Sie sich bitte sehr gut aufklären und lesen Sie die Patientenerklärung durch, bevor Sie sie unterschreiben. Sie haben genau zwei Augen, lassen Sie diese Behandlung nicht ins sprichwörtliche Auge gehen, weil Sie schnell und günstig in die Schönheitsoperation gelaufen sind.

Glückwunsch, Sie haben schon wieder ein Kapitel abgeschlossen. Bevor Sie aber nun überschwänglich vor Glück weiter lesen machen Sie bitte eine etwas längere Pause, nicht aber bevor Sie das Graffiti für dieses Kapitel angefertigt haben. Gerne möchte ich mich an dieser Stelle bedanken, dass Sie sich so fleißig an die Handhabungshinweise und die Lernmethoden halten. Ich würde mich freuen, wenn Sie am Ende des Buches sich zu einem Feedback überreden lassen können.

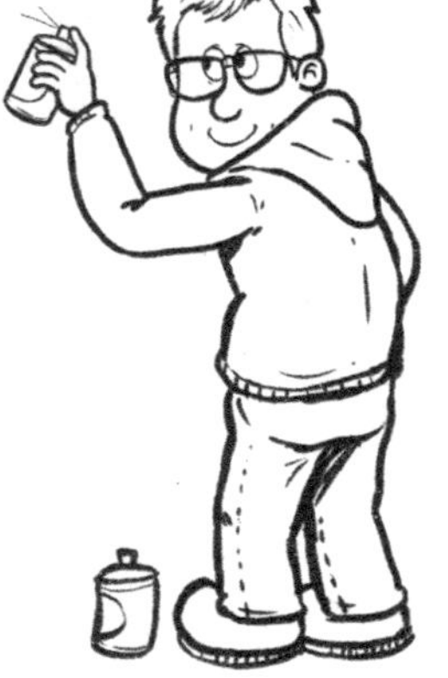

Wie jeder Autor freue ich mich über Rezensionen, auch solche, die das Buch nicht gut aussehen lassen *(nur so lerne ich)*, auf allen digitalen Plattformen, besonders aber auf meiner eigenen Homepage.

108 Bei der Operation werden mehr oder weniger Nerven in der Hornhaut beschädigt, welche eigentlich eine Rückmeldung über den Befeuchtungszustand der Hornhaut geben sollten.

Kapitel 6

Ohne Fleiß kein Schweiß

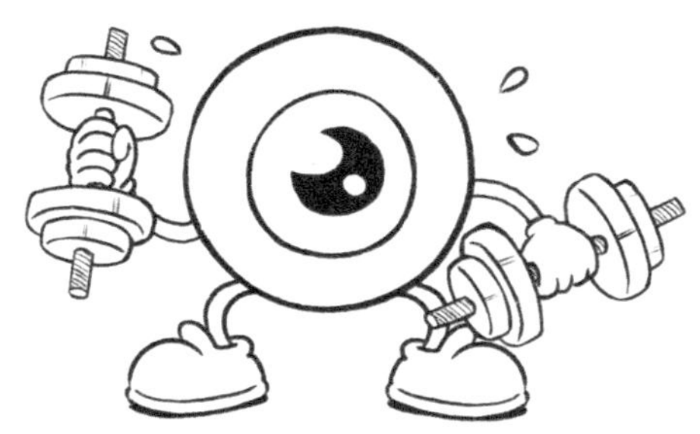

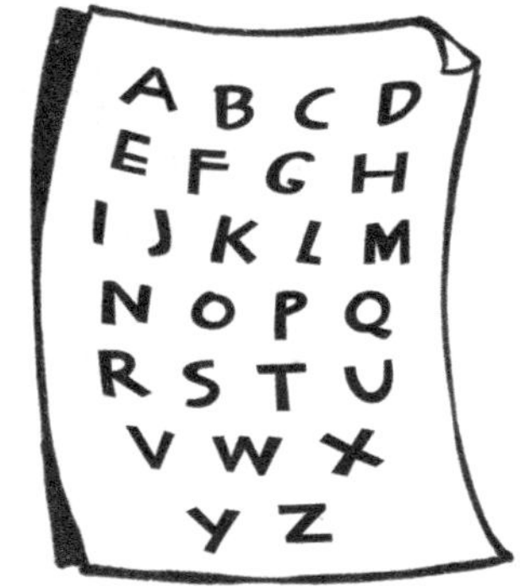

Ich möchte gerne die Gelegenheit nutzen und Ihnen danken, dass Sie sich an die Handhabungshinweise halten. In diesem Kapitel werden Sie der Sache nun etwas näherkommen, warum es eine gute Idee ist, das zu tun. Aber zuvor machen Sie bitte nun ein ABC zum Thema: **Augen-Training**.

Wie Sie vermutlich schon insgeheim vermutet haben möchte ich Ihnen nun doch eine «Weisheit» vermitteln. In vielen Bereichen unseres Lebens scheint es wohl so zu sein, dass wir ohne Anstrengung keine großen Erfolge einfahren werden. In manchen allerdings schon. Für die Augengesundheit allerdings darf ich Ihnen verraten dürfen Sie etwas tun.

Jetzt stellen Sie sich mal vor, Sie wollen Jonglieren lernen und üben jeden Monat für 20 Minuten. Wie lange wird es dauern, bis Sie akzeptabel zehn Sekunden lang drei Bälle in der Luft halten?

Wir leben heutzutage in einer Welt der «überhöhten Geschwindigkeit» und wollen alles in möglichst kurzer Zeit erreichen. Wenn das auch Ihre Einstellung ist, legen Sie bitte das Buch nun zu Seite. Es wird Ihnen nicht nützlich sein. Andernfalls lade ich Sie ein, in die wunderbare Welt der Möglichkeiten einzutauchen.

«Man ist nicht nur verantwortlich für das, was man tut, sondern auch für das, was man nicht tut.»
Jean-Baptiste Poquelin[109]

---

109 Jean-Baptiste trat gerne um 1650 unter seinem Künstlernamen Molière in Paris auf.

Gesundheitsoptometrie

Wir müssen lernen, die Signale des Körpers wieder zu hören und zu verstehen: Das geht nur in Ruhe und mit dem Blick auf das Innere gerichtet. Sind Sie gehetzt und erwarten nun, dass wir mit einem High-Activ-Workout nicht nur unseren Körper stählen, sondern auch unsere Augen, muss ich Sie enttäuschen. Ich lade Sie ein, die einzigartige und wissenschaftlich fundierte Welt der Augen-Entspannung und des Augen-Trainings zu betreten, aber mit Sportstudio oder hartem Asphalt unter den Jogging-Schuhen hat das nichts zu tun. Es geht um mehr.

Lassen Sie mich gerne einen nicht unwichtigen Exkurs machen. Neben meiner Liebe zur Optik habe ich mich seit fast einem Jahrzehnt in der Erwachsenenbildung ausgelebt und viele dankbare Erfahrungen dabei gemacht. In früheren Zeiten war es üblich, dass man in Rollenspielen und gelegentlich sogar mit einer Kamera begleitet neues Verhalten eintrainiert und geübt hat. Man konnte in dieser Situation auch einmal eine «Rolle» spielen und jemand sein, der man nicht war. Alles war möglich und erlaubt.

Vielleicht geht es Ihnen auch so, aber wenn ich heute das Wort Rollenspiel in meinen Seminaren auch nur wage auszusprechen, rennen die Teilnehmer schneller weg, als ich es gesagt habe. Die erste und wichtigste Begründung gegen diese Methode ist immer, dass es sich nicht um die Realität handelt, sondern nur um ein Schauspiel. Nun, haben Sie schon einmal Kinder beobachtet, bevor wir sie durch Schule, Hausaufgaben, Klavierstunden und Turnverein in zeitlose Sklaven verwandelt haben? Nun, Kinder spielen immerzu und sie spielen eine Rolle. Sie üben das Erlebte ein. Ein von der Natur perfektioniertes Verhalten.

Meine Teilnehmer allerdings versperren sich gegen diese Idee, sie nehmen aus den Seminaren Vorschläge und Optimierungsmöglichkeiten mit und wollen diese nun ohne «Training», direkt am Kunden ausprobieren.

Persönlich finde ich es ganz schön gewagt, den Kunden als Versuchskaninchen zu nutzen, und weil in der Regel ohnehin keiner übt, sind die meisten meiner Seminare zwar lustig, aber oft nicht lehrreich. Deswegen bitte ich Sie wirklich von Herzen, nutzen Sie in diesem Buch meine vorgeschlagenen Methoden zum Lernen. Mein Ziel ist es, Sie einzubinden in ein Konstrukt aus Informationen und Möglichkeiten. Nur wenn wir es zusammen schaffen, nachhaltig Ihr Verhalten anzupassen, sind Sie einen Schritt näher an einem augengesunden Leben.

Wenn wir also nun von verschiedenen Optionen sprechen, um Ihre Augen gesund zu halten, dann möchte ich Sie ermutigen, darüber nachzudenken und diese Methoden auszuprobieren. Vielleicht schaffen Sie es, ein paar der Anregungen in Ihren Alltag zu integrieren. Sollte das der Fall sein, hat die Gesundheitsoptometrie, welche nicht einfach nur Brillen und Kontaktlinsen verkaufen will, eine Wirkung für Sie. Wenn Sie aber gehört haben das Augentraining bei Lernschwierigkeiten, Autismus, AD(H)S oder Kurzsichtigkeit helfen kann, muss ich Sie enttäuschen. Es kann im Einzelfall sein, dass die Augen beteiligt sind, aber eine Verbesserung der Problematik ist mit meinem Augentraining nicht beabsichtigt.

Ich möchte Sie inspirieren, sich für einen «guten Blick» um das Thema Augentraining wirklich Gedanken zu machen. Wie beim Rollenspiel-Dilemma aber auch wirkt das Training nur, wenn Sie es durchführen und sich dabei sowohl um das Äußere wie auch um das Innere des Sehens kümmern.

«Erkläre mir, und ich werde vergessen. Zeige mir und ich werde mich erinnern. Beteilige mich, und ich werde verstehen. »

diverse Autoren[110]

---

110 Dieser Spruch ist in vielen Quellen zu finden und gewinnt dadurch nur noch mehr an Bedeutung. Ich habe ihn in diesem Fall aus dem Buch: Praxisfeld Erziehung, 1997 ISBN 3-8237-1593-3

Kann ich die Brille wegtrainieren?

Es war ein langer Tag, zeitig bin ich heute Morgen schon aus dem Haus. Den ersten Kaffee habe ich an der Raststätte genommen, nicht, dass mir das gefällt, nein, ich habe es eilig, der Weg ist weit und ich wollte einfach früh los. Aber jetzt kann ich nicht mehr. Seit 13 Stunden sitze ich am Steuer und fahre. Fahre die Straße entlang und gewinne den Eindruck, sie lacht mich aus. Du kommst nie an, mein Freund – sagt sie zu mir. Ich werde müde, müder, am müdesten. Ich programmiere das Navigationsgerät, mir das nächste Hotel anzuzeigen. Es heißt Bates Motel – irgendwie erinnert mich das an einen Augenarzt, ich meine, da gab es mal einen. Ob das wohl sein Hotel ist? Nun, vermutlich nicht. Der Augenarzt, den ich meine, trug den Vornamen William, der Besitzer des Hotels war Norman.[111] Norman war ein stark gestörter junger Mann, der leider ein mörderisches Hobby hatte. Einige seiner Berufskollegen bezeichneten und bezeichnen aber auch William Bates als leicht bis schwer gestörten Augenarzt. Warum aber diese Abwertung? Womit hatte sich William den Groll eingehandelt?

Nun, er war der Meinung, dass jeder Mensch, wenn er will, ohne Brille sehen kann. Das finde ich in einer Welt der Meinungsfreiheit grundsätzlich erstmal okay. Aber seinen Kollegen machte das Bauchweh, sie waren und sind bis heute anderer Meinung. Aber William hat Freunde gefunden und Nachahmer, die bis heute mit seinen Methoden zur Gewinnung eines Lebens ohne Brille beitragen wollen.

Jeder Mensch, so William Bates[112], kann, wenn er nur will, ohne Brille leben. Als Augenoptiker missfällt mir der Gedanke zutiefst – ich verliere einfach zu viele Kunden. Als neugieriger Mensch aber muss ich sagen, gefällt mir der Gedanke sehr gut. Heißt es nicht, wir seien unser eigenen Glückes Schmied? Könnten wir da nicht auch unser eigener Optiker sein?

---

[111] Gehen Sie bitte niemals im Bates-Motel *(aus dem Film: Psycho)* duschen, es könnte ihre letzte Hygieneaktion sein.

[112] William lebte von 1860 bis 1931 in New York und ist bis heute einer der spannendsten, aber auch umstrittensten Augenärzte der Welt.

Die Methoden von Bates werden in der Literatur seit über 60 Jahren kontrovers behandelt. Aber man muss auch in der hoch wissenschaftlichen Augenwelt eingestehen, dass man gewisse Punkte tatsächlich trainieren kann. Selbst Augenärzte bieten gelegentlich ein Training an. Entschuldigt hat sich bei Bates aber keiner. Seine These führte damals wie heute aber auch einfach zu weit. Ich persönlich sehe auch ein Problem in seinen Ansichten und nicht nur, weil ich weniger Brillen verkaufe. Es ist das absolutistische, dass er jedem Menschen das nicht nur zutraut, sondern fast vorwirft, sich falsch zu verhalten. Du bist schuld, schreien manche seiner Thesen, Bücher und Anhänger. Hier machen es sich dann auch die Bates-Fanatiker zu einfach. Ich glaube fest daran, dass jeder eine eigene Verantwortung hat. Mit 175 cm und 105 kg werde ich aber niemals der beste Basketballspieler der Welt, auch wenn ich motiviert bin, begeistert und täglich trainiere.

Während ich dieses Buch schreibe, stolpere ich durch den Algorithmus über ein online Augentraining. Nachdem ich das «kostenfreie» Wissen 90 Minuten über mich ergehen lassen habe, wird mir ein Kurs angeboten. Dieser ist nur für mich und niemand anderen, statt für 300 Euro nun für 200 Euro zu beziehen. Dort lerne ich in acht Wochen Sehen ohne Brille und das nur durch Augentraining. Der Initiator nennt sich Neuro-Sehtrainer. Das ist eine eigne Wortschöpfung, denn dafür gibt es keine anerkannte Ausbildung in Deutschland. Die Methoden erinnern mich sehr an schon Bekanntes aus den 30er Jahren in den USA. Sicherlich sind viele dieser Übungen sinnvoll und vermutlich ist nicht eine einzige schädlich. Aber seien Sie bitte vorsichtig mit Ihrem Geld, wenn Ihnen jemand nicht mehr und nicht weniger als ein Wunder verspricht. Da sollte man sich auch nicht von selbsterfundenen Titeln ablenken lassen. Bevor Sie diesen Kurs[113] besuchen, spenden Sie lieber die Hälfte der Kosten an ein regionales Kinderhilfsprojekt und vom Rest kaufen Sie sich ein leckeres und gesundes Mittagessen.

113 Ich vermute selbst Bates wäre überrascht was heute alles in seinem Namen angeboten und verkauft wird.

Training für die Augen

Sie werden von einigen Augen-Experten hören, dass Augen-Training nicht möglich ist. Lassen Sie sich davon nicht einschüchtern. Lesen Sie bitte die folgenden Kapitel einzeln durch und machen einfach nach jedem eine Pause. Denken Sie ein paar Minuten darüber nach, ob der Übungsablauf, der erklärt wurde, Ihnen irgendwie nützlich erscheint. Wenn nicht, lassen Sie diese Idee einfach ruhen und nehmen die Nächste. Keiner soll sich in diesem Buch genötigt fühlen, etwas gegen seine Überzeugung zu machen. Sollten Sie aber den Eindruck haben, die Idee sei stimmig und könnte in Ihrem Alltag einen Platz finden, dann lassen Sie es doch gerne einfach darauf ankommen.

Lassen Sie mich hier noch einmal kurz versuchen zu skizzieren, was wir trainieren wollen und können. Zum einen haben Sie eine Korrektion, sprich Brille oder Kontaktlinsen, die wie ihre Füße einfach erstmal eine Größe darstellt. Anhand Ihrer Schuhgröße kann ich aber keinen Rückschluss ziehen auf die Geschwindigkeit, mit der Sie laufen können.

Wir wollen also den Bewegungsapparat der Augen trainieren und hier im Besonderen die Verschaltung im Kopf. Es ist mittlerweile doch relativ bekannt das unser feuchtes Denkorgan eine Anpassungsfähigkeit besitzt, die bis zum letzten Tag unseres Lebens genutzt werden kann. Wir trainieren also Muskeln und die Steuerung dieser, die Sehstärke wird sich dadurch nicht ändern. Sie werden also Ihre Brille weiterhin behalten dürfen. Im Bereich des Spitzensport ist Augen-Training bereits angekommen. Ein eindrückliches Beispiel ist Lars Lienhard der die deutsche Nationalmannschaft im Fußball, während dem letzten Titelgewinn *(Weltmeister 2014, Brasilien)* betreut hat.

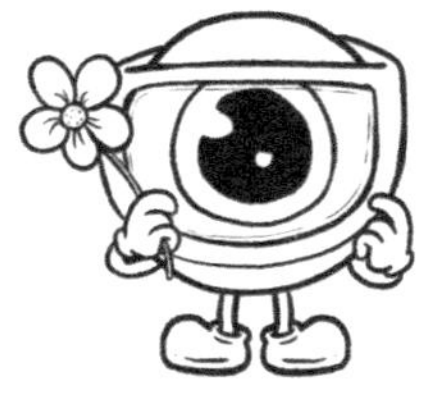

Starten wir mit einer ganz zauberhaften Idee:

Die magische Zwei

Es ist sicherlich nicht verwunderlich, dass die Zwei die magischste aller Zahlen für die Augen ist. Wir haben nun mal zwei Augen, also ist das naheliegend.

Die Augen und besonders der Bewegungsapparat brauchen, welch eine Überraschung, Bewegung. Und eine Vielzahl von weltweiten Studien kommen zu dem gleichen Ergebnis. Wir brauchen täglich **zwei Stunden Sonnenlicht** für unsere Augen. Damit verbunden sind zwei Stunden Panoramasicht für unser Wohlbefinden und zwei Stunden Abwechslung zwischen Fern und Nah. Ein Spaziergang unter bestmöglichen Naturbedingungen ist nach einer erdrückenden Anzahl von wissenschaftlichen Versuchen extrem förderlich. Kein Medikament, keine Handy-App, kein Nahrungsergänzungsmittel ist so nützlich, wie die Augen einfach für das zu nutzen, wofür die Evolution sie optimiert hat.

Ein weiterer, besonders häufig in den USA praktizierter, Ratschlag hat ebenfalls mit der Zwei zu tun.

Wir sollten alle **20 Minuten für 20 Sekunden in 20 Meter** schauen. Dieser Tipp lässt sich im Büro mit allerlei digitalen Hilfsmitteln[114] bewerkstelligen. Laden Sie sich einfach eine geeignete Software herunter und diese erinnert Sie an diese Regel. Nun ist es leider so, dass die meisten dann im Büro sitzend aus dem Fenster schauen, wenn überhaupt, und diese Situation kann sich nicht mal im Geringsten als Panoramablick bezeichnen lassen. Daher bin ich nach vielen Jahren der Empfehlung der 20-20-20-Regel zu einem anderen Vorschlag übergegangen.

Ich würde Sie gerne ermutigen, nach **zwei Stunden eine Outdoor-Pause von 20 Minuten** zu machen. Das scheint mir im Alltag erheblich praktikabler und ist nach einer norwegischen Auswertung diverser Experimente sehr hilfreich. Nutzen Sie diese Zeit für einen kurzen

[114] Eine der besseren Apps ist «Eye-Care 20-20-20» aus dem Google Play Store. Sie kostet im August 2022 knapp zwei Dollar und ist es auch wert.

Spaziergang und frische Luft. Diese Power-Pause steigert das Wohlbefinden und darüber hinaus auch Ihre Leistungsfähigkeit im Gehirn. Lassen Sie also alle zwei Stunden die Maus liegen und suchen Sie den größten und natürlichsten Panorama-Blick, der Ihnen möglich ist. Alles ist erlaubt, außer – die Pause darf unter keinen Umständen zum Rauchen genutzt werden. Wenn Sie schon ein derart schädliches Verhalten haben, dann machen Sie das bitte nicht während der Power-Pause für Augen und Gehirn.

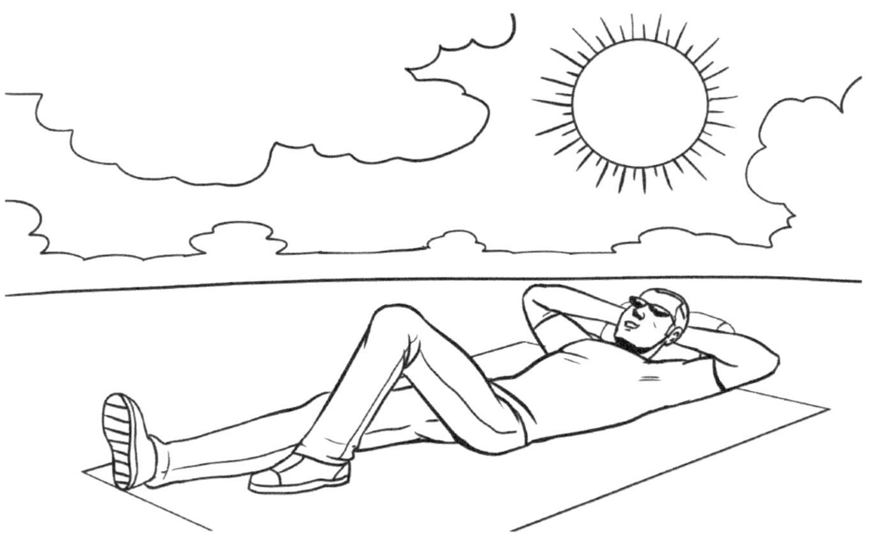

Die Unendlichkeit

Wissen Sie, wie ein Mathematiker die Unendlichkeit beschreibt? Er malt ein Symbol, das einer liegenden Acht sehr ähnlich sieht und definiert dieses Symbol als die Unendlichkeit. Diese liegende Acht findet sich auch in der Lehre rund um die Augen wieder. Es ist wie ein Evergreen in der Optometrie. Die ältesten Quellen, die mir über den Weg gelaufen sind, stammen aus Indien und beschreiben Techniken zur Entspannung, in denen mit den Augen diese kreisförmige Bewegung abgelaufen wird. Nun mag man natürlich sinnvollerweise zu dem

Eindruck kommen, dass nur, weil etwas schon sehr lange gemacht wird, es nicht auch gut und richtig ist. Im Falle der «liegenden Acht» sind aber die wissenschaftlichen Erfahrungen in den letzten Jahren weitergewachsen und so findet sich die folgende Übung sowohl in Fachliteratur über die Augen wieder wie aber auch in pädagogischem Lehrmaterial[115] für praktizierende Lehrer. Dort wird diese Übung genutzt, um die Lernfähigkeit zu verbessern. Sollten Sie also nach der Übung nicht nur entspanntere Augen haben, sondern auch noch besser lernen können, wäre das doch eine sehr angenehme Zusatzwirkung. Was sich daran aber auch unglaublich gut ableiten lassen könnte, ist, dass das Sehen und das Lernen scheinbar sehr eng miteinander verschaltet sind.

Durchführungs-Tipp:
Stellen Sie sich bitte aufrecht in den Raum. Die Füße stehen leicht gegrätscht und schulterbreit auf dem Boden. Wippen Sie ruhig etwas hin und her und verlagern bewusst das Gewicht zwischen den Füssen. Dadurch erkennen viele Menschen erst, wann sie wirklich den Druck auf beide Füße gleichmäßig verteilt haben. Wenn Sie bereits Erfahrungen mit dieser Übung haben, können Sie diese sowohl mit geschlossenen Augen wie auch mit geöffneten Augen durchführen. Für Kinder und für Anfänger dieser Bewegung würde ich aber noch zusätzlich den Arm mit benutzen. Strecken Sie einen Arm aus und halten den Daumen direkt vor die Nase. Wer es noch etwas einfacher machen möchte, klebt einen kleinen Smilie-Aufkleber auf den Daumen oder mal sich ein Gesicht drauf. Nun starten wir damit, eine liegende Acht mit dem Daumen nachzuzeichnen. Dabei sollte der Daumen immer mit den Augen verfolgt werden. Sie dürfen den Kopf dabei ebenfalls bewegen und sich erst einmal an diese ungewöhnliche Übung herantasten. Mit zunehmender Häufigkeit können Sie versuchen, den Kopf etwas stiller zu halten und die Augen

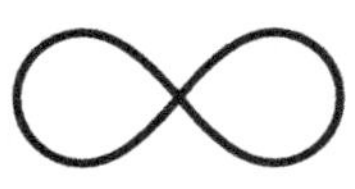

115 Kiko – Kinder konzentrieren sich – Schroedel Verlag – ISBN 978-3-507-42530-9

etwas mehr zu bewegen. Auch ist ein Wechsel der Arme möglich. Sie können diese Augen-Arm-Bewegung jederzeit anwenden und sollten sich dabei in der Regel ungefähr zwei bis drei Minute damit beschäftigen, die Augen derart «rollen» zu lassen. Ein kleiner Tipp und Nachtrag für die Kinder: Es kann hilfreich sein, die liegende Acht auf einem Papier vorzuzeichnen und diese an die Wand auf Augenhöhe zu hängen. Wenn Sie diese Übung dann noch mit dem palmieren *(wird gleich näher erklärt)* abschließen, erhalten Sie einen noch besseren Trainingseffekt.

Palmieren

Diese Technik ist als Abschluss nach jeder Trainingsrunde nützlich. Im Besonderen aber nach der «liegenden Acht» kann man sich kurz in diese Entspannung begeben und hat so ein Kurz-Training absolviert. Vermutlich hat jeder von Ihnen schon einmal seine Augen palmiert, da das Wort aber im deutschsprachigen Raum eher ungewöhnlich ist, wissen Sie vermutlich gar nicht, was Sie da gemacht haben sollen.

Zauberkünstler würden sofort wissen, was das bedeutet. Dort wird diese Technik sehr vielfältig genutzt. Der Zauberkünstler nutzt Gegenstände oder zumeist seine Hände, um Dinge zu verbergen, die die Zuschauer nicht, oder noch nicht sehen sollen. Nun bedeutet Palmieren also so viel wie verdecken oder abdecken und genau das sollen Sie nun machen.

Setzen Sie bitte Ihre Brille ab und falls Sie Kontaktlinsen tragen, wäre es auch schön, wenn Sie diese kurz ablegen und in geeigneter Flüssigkeit aufbewahren. Legen Sie nun Ihre Hände wie kleine flache Teller über die Augen und versuchen, diese komplett blickdicht, also in absoluter Dunkelheit, abzudecken. Es empfiehlt sich, die Handflächen direkt vor den Augen zu haben, denn zwischen den Fingern scheint immer etwas Licht hindurch. Die Augen sollten geöffnet bleiben und blicken dann geradeaus auf die dunklen Handflächen. Es braucht etwas Zeit, bis Sie an der Nase und den Augenbrauen wirklich alles abgedeckt haben, aber in der Regel ist das möglich. Sonst schließen Sie bitte Ihre Augen.

Wenn Ihre Augen nun in absoluter Dunkelheit sind, atmen Sie ruhig und entspannt weiter. Versuchen Sie, auch den Geist zu leeren und sich auf das Hier und Jetzt einzulassen. Nehmen Sie einfach nur die Dunkelheit wahr und aufkommende Gedanken über das Mittagessen oder was Sie noch im Baumarkt einkaufen wollen, schieben Sie weg und lassen Sie davonfliegen. Diesen Zustand der Ruhe und Entspannung genießen Sie ein paar Minuten, bevor Sie dann die Augen, falls nötig, schließen, die Hände wieder wegnehmen und die Augen langsam öffnen, um sich wieder an das Licht zu gewöhnen.

Bewegung des Körpers

Ich weiss nicht, ob es Ihnen schon aufgefallen ist, aber Ihre Augen tragen Sie immer in Ihrem Körper spazieren. Wir sollten uns also auch darum kümmern, in welchen Bereichen die Augen in direkter und oder indirekter Kooperation mit anderen Körperteilen stehen. Um es gleich vorneweg zu sagen, wir brauchen für dieses Thema ein weiteres Buch oder sogar zwei. Die Augen, also das Sehen an sich, ist im Grunde an fast allen Fähigkeiten unseres Körpers beteiligt, aber besonders, wenn es um Bewegung[116] geht. So ist es absolut essenziell, dass wir verstehen, dass der menschliche Körper einen natürlichen Bewegungsdrang hat, der ausgelebt werden will und muss. Stellen wir uns nun vor, wir würden einem kleinen Kind verbieten, sich seiner Natürlichkeit entsprechend zu verhalten. So müssten wir sicherlich mit Widerstand rechnen. Allerdings machen wir genau das, wenn wir Kinder in der Schule dazu trainieren, dass sie stillsitzen müssen. Wir machen damit beim Mittagessen und den Hausaufgaben weiter.

Wenn das Kind nun keine ausreichenden Alternativen zur Verfügung hat, ist eine schlechte Entwicklung vorprogrammiert. Bei

[116] Die Entwicklung der Augen ist gekoppelt an den Neurotransmitter Dopamin. Dieser wird besonders bei Licht und Körperbewegung am Auge ausgeschüttet.

Kindern würden Sie mir vielleicht noch zustimmen, aber wie steht es um Sie? Wie ist Ihr Arbeitsplatz angelegt? Es ist beeindruckend, mit welcher Effektivität wir Menschen im Namen des Fortschrittes, sogar ehemals stark körperliche Berufe, in sitzende Tätigkeiten umgewandelt haben. Beobachten Sie doch mal einen modernen Nahrungsmittelproduzenten bei der Arbeit. Vor hundert Jahren war das Einbringen der Ernte von Weizen eine mühsame Arbeit für ein ganzes Dorf. Heute macht das der «Bauer» sitzend in einem GPS-gesteuerten Ungetüm und kann währenddessen seine WhatsApp-Nachrichten schreiben.

Ich möchte hier nicht die modernen Geräte in Frage stellen, will aber uns Menschen darauf aufmerksam machen, dass wir uns dennoch immer noch in einem Körper befinden, der Bewegung braucht. Das mag wohl auch ein Grund dafür sein, dass so viele Büroangestellte nach einem langen Arbeitstag noch Geld ausgeben, um sich in einem Fitness-Studio zu bewegen. Das könnte aber bereits zu spät sein. Sie sollten sich angewöhnen, im Büro nicht länger als 20 Minuten starr und statisch vor dem Monitor zu sitzen. Achten Sie auf abwechselnde Positionen. Kaufen Sie einen Tisch, der in der Höhe verstellbar ist und ändern die Position. Gehen Sie in die Knie und machen immer wieder auch Bewegungen, die «unüblich» sind. Es reicht auch nicht, einfach nur ein paar Schritte in die Teeküche zu machen. Sie müssen sich schon etwas mehr anstrengen, um Ihren Körper zufrieden zu stellen. Kümmern Sie sich regelmäßig und dauerhaft um Ihre Schultern, Ihre Halsmuskulatur, den Nacken, die Brustwirbel, das Becken, die Beine und Ihre Füße.

Sollten Sie bei sportlichen Aktivitäten, wie ich auch, relativ rasch in einen Widerstand geraten und empfinden Sie diesen Vorschlag zur Körperbewegung als unsinnig und unnütz, möchte ich Ihnen noch einen Tipp mit auf den Weg geben. Es gibt eine Aktivität, die wie kaum eine andere in der Lage ist, Ihren Körper zu aktivieren und zusätzlich die Hand-Augen-Koordination zu fördern. Es handelt sich um das Jonglieren. Es ist eine wunderbare Tätigkeit und man kann sich sehr schnell dabei beobachten, wie die ersten Lernerfolge eintreten. Falls

Sie also Lust haben, starten Sie doch mit einer neuen Karriere und werden Sie Jongleur. Und falls Sie nun denken, dass sei doch langweilig, dann googeln Sie bitte unbedingt «Michael Davis[117]».

Fern-Nah-Training

Können Sie sich erinnern, dass ich Sie am Anfang des Buches gebeten habe, maximal zehn Minuten in diesem Buch zu lesen, dann eine Pause von mindestens 20 Minuten einzulegen und am Tag maximal 30 Minuten zu investieren? Ich hoffe, Sie können.

Sollten Sie sich kaum oder gar nicht daran gehalten haben, nehme ich das spontan als Kompliment, dass Sie das Buch nicht weglegen wollten. Leider haben Sie dann aber die größte Dummheit für Ihre Augen begangen, die mit diesem Buch bei normalem Gebrauch möglich ist. Sie waren «festgeklebt» in einer Distanz. Es ist nicht einmal das Lesen als solches, welches unserem Sehapparat mühsam ist, es ist das starre fixieren eines Punkts. Dieses Verhalten ist schlicht nicht natürlich und daher, soweit es möglich ist, immer zu vermeiden. Mit der folgenden kleinen Übung wollen wir nun wieder etwas mehr Bewegung in dieses System bringen.

Suchen Sie sich einen Punkt in der Ferne, sollte ein Panoramablick möglich sein, ist dieser immer zu bevorzugen. Im Notfall reicht hier aber nun auch ein weit entfernter Punkt hinter Ihrem Fenster. Schauen Sie nun auf diesen Punkt. Das kann ein Haus, ein Baum oder ein Schild sein, was eben gerade zur Verfügung steht. Wenn Sie den Eindruck haben, das Bild ist klar und deutlich und Sie sich dem Objekt bewusst sind, wechseln Sie, mit dem Blick, in den Raum, aber immer noch so weit weg wie es geht. In diesem Fall wären das Fenster und der Fensterrahmen geeignet, vielleicht steht dort ja auch eine Vase oder sonst irgendetwas. Sie können auch einen Aufkleber auf das Fenster kleben und sich so ein Fixier-Punkt erschaffen. Sollte dieser Punkt wieder in Ihrem Gehirn wahrgenommen worden sein, springen wir in die Nähe.

---

117 https://www.youtube.com/watch?v=n6mbW-jMtrY&t=315s

Diese sollte sich in Armreichweite befinden und zudem, jetzt wird es schwierig, auf der gleichen Blickrichtung wie die beiden anderen Punkte. Sie sollen bitte den Kopf nicht nach links und rechts drehen. Ein leichter Blick nach unten bei der Nahbetrachtung allerdings ist wünschenswert. Als Nahobjekt ungeeignet sind alle digitalen Bildschirme in Ihrer Umgebung. Nutzen Sie eine Zeitung oder ein Buch. Dieses Buch wäre sicherlich eine Möglichkeit. Wenn auch hier alle Zahlen, Buchstaben und Zeichen deutlich erkannt werden, springen wir wieder in die Ferne. Achten Sie dabei auf eine ruhige und tiefe Atmung. Der ganze Vorgang darf schon etwas leicht Meditatives enthalten, wichtig ist, der Wechsel darf immer nur geschehen, wenn das Bild bewusst und deutlich im Sehzentrum angekommen ist.

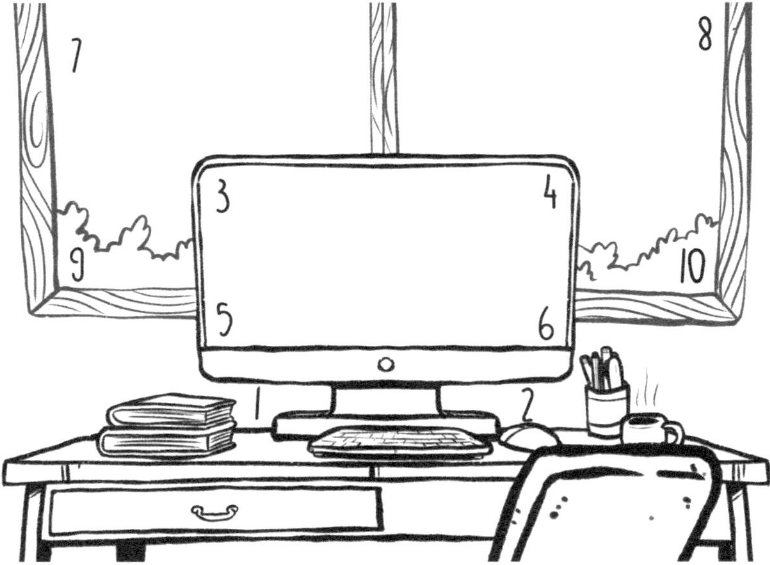

Diese relativ einfache und ohne Hilfsmittel mögliche Augenübung können Sie großzügig und oft in Ihren Alltag einpflegen. Eine Dauer von mehr als drei bis fünf Minuten ist aber in der Regel nicht nötig. Wie bei jeder Übung, so können Sie auch diese mit dem Palmieren abschließen. Diese Übung versucht die Einstellung der Augen auf ein fernes und ein näheres Bild zu trainieren. Es gibt die Möglichkeit, dass noch etwas zu erweitern und eine weitere Blickbewegung einzubauen. Wie bei jedem Training empfehle ich aber immer mit der leichten Übung zu starten, bevor die intensivere ausprobiert wird. Sie können gerne folgende Steigerung praktizieren. Folgen sie wie in der Zeichnung aufgezeigt einfach chronologisch den Zahlen auf dem Bild, ohne den Kopf zu bewegen. So bewegen Sie die Augen von rechts nach links und von Nah in die Ferne. Machen Sie die Bewegung im eigenen Tempo mit 5 Wiederholungen.

Augenyoga[118]

Wer kennt heutzutage kein Yoga? Es gibt von dieser alt-indischen Lebensweise und Ernährungsform heute eine schier unendliche Menge an Varianten der «bewussten» Bewegung. Ich habe von Yoga mit Ziegen gehört, wobei ich nicht sicher bin, wer dann Yoga macht, Mensch oder Ziege? Und ich habe schon gesehen, wie Menschen Yoga-Bewegungen auf einem Surfbrett oder moderner einem Stand-Up-Paddle-Brett gemacht haben. Auch bin ich in der glücklichen Situation, schon am eigenen Leib Power-Yoga ausprobiert zu haben, obwohl ich froh war, dass es sich nur um ein zehnminütiges Info-Entertainment gehandelt hat.

In dem gleichnamigen Buch «Augenyoga» von Kazuhiro Nakagawa wird das Thema sehr wissenschaftlich und tief betrachtet und liefert einen spannenden Input auch für bereits existierende Augen-Yoga-Experten. Ich möchte Ihnen hier nunmehr zwei kleine Ideen mit auf den Weg geben, die beide einzeln und auch in Kombination in der Lage sind, einen positiven Einfluss auf das Sehen und gelegentlich sogar auf die Psyche zu bewirken.

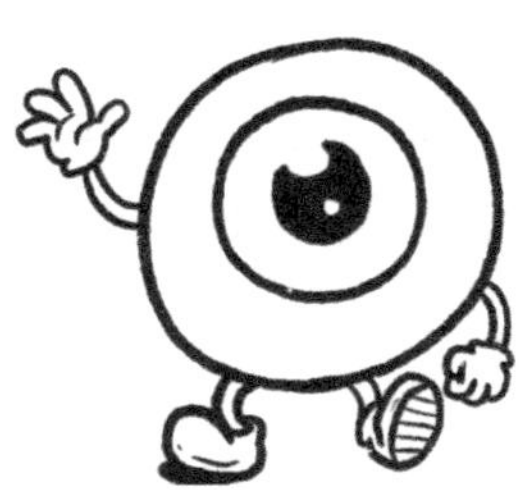

118 Augenyoga ist kein eingetragenes Markenzeichen oder gar eine abgegrenzte Wissenschaft. Hier gibt es eine Vielzahl von verschiedenen Ideen und Ansätzen.

Blinzeln

Ich möchte Sie bitten, sich bewusst zu werden, dass das kurzfristige Schließen unserer Augen eine Vielzahl von Funktionen in unserem Körper bewirkt und in diese eingebettet ist. Ein zu langes und starres Blicken ist daher zu vermeiden.

Eine gesunde Frequenz erreichen wir, wenn die Augen etwa alle sechs Sekunden kurz und vollständig geschlossen werden. Wenn das in dieser Intensität passiert, haben die Augen pro Jahr die Strecke von einem Marathon zurückgelegt. Hinter dem Bildschirm, gefangen und konzentriert schaffen es die Augen im Jahr teilweise nicht mal mehr, annähernd die 5 Kilometer-Marke zu erreichen. Sie sehen hier also einen eklatanten Unterschied zwischen Notwendigkeit und Realität. Machen wir uns das bitte bewusst und üben das Blinzeln aktiv. Das können Sie regelmäßig jede Stunde machen, indem Sie sich eine Minute aktiv und bewusst auf das Schließen der Augen konzentrieren oder Sie nutzen elektronische Hilfsmittel. Es gibt Software[119], die Sie installieren können, welche den PC-Monitor nach eigenen Einstellungen kurz abdunkelt, was dann zum Blinzeln anregen soll, oder eine Bemerkung auf den Monitor bringt «Bitte blinzeln». Eine weitere sehr lustige Methode sind Apps auf dem Smartphone, bei denen eine Figur durch ein Labyrinth gesteuert wird, und dass durch das Blinzeln. Neben den Apps gibt es auch noch eine wunderbare, analoge Möglichkeit. Kleben Sie einen Punkt, an Ihren Monitor. Immer wenn der in Ihren Blick fällt, kneifen Sie die Augen etwas übertriebener zusammen, als Sie es beim normalen Blinzeln machen würden. Dieses «mehr» an Augenschliessen wird sich als sehr effektiv erweisen.

Am besten ist aber ohnehin, dass Sie sich eine Mischung verschiedener Optionen für den Tag zurecht legen und richtiges Blinzeln zu einer Basisfunktion Ihres Alltages werden lassen.

---

[119] Hier finden Sie, wenn die Seite nicht bearbeitet wurde, eine Übersicht von verschiedenen Vorschlägen: https://augenfreundlicher-bildschirmarbeitsplatz.de/software/

Blick schweifen lassen

Vielleicht kommt Ihnen das Wort «schweifen» im ersten Augenblick etwas merkwürdig vor. Sie schweifen sicherlich dauerhaft mit den Augen, könnten Sie nun sagen und sicherlich haben Sie recht dabei. Aber ich möchte Sie hier bitten, den Blick in die Ferne mit einer gewissen «Leere» zu versuchen. Lassen Sie die Augen ohne Ziel und Klarheit einfach in die Ferne blicken. Bewegen Sie dabei die Augen hin und her, aber versuchen Sie, den Kopf am Anfang nicht zu sehr mitzunehmen. Erst nach und nach nehmen Sie den Kopf bewusst in die Blickbewegungen mit auf und erweitern Ihren Radius. Versuchen Sie einmal zu vergleichen, wie weit Ihr Panoramablick ohne Kopfbewegung ist und welche Steigerung Sie durch die Kopfdrehung erreichen. Wenn Sie sich eine Weile diesem leeren Blick ausgesetzt haben, dazu darf im Übrigen auch der Kopf leer sein, dann übernehmen Sie wieder die Kontrolle über die Schärfe und Blickrichtung und wechseln in ein kontrolliertes Sehen.

Schnürsenkel-Training

Ich bin mir ganz sicher, Sie haben den Begriff «Brockschnur» noch nie gehört, aber das Internet wird Sie schon aufklären können. Bevor Sie daran denken, eine zu kaufen, kann ich Ihnen versichern, dass Sie mit großer Wahrscheinlichkeit etwas Passendes zu Hause haben, um sich ein nützliches Hilfsmittel selbst zu basteln. Im Grunde geht sogar ein Schnürsenkel.

Suchen Sie sich bitte eine Schnur von etwa einem Meter und befestigen ein Ende ungefähr auf Augenhöhe. Das kann im Sitzen wie im Stehen erfolgen und die Befestigung spielt keine entscheidende Rolle. Es kann ein Bettpfosten, ein Regal, ein Nagel in der Wand oder sonst etwas in Ihrer Umgebung sein. Wichtig ist nur, dass Sie die Schnur nun spannen können. Bevor Sie das machen, brauchen wir noch zwei Hilfspunkte auf dem Strick, um ein Ziel zum Fixieren zu haben. Dazu können Sie eine Holzperle nutzen, einen Knopf, ein weiteres Stück Seil *(evtl. andersfarbig)* oder Sie machen einfach zwei Knoten hinein. Der erste Knoten ist 30 cm vom offenen Ende der Schnur entfernt und der zweite unmittelbar vor der Befestigung der Schnur also ca. bei 80 – 90 cm. Spannen Sie die Schnur nun und halten Sie diese an Ihre Nasenspitze. Es sieht nicht halb so skurril aus, wie Sie nun vermuten. Sie können nun abwechselnd den vorderen Knoten und den hinteren Knoten betrachten und mit etwas Übung und Geduld etwas Spannendes feststellen. Es sollte sich ergeben, dass Sie die Schnur doppelt sehen. Das ist ein ganz normaler Effekt und aus Sicht der Optiker sehr leicht zu erklären. Ich will Sie hier aber nicht langweilen und überlasse das Fachliche dem Internet. Freuen Sie sich einfach, dass Sie mit dieser sehr einfachen und günstigen Übung in der Lage sind, Ihre räumliche Wahrnehmung zu trainieren. Es wird Ihnen helfen, sich zukünftig schneller und genauer auf Punkte in der Nähe und Ferne einzustellen. Sie sollten diese Übung gerne täglich machen und wenn Sie diese in ein kleines Augen-Workout einbauen, reicht sogar schon eine Minute. Seien Sie am Anfang nicht enttäuscht, wenn Sie keinen ungewöhnlichen Effekt und kein Doppelsehen des Strickes haben, das kommt in der Regel irgendwann automatisch. Hilfreich ist es, wenn Sie es einfach geschehen lassen und sich nicht dagegen wehren. Sollte aber auch nach Tagen kein Effekt auftreten, machen Sie mal einen Termin beim geeigneten Optometristen und lassen Sie Ihr 3-D Sehen kontrollieren, vielleicht haben Sie gar keins.

Sie können auch mit einem Auge üben, dann trainieren Sie allerdings eine andere Funktion, schädlich ist das aber sicher nicht.

Lichtbad

Ich kann mir gut vorstellen, dass Sie bei dem Titel natürlich umgehend einen Eindruck von dem haben, was nun auf Sie zukommt. Und ja, ganz recht, Sie sollen Sonne «tanken».

Vielleicht wirkt das ein wenig zu einfach für Sie – Sie sollen sich passiv von der Sonne bescheinen lassen und am Ende wird alles gut.

Nun genau so einfach ist es aber. Unsere Augen brauchen Licht und die natürliche Lichtquelle oben am Himmel hat sich seit vielen Millionen Jahren sehr positiv auf unsere Augen ausgewirkt. Es wird also Zeit, der Sonne auch einmal Danke zu sagen.

Bitte setzen oder stellen Sie sich, ohne Brille oder Kontaktlinsen in die Sonne. Schließen Sie die Augen mit einem sanften Lidschluss und kneifen diese bitte nicht. Die Sonnenstrahlung sollte nicht so hoch sein, dass Sie es kaum aushalten, sondern so angenehm, dass Sie nach einigen Minuten die Wärme der Sonne auf Ihrem Gesicht spüren und so hell, dass Sie bei geschlossenen Augen einen rötlichen Schimmer wahrnehmen. Bewegen Sie gerne langsam und gleichmäßig Ihren Kopf zu allen Seiten, um die angenehme Intensität zu variieren. Das regt Ihre Netzhaut an, sich besser zu durchbluten und das wiederum ist eine gute Voraussetzung für eine optimale Versorgung mit allen Mikronährstoffen und Sauerstoff. Genießen Sie dieses Sonnenbad auch gedanklich und versuchen Sie, sich nur auf den Augenblick zu konzentrieren. Anspannung im Körper würde den Effekt deutlich mindern. Wenn Sie dann nach fünf Minuten wieder zurück in die Welt kommen und die Augen öffnen, achten Sie darauf, dass Sie vorher den Kopf aus der Sonne gedreht haben, um nicht überblendet zu werden. Wir wollen die Entspannung der Augenmuskulatur und die Anregung der Netzhaut mitnehmen und nicht das ganze Auge unter Stress setzen.

Eine Kleinigkeit noch am Rande:

Licht kommt nicht nur aus unterschiedlichen Quellen, nein, es gibt es auch in unterschiedlicher Intensität und Farbe. Sie haben es sicherlich schon einmal selbst festgestellt, dass Sie in einigen Räumen ein gutes Gefühl und in anderen Räumen ein schlechteres Gefühl haben. Das könnte an der Lichtfarbe gelegen haben. Es gibt in der Industrie diverse Begriffe dafür, ich glaube, der Häufigste ist eine Unterscheidung zwischen kalt-weiß und warm-weiß. In der Literatur findet man einige sehr klare Indizien dafür, dass kaltes Licht Mitverursacher für viele Augenerkrankungen sein könnte. Es ist aber auf alle Fälle ein Licht, das uns emotional nicht gerade angenehm erscheint. Wenn es zudem noch in hoher Intensität scheint, ist es vermutlich sogar als ungesund zu bezeichnen.

Die Intensität von Licht können Sie selbst mit Ihrem Handy prüfen. Laden Sie sich gerne eine App herunter, die sich als LUX-Meter bezeichnet. Meiner Erfahrung nach ist das iPhone hier allen anderen Smartphones etwas überlegen, aber auch mein günstiges Android konnte sich gegen mein LUX-Meter aus dem Baumarkt beweisen. Messen Sie doch mal an verschiedenen Tagen die Intensität, sprich LUX, um Ihr Haus herum, also im Freien. Bitte halten Sie Ihr Messgerät, also das Handy, dazu so wie Ihre Augen üblicherweise herumblicken und halten die Kamera nicht direkt in die Sonne. Machen Sie sich gerne eine kleine Tabelle und notieren, ob es einen klaren Himmel hatte, bewölkt oder gar regnerisch war. Nachdem Sie eine Woche unterschiedliche Ergebnisse gesammelt haben, vergleichen Sie das mit Ihrem Wohnzimmer. Wir sollten zum Lesen und Lernen mindestens 1000 LUX[120] haben. Ich bin mir sicher, dass Sie das in der Regel in Ihrem Wohnzimmer nicht erreichen. Nur um ganz sicher zu gehen, prüfen Sie dann doch mal Ihr Büro.[121] Denken Sie also bitte immer, wenn Sie einen Schreibtisch installieren, egal ob für sich oder für Ihr Kind zum Erledigen der Hausaufgaben, an eine optimale Beleuchtung.

Kneippkur

Ich wette mit Ihnen, dass Sie gelegentlich schon einmal eine Augen-Kneippkur gemacht haben, ohne dass es Ihnen bewusst gewesen war.

Kneipp war ein evangelischer Pastor, der sich scheinbar zu mehr berufen fühlte. Er hat allerlei natürliche Heilverfahren studiert und angewendet und neben einer sehr angenehmen Senfkur die Wasseranwendungen bekannt gemacht, welche heute nach ihm benannt sind.

---

[120] Hühner in Tübingen, die die Kurzsichtigkeit erfolgreich verhindert haben, hatten 15.000 LUX.

[121] Die DIN EN 17037 regelt die Menge an Tageslicht die ein Innenraum haben sollte.

Gehen Sie gerne in Ihr Badezimmer für diese kurze Kur, falls Sie Sorgen haben, Ihr Wohnzimmer unter Wasser zu setzen. Aber eine Schale mit kaltem Wasser würde auch funktionieren. Setzen Sie sich am besten und füllen kaltes, klares Wasser in Ihre zu einer kleinen Schüssel geformten Hände und schließen Sie die Augen. Das kalte Wasser soll nun sanft die Augen benetzen und diese erfrischen. Das können Sie rituell und gleichmäßig einige Male machen. Achten Sie dabei auf eine ruhige Atmung und versuchen Sie, ob es sich angenehmer anfühlt, wenn Sie das Wasser mit dem Ein- oder Ausatmen an die Augen bringen. Finden Sie Ihren Rhythmus und Ihre eigene Methode.

Dieses Kneippbad der Augen können Sie regelmäßig durchführen und wird am besten bei müden und gestressten Augen angewendet. Neben dem Sonnenbad ist auch die Kneippkur ein Vorschlag, welchen Sie sicherlich schon mehr als einmal in Ihrem Leben ausgeführt haben, ohne sich bewusst zu sein, hier etwas Gutes für sich zu machen. Starten Sie doch damit, sich in Zukunft bewusst um Ihre Augen zu kümmern.

Das harmonische Lesen[122]

Vermutlich haben Sie sich noch nie Gedanken darüber gemacht, wie Sie lesen oder sogar lesen sollten. Ich möchte hier an dieser Stelle mit Ihnen auch nicht die Lesegeschwindigkeit, die Beleuchtung oder gar den Inhalt des Buches ansprechen. Es geht rein um den messbaren Abstand zwischen Ihnen und dem Buch.

Es gab in den USA von einem engagierten Arzt eine sehr ausführliche und hochwertige Untersuchung, die herausgefunden hat, dass jeder Mensch einen optimalen Abstand zu Lesen hat. Verkürzen wir diese anatomische Vorgabe unseres Körpers, erhöhen wir künstlich den Stress und die Belastung des Lesens. Jeder Mensch hat einen individuellen Augenabstand, das ist die Entfernung von der Mitte des rechten Auges zum Linken. Daraus ergibt sich eine maximale Einwärtsdrehung, welche die Augen ausführen sollten. Gehen wir über diesen

[122] Nach Darrell Boyd Harmon *(1898-1975)*, USA

Punkt hinaus, kann das an vielen Stellen des Systems zu Komplikationen führen.

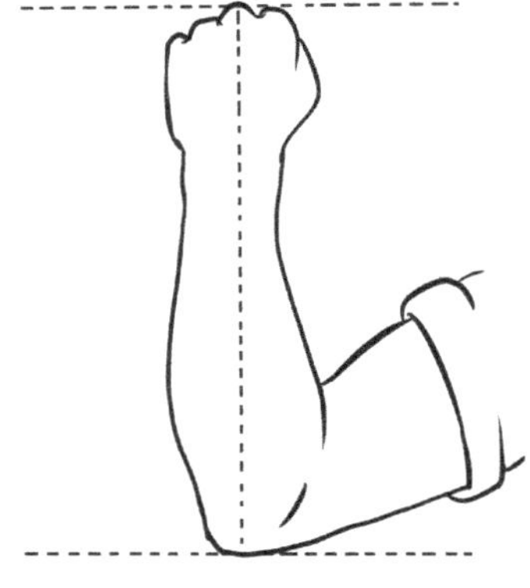

Bitte stellen Sie den Ellenbogen auf einen Tisch, machen eine Faust und messen den Abstand vom Tisch zu Ihrem Mittelfingerknochen.

Sie werden eine Strecke zwischen 35cm und 50cm ermitteln, Ausnahmen sind möglich. Das ist nun Ihr Orientierungswert. Achten Sie beim Lesen darauf das Sie diese Strecke nicht zu häufig unterschreiten. Zusätzlich zum Lesen in optimiertem, harmonischem Abstand ist der Winkel einen Blick wert. Versuchen Sie wann immer möglich mit einer schrägen Arbeitsfläche *(Lesepult, neigbarer Schreibtisch)* und 20 Grad Neigung zu arbeiten. Der Nahstress reduziert sich dadurch um bis zu 40%.

Buchstaben zählen

Diese Übung ist großartig einfach und auf ganz vielfältige Art und Weise umsetzbar. Nehmen Sie ein Buch, eine Zeitung, ein Schriftstück, das Sie nicht mehr benötigen und starten Sie damit einen speziellen Buchstaben zu markieren. Zur Erläuterung: Mit einem Stift kreuzen Sie effektiv zum Beispiel alle kleinen -e- an. An einem anderen Tag wählen Sie einen neuen Buchstaben und können so das Dokument mehrfach nutzen. Sie können später auch die Schwierigkeit steigern und abgestimmt auf den Text versuchen Wörter einer bestimmten Kategorie zu suchen und anzustreichen. Wie wäre es mit allen Verben, oder alle Begriffe, die mit Musik zu tun haben. Der Fantasie sind hier keine Grenzen gesetzt.

Auch können Sie den Text bewusst falsch lesen und nehmen sich eine Seite heraus bei der Sie zuerst das erste Wort oben links lesen, dann das letzte unten rechts. Nun das zweite Wort oben und das vorletzte unten – und so weiter. Literatur eignet sich in sehr vielfältiger Art und Weise. Erfinden Sie doch Ihre eigene Übung, wenn diese allerdings viel zu einfach ist, wird es Zeit für eine Steigerung.

Es gibt eine riesige Anzahl an Rätselheften für Kinder und Erwachsenen. Die meisten davon beinhalten visuelle Herausforderungen wie «Suchbilder – Finde den Fehler » oder «Wie kommt der Hund aus dem Labyrinth zu seinem Knochen». Besorgen Sie sich solche Hefte und spielen Sie damit.

Wissen Sie, was Sie jetzt machen können?

Selbstverständlich sind Sie bereits vertraut mit diesem Radgeberbuch. Sie haben bereits einen Schritt in Richtung eines gesünderen Augen-Trainings unternommen. Doch lassen Sie uns tiefer in das faszinierende Thema des Augen-Trainings eintauchen.

Ein erster Schritt auf diesem Weg ist die Auswahl eines Wortes, das für Sie eine ganz besondere Bedeutung hat und das Sie in Großbuchstaben auf ein Blatt Papier schreiben. Dieses Wort wird zu Ihrem Ankerpunkt in diesem Abenteuer. Nun folgt der kreative Teil. Für jeden Buchstaben in diesem Wort suchen Sie eine Assoziation, eine persönliche Verbindung. Diese Assoziationen können Bilder, Gedanken oder Erinnerungen sein. Schreiben Sie diese auf oder gestalten Sie sie künstlerisch.

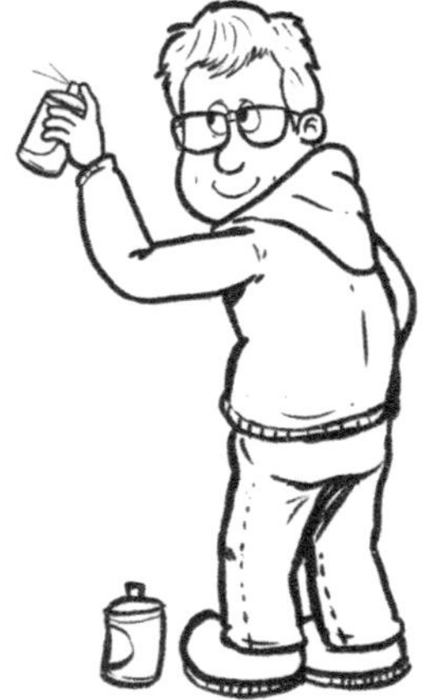

Bleiben Sie motiviert und behalten Sie Ihr Blatt mit den Assoziationen stets in Ihrer Nähe. Viel Erfolg auf Ihrer Reise zu einer gestärkten Sehfähigkeit und einem neuen Verständnis für die Kraft Ihrer Vorstellung.

Kapitel 7

Käsekuchen für die Augen

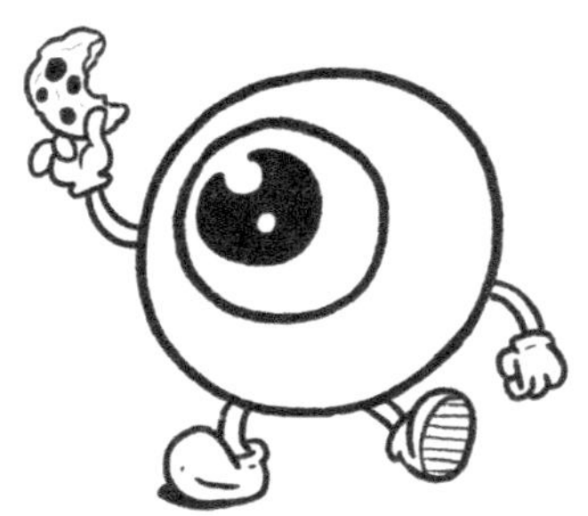

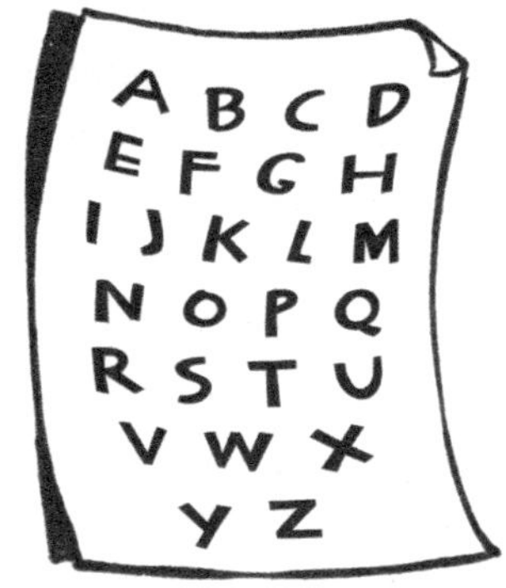

Wie vor jedem Kapitel erhoffe ich mir, dass Sie sich nun die Zeit nehmen, ein ABC zum Thema: **Augengesunde Ernährung** zu machen. Vielleicht haben Sie ja zwischenzeitlich sogar schon etwas Freude mit dieser Methode und wollen nun mit einigen Tagen Abstand auch noch einmal ein ABC zu den vorangegangenen Kapiteln machen. Sie können so im Vergleich der einzelnen ABCs zu einem Kapitel Ihren eigenen Lernfortschritt beobachten und Ihre eigene Wahrnehmung zu oder über ein Thema erkennbar machen.

Also das Problem mit der gesunden Ernährung ist doch wirklich mal komplex. Ich bin auf der Suche nach der gesündesten Ernährung für die Augen über allerlei Spannendes, aber auch skurriles gestolpert.

Gehen wir einmal zusammen in den Supermarkt. Hier gibt es in der Regel gleich am Anfang die Obst- und Gemüse-Abteilung. Ich glaube, keiner würde dieser Abteilung etwas ungesundes zusprechen, aber das ist nicht so. Die Lebensmittel in dieser Abteilung müssen ja wachsen, also wir Menschen sagen dazu produziert werden. Weil uns aber die Geschwindigkeit der Natur nicht langt, nutzen wir Hilfsstoffe und beschleunigen das Wachstum und verhindern den Verlust unserer Investition durch Insekten mit Hilfe weiterer Hilfsstoffe. So haben wir heute Heidelbeeren, die extrem schnell wachsen und unglaublich groß werden. Diese Heidelbeeren haben eine enorme Menge an Antioxidantien und auch wenn eigentlich kaum einer weiss, was das bedeutet, wissen wir, dass das gut ist.

Haben Sie aber auch gewusst, dass wir vor 500 Jahren vermutlich mit einer Handvoll Heidelbeeren die Antioxidantien für eine Woche zu uns genommen haben?

Was denken Sie, ist das heute besser oder schlechter? Nun – ob besser oder schlechter, beurteile ich nicht, aber wir brauchen heute 5 volle Hände Heidelbeeren für die Menge an gesunden und für die Augen wichtigen Antioxidantien. Viele vermeintlich natürliche Lebensmittel haben bis zu 80% ihrer Inhaltsstoffe verloren. Und dennoch zählt die Heidelbeere heute immer noch zu den Königinnen der gesunden Augen.

Was unsere Heidelbeeren heute mehr haben, ist Zucker. Sie schmecken süßlich und lieblich und wir genießen sie mehr als früher. Was aber viele von uns nicht wissen, ist das Fruchtzucker in hohen Mengen meist nicht förderlich ist für unsere Gesundheit.

«Unsere Nahrungsmittel sollen Heil-, unsere Heilmittel Nahrungsmittel sein.»
Hippokrates[123]

Der Zucker der Heidelbeere, den wir gerne auch Fruchtzucker nennen, ist mindestens so schlimm wie Gummibärchen, wenn nicht sogar schlimmer, weil er direkt in unserer Leber eingelagert wird. Also wenn Sie eine Fettleber wollen, können Sie Alkohol trinken oder sich 5 kg Heidelbeeren gönnen. In einem, wie ich finde, spektakulärem Experiment, konnte man zeigen, dass Mäuse lieber Coca-Cola trinken als Kokain zu nehmen. Der Zucker hat eine größere Abhängigkeit provoziert. Zusätzlich ist es auch noch so, dass wir, je mehr Zucker wir zu uns nehmen, umso mehr brauchen wir, um glücklich zu sein. Wir erhöhen die Dosis und nehmen immer mehr zu uns. Das war vermutlich früher eine gute Idee. Es gab Früchte und Süßigkeiten nur sehr begrenzt und regional. Wenn der Baum leer war, gab es keine Früchte mehr und die fettige Leber hat uns über den Winter gebracht. Alle waren glücklich. Heute gibt es jedes Obst das ganze Jahr über und Zucker ist in vielen

---

[123] Hippokrates gilt als der griechische Begründer der modernen Medizin. Er lebte knapp 400 Jahre vor Jesus auf der schönen Insel Kos. Vermutlich ist das obige Zitat aber gar nicht von ihm.

Lebensmitteln noch zusätzlich eingebaut worden. Wir konsumieren dauerhaft: süß.

Gehen wir weiter und ignorieren noch die langen Lieferketten[124] von Obst und Gemüse und damit den Verlust von Natürlichkeit. Nicht aber ohne noch einen Gedanken an das Gemüse zu verschwenden.

Ist Ihnen schon einmal aufgefallen das es eine unglaubliche Anzahl von Unverträglichkeiten und Allergien gibt zu extrem vielen verschiedenen Lebensmitteln. Aber gibt es auch Probleme mit dem Gemüse und dessen Verzehr? Ich glaube, dass wir hier ein Naturprodukt haben, welches in den meisten Fällen nützlich und gesund ist. Wir sollten uns aber fragen, wie wir es anbauen und zubereiten. Eine Zucchini im Ofen mit Kartoffeln, Sahnesoße und Käse zu einem Gratin zu verzaubern ist zwar köstlich. Aber auch gesund?

Laufen wir weiter zum Brot und stellen fest: Klar, Brot ist gesund, das weiss doch jeder. Jeder muss aber nicht zwangsweise recht haben, sagte meine Oma immer. Also prüfen wir das doch mal. Es gibt helles und dunkles Brot, das ist erstmal optisch erkennbar. Vermutlich ist das Dunkle gesünder, warum auch immer. Mehl besteht aus Stärke, welche dem Mehl und dem Wasser den Halt gibt, um ein Brot zu formen. Diese Stärke verarbeiten wir Menschen dann in unserem Verdauungssystem zu Zucker. Ja, ganz genau wie Gummibärchen.

Es ist also irgendwie so, dass auch Brot im Körper als Zucker ankommt. Die genauen Prozesse sind vielfältig und unterschiedlich, aber so ist das halt. Einige wissen auch, dass in Brot, also in Weizen allgemein, ein Stoff enthalten ist, den man Gluten nennt. Irgendwie steckt ja in dem Wort das Wort «Gut» drin, also kann es ja nicht schlecht sein. Dennoch häufen sich die Menschen, die im Supermarkt nach glutenfreien Produkten suchen, immer mehr.

Was sind denn Gluten eigentlich?

124 Ich freue mich persönlich immer über Erdbeeren aus Peru im November. Das ist sicherlich sehr natürlich und öko-logisch. *(nur zur Sicherheit: Sarkasmus)*

Na ja, so eine Pflanze hat neben dem Menschen natürliche Feinde. In dem Fall des Weizens nennen wir ihn mal Karli Käfer. Der Käfer Karli würde gerne den Weizen essen, bekommt aber Bauchweh von dem Gluten. Dieses verklebt seinen Magen und er lässt von der Pflanze ab. Nun, das Gleiche scheint wohl auch bei einigen Menschen stattzufinden, besonders dann, wenn das Brot als Dekoration noch das «Volle-Korn» ab bekommen hat. Sie vertragen den Weizen nicht. Also Brot ist Zucker und manchmal verklebt es den Magen. Unter den diversen Korn-Varianten sind Hafer und Hirse für Menschen besonders bekömmlich und scheinbar gut geeignet. Es geht aber vielleicht sogar noch besser.

Kennen Sie Brot mit einer schlechten Gemütslage?

Es wird Sauerteigbrot genannt. Was wirkt wie ein unglückliches Lebensmittel, ist im Grunde nicht mehr und nicht weniger als ein Zauberprodukt. Der Teig mit all seinen guten und weniger guten Inhaltsstoffen wird mit der Hilfe von Bakterien verzaubert. Nun ist der Teig sogar außerordentlich bekömmlich für den Magen und Darm, schmeckt aber sauer und nicht mehr süß. Es ist schlicht und einfach heute nicht mehr beliebt in der Industrie, weil die Herstellung mühsam ist. Wie habe ich mich doch zuletzt gefreut, als ich mich in meinem Lieblingsgeschäft in der Backabteilung vor einem Sauerteigbrot wiedergefunden habe. Ich hatte es schon in der Hand, als ich dachte, ein kurzer Blick auf die Zutatenliste kann ja nicht schaden. Und dann stellte ich mit Überraschung fest das mein Sauerteigbrot aus 10%Sauerteig und 90% üblichem, billigem, ungesundem Weißmehl-Brot besteht. Ich habe es also liegen lassen. Kein Lebensmittel wird gesund, wenn es zu 10% «verschönert» wird.

Nehmen wir also auch aus dieser Abteilung besser nichts mit. Mein Sauerteigbrot[125] kaufe ich einmal die Woche auf dem Markt von einem

[125] Kwass ist ein Brotdrunk der ähnlich wie der Sauerteig durch Gärung veredelt wird.

Spezialisten. Das Brot hält dank der freundlichen Verzauberung durch die Bakterien auch notfalls länger als eine Woche.

Zur weiteren Ergänzung und Vertiefung des Themas sei darauf hingewiesen, dass es überzeugende Anhaltspunkte gibt, die nahelegen, dass Gluten möglicherweise nicht so gefährlich ist, wie es oft angenommen wird. Vielmehr könnte die moderne Herstellung von glutenhaltigen Produkten unter Verwendung von Zusatz- und Hilfsstoffen eine erhebliche Mitverantwortung tragen, möglicherweise sogar die Hauptursache sein. Interessierte Leserinnen und Leser können sich über diese Thematik durch den Film: Gluten - Der Feind in deinem Brot von Arte auf YouTube informieren.

Zum Glück lebe ich in der Schweiz und die nächste Abteilung ist die biologischste: Milch und Milchprodukte.

Bakterielle Helden der Lebensmittelindustrie

Das ist nun aber unbestreitbar, Milch brauchen wir fürs Wachstum und für die Knochen. Das weiss ja jedes Kind.

Warum weiss das aber jedes Kind? Nun, weil man es in den Nachkriegszeiten jedem Kind erklärt hat. Also ist die Sache klar: Natürlich ist die Kuh auf die Welt gekommen, um Kinder zu bekommen – also Kälbchen. Natürlich wollte die Kuh, dass wir ihr das Kalb wegnehmen und wir statt dem Kälbchen die Muttermilch trinken, die sie, also die Kuh, extra zubereitet hat. Das ist schon sehr natürlich. Wir Menschen trinken eine Muttermilch von einem anderen Tier und nehmen damit den Babykühen ihre natürliche Nahrung weg. Aber so ist das halt, der Stärkere gewinnt.

Immerhin bekommen die Kälber ja dann eine Ersatznahrung, um uns zukünftig als Fleisch oder ebenfalls als Milchkuh zur Verfügung zu stehen.

Ist Ihnen schon einmal aufgefallen, dass in den letzten Jahren die Anzahl der Pseudo-Milch-Drinks einen erheblichen Schub bekommen hat?

Ist das eine Modeerscheinung, dass man sich heute statt ehrlicher, natürlicher Kuh-Milch in den Kaffee zu schütten, im Chemiebaukasten entwickelte Reis-Drinks gönnt? Worin besteht da eigentlich der Vorteil?

Nun bleiben wir bei der Milch, kommen wir auch schnell auf Laktose zu sprechen. Ich darf vermuten, dass sie, wie ich auch, zwar noch verstanden haben, dass Laktose ein Milchzucker ist und sich in der Milch befindet, aber was das nun molekular so wirklich bedeutet, verstehe ich nicht im Geringsten. Aber es gibt immer mehr Menschen auf der Welt, die vermeintlich eine Allergie oder so etwas in der Art gegen Laktose haben und diese Menschen sind nun wirklich sehr glücklich über Mandel-Drink und Reis-Variationen. Aber handelt es sich hierbei um eine kleine Minderheit, für die ein so großer Aufwand betrieben wird? Schaut man sich die weltweite Verteilung an, so fällt auf, dass in Europa einige Menschen Laktose nicht vertragen, in Afrika sind es schon deutlich mehr und in Asien ist es eigentlich jeder. Wie kann es eigentlich sein, dass sich alle Laktose-Intoleranten in Asien treffen und in Europa kaum welche rumlaufen? Es handelt sich hierbei um reine Spekulation, aber es ist möglich, dass sich in Ländern, in denen die Milchkuh zu einem wichtigen Produzenten von Lebensmitteln geworden ist, die Ernährungsgewohnheiten der Menschen entsprechend angepasst haben, um Milch und Milchprodukte als wichtigen Nahrungsbestandteil zu nutzen. Dort wo es klassischerweise keine Kuhmilch gibt oder gab, war es schlicht nicht erforderlich für die Menschen, sich der Laktose anzupassen. So gibt es in der «Futterverwertung» von uns Menschen gewisse Unterschiede. Die heutige gleichmäßigere Verteilung von Lebensmitteln macht aber eine Anpassung an Laktose auch für Asiaten nützlich, oder sie verzichten auf diese Lebensmittel und bleiben bei ihren ursprünglichen, regionalen Nahrungsmitteln und ignorieren die Anpassung.

Es scheint neben ethischen und moralischen Bedenken tatsächlich so zu sein, dass Milch in großen Mengen vielleicht nicht zuträglich ist für eine besonders gute Gesundheit. Zudem darf man sagen, dass wir

Europäer Milch zudem oft in Kombination[126] mit einer übertriebenen Menge Zucker einnehmen. Ob Milch in Reinform gesund oder ungesund ist, möchte und kann ich abschließend in diesem Buch nicht bewerten und werde es auch nicht versuchen. Ich für meinen Teil habe mich gegen Milch entschieden, weil ich es gemein finde, einem Baby seine Nahrung wegzunehmen. Was ich allerdings doch ab und zu esse und dann auch genießen kann, hierfür müssen meine moralischen Bedenken dem kulinarischen Genuss weichen, ist Käse.

Käse ist Milch, nachdem sie von Bakterien bearbeitet wurde. Ich bin immer wieder beeindruckt, welche wahrhaften Künstler unsere kleinen Bakterien sein können. Sie erschaffen ein Lebensmittel, das zuvor noch gar nicht da war. Manchmal wird dieser Vorgang derart erklärt, dass die Bakterien die Milch vorverdauen und dann der Käse übrig bleibt. So betrachtet verliert der Käse auch für mich seine Attraktivität, wer will «Schon-mal-gegessenes» haben? Aber ich nutze meine Vorstellungskraft und stelle mir vor, wie die kleinen Bakterien einem Bildhauer gleich, aus der Milch ein neues Kunstwerk herausarbeiten und sitze nun mit meinem lauwarmen französischen Baguette *(ganz recht, ich esse Weißmehl)* und meinem Camembert, der ebenfalls schon eine leicht erhöhte Temperatur aufweist und am langsamen zerlaufen ist auf meiner Couch und schaue aus dem Fenster und freue mich über diese wahren Kunstwerke der Natur.

Nun scheint es am Ende sogar so zu sein, dass aus dem möglicherweise schädlichen Lebensmittel Milch durch die Bakterien in Form von Joghurt, Kefir[127]und Käse sogar ein vorzügliches entstanden ist. Es gibt eine Vielzahl von seriösen Informationen, dass ein griechischer Joghurt für den Körper einen wunderbaren Effekt hat. Er hält jung und fit. Aber, auch hier müssen wir uns kurz überlegen, warum das so sein könnte, und es gibt gute Gründe dafür, die wunderbare Metamorphose

---

126 Es gibt diverse Hersteller, die damit werben, dass sie Milch in eine Schnitte verwandelt haben. Dieser kindgerechte Pausensnack hat in der Regel knapp 3 Würfelzucker integriert.

127 Kefir hat hohe Anteile an B1, B2, B6, B12, C, Folsäure, Kalzium, Magnesium, Zink. Jeden Tag ein Glas wäre sicherlich sinnvoll.

zum Gesunden den Bakterien in die Schuhe schieben zu dürfen. Diese sind in der richtigen Art und Menge enorm vorteilhaft für unseren Organismus. Jetzt hat sich aber die moderne Lebensmittelindustrie auf die Fahne geschrieben, dass ein Joghurt nach der bakteriellen Veränderung eine Haltbarkeit von zwei Jahren haben soll und pasteurisiert das Produkt. Hinter diesem so unscheinbaren Wort, benannt und verbisiert[128] nach Louis Pasteur, versteckt sich etwas Grausames. Alle Bakterien, die wir zuvor als nützliche Hilfsstoffe in die Milch gerührt haben, werden nun getötet. Herzlichen Glückwunsch, in Ihrem leckeren Mango-Joghurt sind Millionen von zerplatzten Bakterien-Leichen. Lecker.

Gut, die Alternative wäre zwar gesünder, würde aber bedeuten, die Bakterien lebend aufzunehmen und das scheint dem ein oder anderen ebenfalls eine sehr unsinnige oder gar unnatürliche Vorgehensweise. Aber vertrauen Sie nicht mir, sondern recherchieren Sie dieses Thema ausführlich und machen Sie Experimente mit Fermentation zu Hause. Sie werden überrascht sein, wie hilfreich kleine Bakterien sind, wie lecker sie schmecken und dass es sich keineswegs merkwürdig anfühlt, lebende Wesen aufzunehmen. Sollten Sie mir das nicht glauben, Sie besitzen bereits im Schnitt 2kg lebende Bakterien, die in und auf Ihnen in Symbiose mit Ihnen leben. Es verdichtet sich sogar das Gerücht, dass es mehr als eine Symbiose ist, es könnte sein, dass wir Menschen sogar unser Menschsein den Bakterien verdanken. Bevor Sie also wild alle Bakterien vernichten, einige, strenggenommen sogar viele, brauchen wir. Je grösser unsere Vielfalt ist, umso gesünder. Ein wunderbarer Beweis für die gute Funktion von der Fermentation finden Sie in der buddhistischen Ernährungsweise. Besonders in Südkorea sind ungewöhnlich viele Menschen über 80 noch ausgesprochen fit und mobil. Südkorea wird bereits als blaue Zone bezeichnet und in der Fachwelt als das erste Land gehandelt, indem 100 Jahre zum Durchschnittsalter werden könnte. Einen gewissen Anteil hat hier die Fermentation. Es

---

128 Dieses Wort habe ich vermutlich erfunden und bedeutet, aus einem Eigennamen ein Verb zu machen.

werden allerlei Gewürze und Lebensmittel teilweise auch mal ein Jahr in Tontöpfen auf der Straße fermentiert und dann in den täglichen Ernährungsplan eingepflegt. Dazu gibt es einen wunderbaren Film auf Arte[129] der diesen und einige andere Punkte aufzeigt.

Giotto zum Kaffee?

Nachdem ich Sie bei der Milch eventuell in einem moralischen Dilemma zurückgelassen habe, sind Sie nun sicherlich erfreut, wenn ich Ihnen sagen, das mit dem Kaffee ist ganz einfach. Er ist gesund und ungesund, je nach Studie.

Immer wieder mal landet Kaffee auf der Liste der «schlechten» Lebensmittel und wird gemobbt. Dann wiederum findet die Wissenschaft einen neuen Inhaltsstoff, der uns bekömmlich und gesund ist. Der Kaffee ist ein Purzelbaum-Lebensmittel, wenn es um die Frage der Gesundheit geht.

Ich habe über Jahrzehnte jeden Tag zehn Tassen starken koffeinhaltigen Kaffee getrunken und keine Probleme gehabt. Dann bin ich Vater geworden und die erste Vermutung könnte sein, dass ich meinen Kaffee-Konsum erhöht habe, um die schlaflosen Nächte zu kompensieren. Aber das genaue Gegenteil war der Fall. Wir wohnen etwa 800km von den Großeltern entfernt und unsere erste Tochter findet Autofahren ungefähr so spannend wie ein Golftournier im Fernsehen. Sie schrie ab Kilometer 5 und hört erst am Ziel wieder auf. Das macht den kreativen Vater erfindungsreich. Wir haben also entschieden nur in der Nacht zu fahren, in der Hoffnung das die Kleine schläft und wir die Fahrt möglichst angenehm überstehen. Nun schlafen aber normalerweise nicht nur Kinder in der Nacht, sondern auch Väter. Das liegt daran das die Sonne fehlt und der Körper, über die Augen gesteuert, Melatonin ausschüttet. Ein guter Weg, das zu überbrücken, ist, Koffein. Also habe ich über Wochen aufgehört Kaffee zu trinken und mir am Abend vor der Fahrt eine Überdosis reingezogen. Das führte wie

129 Südkorea: Gesünder und immer älter werden – Arte-Reportage

erhofft dazu 10 Stunden am Stück fahren zu können, ohne müde zu werden. Als, sagen wir kostenfreie Nebenwirkung, habe ich aber auch bei der Umstellung Kopfweh und Sehschwankungen erhalten.

Wussten Sie das zu viel und zu wenig Koffein im Körper eine der häufigsten Ursachen für Kopfweh ist?

Das sollte nicht wundern, wenn man sich klar macht, das Koffein ein Pflanzengift ist, mit dem sich die Kaffeepflanze vor Fressfeinden schützen will. Neben Kopfschmerzen, die auch gerne einmal drei Tage anhalten, habe ich zudem eine spannende Selbsterfahrung gemacht. Meine Brillenwerte schwanken in den Übergangsphasen teilweise um bis zu 50% und meine 3-D Qualität sinkt rapide ab. Nach ein paar Tagen ist dann wieder alles gut. Während ich bei Nahrungsergänzungsstoffen schon sehr häufig Warnhinweise gelesen habe, es bei Zigaretten nur so strotzt vor Alarmismus, hat Starbucks meines Wissens nach keine Gefahrinformationen auf der Tasse aufgedruckt:

«Achtung das Trinken dieses Espressos kann ihre Sehschärfe ändern oder Kopfschmerzen machen.»

Jeder Mensch sollte in einem gesetzlich erlaubten Rahmen selbst entscheiden dürfen, was er zu sich nehmen mag. Aber die meisten Menschen haben leider keine ausreichende Informationslage zu diesem Thema. Betrachtet man den Zuckergehalt, und Zucker ist absolut notwendig für unseren Körper, muss man eigentlich die meisten verarbeiteten Produkte der Industrie ablehnen. Schaue ich mir an, wie viel Milch und Zucker in meiner Bratwurst enthalten sind, wundere ich mich eigentlich nur noch. Dafür packt die Industrie in manche Gummibärchen mehr Vitamine rein als in einen Apfel.

Aber bleiben wir beim Kaffee und der Frage der Gesundheit. Ich möchte hier auf die Ausarbeitung von Bas Kast verweisen. Er hat für sein Buch «Der Ernährungskompass» laut eigener Aussage alle Studien dieser Welt zum Thema Ernährung und auch über Kaffee gelesen und kann Folgendes berichten:

Kaffee ist gesund, wenn er richtig zubereitet wurde. Nun atmen Sie auf und gehen in Ihre Lieblings-Barista-Bar und schauen zu, wie der Createur de Café Ihnen Ihren Lieblingskaffee zubereitet. Langsam, aber unaufhaltsam rollt der Geruch der frisch gemahlenen Bohnen in Ihre Nase, gerade so viel, dass es noch nicht aufdringlich wird. Ihr Körper zuckt vor Freude zusammen, als er das feine Pulver mit einem Stopfer verdichtet, um dann die Kalotte in die Maschine einzusetzen. Der heiße Wasserstrahl wird unter Druck durch das köstliche Pulver geschoben und verwandelt sich nach biblischem Vorbild von Wasser in Kaffee. Ein herrlicher Genuss. Sie drehen sich direkt zu Ihrem Barista und danken ihm, dass er Ihnen heute einen so genussvollen und gesunden Kaffee zubereitet hat. Da Ihr Barista aber auch das Buch von Bas Kast gelesen hat, schüttet er Ihren Kaffee ungekostet in den Ausfluss und holt Ihnen eine Tasse Filterkaffee. Diese scheint nämlich den Unterschied zwischen gesund und ungesund zu machen.

Es ist wohl so, dass in Kaffee eine schier unendliche Anzahl von verschiedenen natürlichen Inhaltsstoffen sind. Einige davon, scheinbar die Vielzahl der Schlechten, werden durch das Filterpapier aus dem Kaffee herausgenommen und laden im Müll. Das nun heiße bräunliche Wasser ist zwar immer noch Kaffee, aber entspricht nicht mehr ganz Ihren kulinarischen Vorstellungen. Lassen Sie sich aber weder von mir noch von irgendjemanden, beeinflussen und trinken Sie bitte, was immer Sie möchten und vertragen.

Aber an dieser Stelle ein Tipp aus der Werbung.[130] Giotto geht auch zu Tee. Und dieses Gebräu hat sogar noch eine ältere Tradition als Kaffee und gelegentlich sogar Koffein.

Der Grüne Tee insbesondere hat Inhaltsstoffe[131], die laut seriösen Quellen die Möglichkeit haben, gegen ein Glaukom vorzubeugen. Es

130 Und was ist mit Tee?

131 Polyphenole und Flavonoide in Pflanzen sichern deren Fortbestand und können in geeigneten Konzentrationen auch dem Menschen nützlich sein.

gibt eine unendliche Anzahl an weiteren Gründen, warum ein Wechsel von Kaffee auf Tee förderlich wäre.

Vorglühen oder nicht?

Ob Sie es nun glauben oder nicht, ich will Ihnen eine kurze Geschichte erzählen. Während der Recherche über die Frage, ob Alkohol schädlich für das Auge ist, bin ich über eine unglaubliche Story gestolpert. Die Quellen sind unsicher und unseriös, aber dennoch habe ich keinen Zweifel daran, dass es Menschen auf dieser Welt gibt, die dämlich genug sind, das Folgende wirklich in die Tat umzusetzen.

Es wird für junge Leute immer teurer, sich am Abend im Club mit Alkohol zu versorgen. Das fordert nun eine spannende Mischung aus Experimentierfreude und Wahnsinn heraus. So wird mancherorts allerlei Zeug in Gärungsprozessen zu Alkohol verwandelt und man kann sich neben einem Whisky oder Bier nun auch einen Kartoffelschnaps reinpfeifen. Diese menschlichen Versuchskaninchen, welche sich das dann genehmigen, gehen ein extremes Risiko ein. Allerdings habe ich auch selbst schon einige Erfahrung mit Honigwein, den ich im Keller gebraut habe. Hier ein Tipp für alle Anfänger: Nicht die Flasche verstopfen, das Gas muss wirklich entweichen. Und es findet immer einen Weg. Die Reinigung hat am Ende länger gedauert als der vorgesehene Gärungsprozess.

Neben selbstgemachtem Alkohol scheint es eine Idee von jungen Menschen zu sein, das «Vorglühen» abzukürzen und so sind mir einige Geschichten bekannt, dass man Alkohol über Schleimhäute besonders schnell im Blut aufnehmen kann. Und hier komme ich zu meiner wirklich unglaublichen Geschichte. Es soll sich zugetragen haben, dass ein paar besonders Schlaue ihre Kontaktlinsen in Alkohol eingelegt und diese dann auf das Auge gesetzt haben. In meiner Welt sollte das brennen wie die Hölle, aber der Geschichte nach war die Methode geeignet, dass der Alkohol möglichst schnell im Kopf ankommt. Und falls Sie glauben es geht nicht dümmer: Es gibt sogar Menschen die sich Orangensaft in die Augenspritzen, um von Vitaminen zu profitieren.

Ich persönlich frage mich an dieser Stelle zum Alkohol, wie groß der Gruppendruck oder wie traurig das Leben sein muss, um sich so dringend die Lichter wegballern zu müssen.

Betrachten wir Alkohol, müssen wir feststellen, dass es sich hierbei um ein Nervengift handelt. Ganz recht, falls Ihnen der Begriff etwas zu hart vorkommt, er entspricht dennoch der Wahrheit.

Alkohol zerstört Ihr Gehirn und falls Sie das nicht glauben wollen, unterhalten Sie sich am Kiosk Ihrer Wahl einmal mit den Stammkunden über das Wetter oder die aktuelle politische Weltlage. Sie werden in beiden Fällen die gleichen Antworten erhalten. Hier ist leider nicht mehr viel Hirn übrig. Sollten wir also die Frage nach der Gesundheit stellen, dann ist Alkohol vermutlich keine besonders gute Idee.

Nun gibt es aber auch eine Vielzahl von Studien, vermutlich angeregt und bezahlt von diversen Weinkellereien, die belegen, dass ein Glas Rotwein am Tag förderlich ist. Nun, ich kann Ihnen versichern, ich habe diesbezüglich viele Jahre in meinem Leben Experimente gemacht. Ich habe geraucht, was das Portemonnaie hergab. Aber mindestens jeden Tag ein Päckchen. Weil das nun bekanntermaßen die Gefäße verengt, habe ich auch mit dem exzessiven Alkoholkonsum angefangen, weil das die Gefäße wieder erweitert. Ich war einige Jahrzehnte davon überzeugt, dass ich nur in der richtigen Menge rauchen und saufen muss, um gesund zu bleiben. Machen Sie sich gerne selbst einen Reim auf diese entartete Wahrnehmung der Realität. Heute bin ich bekehrt und konsumiere weder das eine noch das andere.

In Wein liegt die Wahrheit, habe ich einmal gelesen und sage Ihnen: Das stimmt vermutlich nicht wirklich. Aber es gibt sehr gute Anhaltspunkte, dass in jungen Jahren der Alkohol sehr schädlich ist, in höherem Alter ab 50 aber kann wohl ein Glas Weißwein *(100 ml)* am Tag nicht mehr schaden und vielleicht sogar hilfreich sein. In diesem Zusammenhang kann man sich das sogenannte «French Paradoxon» erklären. Obwohl die französische Kultur einen hohen Verbrauch an tierischen Fetten proklamiert, bekommen sie seltener einen Herzinfarkt als wir. Die Vermutung liegt nahe, dass das Glas Wein zum Essen diese positive Verschiebung ermöglicht.

Ich muss, bis ich 50 bin noch einige Jahre warten, bevor ich wieder mit dem Trinken anfange. Bis dahin wünsche ich uns allen eine alkoholfreie Zeit. Ganz besonders alkoholfrei sind Sie bitte beim Autofahren unterwegs. Ich denke es ist keine Überraschung, das schon nach einem kleinen Glas Alkohol die Sehfähigkeit messbar sinkt. Das ist jedem Opfer eines alkoholisierten Verkehrsunfalles nur allzu klar, den Verursachern leider nicht immer. In meiner Ausbildung zum Augenoptikermeister hatte ich die einzigartige Gelegenheit an einer wissenschaftlichen Studie teilzunehmen. Wir Studenten haben die Veränderungen der Sehfähigkeiten nach Konsum von Bier bestimmt und in meinem Fall sinkt pro 0,3 Liter die Sehfähigkeit um 10-20% und ist nach 3 Bier nicht mehr nützlich, um ungefährdet im Raum herumzulaufen, geschweige denn nach einem Bier noch Autozufahren.

Karotten-Bomber

So, also jetzt doch noch ein paar Vorschläge, und nur weil ich sie so nenne, bleiben es aber dennoch Ratschläge. Verstehen Sie mich aber bitte richtig; ich will Sie informieren und nicht missionieren. Persönlich habe ich meine Ernährung konsequent auf eine gesundheitsschädliche Richtung optimiert und lebe von Kaffee und Kuchen. Allerdings habe ich einen guten Zugang zu optischen Hilfsmitteln und werde mich nicht beschweren. Vor einigen Monaten hat doch tatsächlich eine ausgebildete Ärztin nach einer Ultraschalluntersuchung meiner Leber festgestellt, dass ich entweder starker Alkoholiker oder fettleibig bin. Ich war beeindruckt, dass sie das durch Scannen meiner Leber erkannt hat. Hätte sie mich kurz angeschaut, hätte sie bei 1,75cm Körpergröße und 110kg Gewicht vermutlich schneller gewusst, ob ich fettleibig oder alkoholkrank bin. Ihr Ratschlag war zudem großartig: Trinken Sie weniger und machen Sie bitte eine Diät. Ich habe mich dann konsequent für die Käsekuchendiät entschieden. Ich denke, dass man auch erste Erfolge erkennen kann. Die Hosen drücken schon ein wenig mehr als vorher. Leider ist neben der Gefahr von Diabetes *(verantwortlich für 17% aller Sehbeeinträchtigungen)* durch meine Ernährung auch die Beschädigung der Augen möglich. Die Insulin-Problematik wirkt sich nämlich auch auf die Augen aus und wird in der Regel irgendwann zur Blindheit führen. Glücklicherweise sterben die meisten Menschen, bevor sie die Blindheit erreichen. Käsekuchen macht also nachweislich dick, also in meinem Fall, schädigt die Augen und macht müde. Aber er schmeckt doch so lecker, also bleibe ich dabei. Gut, ich glaube, das war jedem schon vorher klar, dass Käsekuchen vermutlich nicht optimal ist für eine gute gesunde Optik. Aber an was denken wir automatisch, wenn wir uns über gesunde Augen unterhalten? Ganz klar Karotten.

Das kennt jeder und jeder, den ich zu dem Thema gefragt habe, ist sich sicher, dass es vermutlich doch nicht so ist. Allerdings gibt es relativ wenig Hasen mit Brille, also ist vielleicht was dran. Ich denke, es wird Zeit, mit dem Mythos der augengesunden Karotte ein für alle Mal aufzuräumen und die Welt aus der Vermutung in die Wissenschaft zu holen.

Ich kenne den Ursprung dieses Mythos nicht zu 100%, aber ich habe in einem sehr netten Buch über die Augen gelesen, dass es sich wohl so zugetragen haben soll, dass die britische Luftwaffe für diesen Mythos verantwortlich ist. Es gab da einen Piloten in der Royal Airforce, der erheblich mehr Abschüsse zu verantworten hatte als viele andere. Um von einem technischen Vorteil in den neuen Flugzeugen abzulenken, wurde der Bevölkerung erklärt, dieser Pilot habe mehr Karotten gegessen. Da der deutsche Abhördienst natürlich die britische Insel überwacht hat, ist diese vermeintliche Insider-Information auch in Deutschland gelandet und hält sich bis heute relativ konsequent fest. Es waren also Fake-News, die diesem Mythos zu Grunde liegen. Warum aber hat das Militär eigentlich die Karotte ausgewählt und nicht etwas leckeres wie Fish & Chips? Immerhin waren es ja Briten.

Vitamin A – wie Auge

Nun das lag wohl daran, dass man schon wusste, dass Vitamine wichtig für die Augen sind. Im Besonderen das Vitamin A. Ganz klar und eindeutig steht das A im Vitamin A für das **A**uge. Bei den anderen Vitaminen scheint die Wahl des Buchstaben etwas weniger optimal ausgefallen zu sein.

Vitamin A finden Sie am besten in tierischen Lebensmitteln, besonders in der Leber. Dort speichern Säugetiere, wie auch wir, unseren Vitamin-A-Vorrat. Vitamin-A-Mangel ist die häufigste Mangelernährung der Welt. Wer nun keine Tiere, geschweige denn Leber, essen mag der kann auf Pflanzen ausweichen.

Es ist so, dass Karotten sogenannte Carotine haben, die machen die orange Farbe der Möhre. Diese Carotine wiederum sind eine Vorstufe von Vitamin A und damit tatsächlich nach einigen Umbauphasen aktiv am Sehen beteiligt. In unserem Auge gibt es Zellen, die auf das Licht reagieren. Diese befinden sich hinten im Auge in der sogenannten Netzhaut. Diese Zellen wiederum benötigen Proteine und diverse andere Stoffe, um auf das Licht zu reagieren. Wie bei Star Trek üblich, wenn jemand mit Photonen beschossen wird, ist es auch im Auge so, dass Licht, welches aus Photonen besteht, in das Auge eindringt und dann diese Proteine und diversen Stoffe einfach zerstört. Wir haben also Tag um Tag viele kleine Explosionen und massive Zerstörung in unserem Auge. Glücklicherweise können diese Stoffe sich regenerieren, aber natürlich nur, wenn es genug neues Baumaterial dafür gibt. Und da kommt dann wirklich die Karotte ins Spiel. Dass das deutsche Militär diese Fake-News geglaubt haben, ist also gar nicht so abwegig.

Spannend ist es, dass nicht nur Lichtphotonen diese Sehstoffe zerstören können, sondern auch die Körperwärme hat das Talent, Proteine zu zerstören. Daher wird es auch bei geschlossenen Augen niemals ganz dunkel, weil der Zerfall der Sehstoffe, ausgelöst durch Körperwärme, im Gehirn annähernd genauso verarbeitet wird wie der Zerfall durch Licht.

Fangen Sie jetzt aber nicht an, jeden Tag Karotten zu essen, bis Sie eines Tages orange[132] sind wie die Sendung mit der Maus – das scheint wohl zu passieren, wenn man übermäßig Carotin verzehrt. Gesehen habe ich das mal in einer Folge Dr. House, daher weiss ich nicht, ob ich hier selbst einem Mythos aufgesessen bin. Was ich aber sagen kann, ist, dass Ernährung erheblich komplexer ist, als uns in der Regel lieb ist. Unsere Augen brauchen nur etwa 1% des Vitamin A im Körper, also doch relativ wenig. Zudem ist es so, dass die Augen zumeist priorisiert werden, das bedeutet der Körper spart das Vitamin A lieber an anderen Stellen als am Auge. Daher ist in unseren Breitengraden eine Unterversorgung an den Augen mit oder von Vitamin A extrem unwahrscheinlich und wenn überhaupt dann ein Fall für den Arzt. Ein wirklicher Vitamin A-Mangel würde die Wahrscheinlichkeit und das Wachstum von Tumoren in Lunge, Speiseröhre, Magen und Gebärmutterhals antreiben. Im Übrigen ist von einer extremen Einnahme durch synthetische Nahrungsergänzungsmittel dringend abzuraten. Besonders bei schwangeren Frauen ist eine zu hohe Zufuhr gefährlich. Daher sollten diese Nahrungsergänzungsmittel mit Vitamin A und den Verzehr von Leber meiden.

Es spricht sehr vieles dafür, dass man seinem Körper über die Komplexität der natürlichen Ernährung, wenn diese augengesund ist, zu ausreichend Vitamin A verhilft. Besonders gut scheint hier biologisches, regionales Gemüse *(Karotten, Paprika, Grünkohl, Fenchel, Hagebutten)* zu sein. Es kommt aber auch wie immer im Leben auf die Zubereitung und Menge an. Gemüse ist die Hauptmahlzeit, nicht die Beilage, und muss schonend zubereitet werden. Bevor sie nachdem vorherigen Absatz aber Sorgen haben sich äußerlich zu verfärben und deswegen nur geringe Mengen an Gemüse essen, die Gefahr bei unserer heutigen Ernährung ist gering. Sie können ohne weiteres sehr viel Beta-Carotin am Tag essen, ohne dass etwas passiert. Die befürchtete Färbung entsteht ab einer Zufuhr von über 30mg pro Tag und einer

132 Eine Begrifflichkeit, die sich hier lohnt, einmal zu googeln ist: Karottenbabys.

längeren Aufnahmedauer von einigen Wochen. Falls sie sich nun wundern, dass einer mittelgroße Möhre auch mal mit knapp 15mg daher kommen kann und sie sich nun doch gegen dieses Gemüse entscheiden, lassen sie kurz noch erklären, dass die Aufnahme und Verarbeitung der Inhaltsstoffe sehr individuell ist. Es ist schlicht und einfach so dass über 50% der westlichen Bevölkerung genetisch nicht mehr in der Lage sind Beta-Carotin optimal in Vitamin A zu verwandeln. Diese Menschen müssen dann mehr Gemüse essen, um die ausreichende Menge an Vitalstoffen zu erhalten. Häufig wird auch berichtet, dass die wichtigen Inhaltsstoffe nur beim Verzehr mit ausreichend Öl aufgenommen werden. Das alles lässt erahnen, dass wir zum einen keine Angst vor einer Überdosierung haben müssen, zum anderen können keine allgemeingültigen Aussagen zum Bedarf eines Menschen getroffen werden.

Wollen Sie wissen wieviel Vitamin A Sie im Körper haben; müssen Sie es messen lassen. Und dann durch gesunde Ernährung mit gezielten Inhaltsstoffen und unter Umständen begleitet durch Zusatzpräparate und einen Arzt auf ein gutes, stabiles, hohes Wohlfühlniveau bringen.

Es ist im Übrigen so, dass sie mit dem Gemüse nicht nur das eine Vitamin A einnehmen, wie sie es mit einen Nahrungsergänzungsmittel machen, nein sie erhalten ebenfalls eine Fülle an sekundären Pflanzenstoffen, welche zusätzlich in Ihrem Körper wirken. Vitamin A ist in einer berühmt, berüchtigten Studie als schädlich eingestuft worden: für Raucher. Wer sich also ungesund das Nikotin über die Atemwege in den Körper pfeift und dabei gleich noch hunderte Giftstoffe wie Azeton einatmet, der sollte laut dieser Studie lieber auf Vitamin A als Nahrungsergänzung verzichten. Ich habe nach dem Lesen der Studie allerdings eine völlig andere Interpretation und möchte allen Rauchern dringend empfehlen mit der Sucht und der vorsätzlichen Beschädigung des eigenen Körpers aufzuhören. Dann ist auch das sonst gesunde Vitamin A nicht mehr gefährlich. Spannend an der Studie war das Alkoholiker ohne weiteres Vitamin A einnehmen können, ohne einen

Schaden zu erleiden. Was mit Menschen passiert, die beim Bier eine rauchen war aus den Daten nicht ersichtlich.

Unabhängig davon, dass die Aufnahme, Weiterverarbeitung und Nutzung von Vitaminen im Körper ein extrem komplexer Vorgang ist, der in der Regel diverse Mechanismen hat und sich gegenseitig bedingt und begünstigt, ist es so, dass das Auge auch dringend Zink, Vitamin B, C, D, E und Omega-3 braucht.

Wer A sagt, muss auch B sagen

Die Entwicklung der Augen ist davon anhängig, dass sich das Gehirn ausreichend gut mitentwickelt. Dazu braucht das Denkorgan ausreichende Mengen Vitamin B_{12}. Diese sind, wie jeder weiss, für Veganer schwer erreichbar, weil sich das B_{12} nur in tierischem Protein versteckt. Also brauchen wir Fleisch, um das Vitamin zu bekommen. Damit ist wohl eindeutig bewiesen, dass Veganismus unsinnig und gefährlich ist. Aber wieso ist es eigentlich so, dass B_{12} nur in Tieren steckt?

Wie viel brauche ich davon, um gesund zu sein?

Diese Frage lohnt es sich doch genauer zu recherchieren. Bakterien haben hier einen nicht ganz unwichtigen Platz in der Versorgung oder besser Produktion von B_{12}. Diese kleinen Lebewesen erlauben es also unserem Gehirn erst, dass es sich entwickeln kann. Nun neigen wir Menschen aber heutzutage dazu, allerlei Bakterien zu töten, zu desinfizieren und versuchen sie zu meiden wie der Teufel das Weihwasser. Nur unsere Nutztiere essen noch Pflanzen direkt aus der Natur und lagern so B_{12} in ihrem Körper ab. Spannend ist sicherlich, dass selbst bei Tiernahrung heute B_{12} zugesetzt wird, um das Fleisch besonders reich an Vitamin zu «gestalten». Ich gewinne den Eindruck, dass wir unsere Lebensmittel denaturieren und damit uns und den kleinen hilfreichen Bakterien in uns das Leben schwer machen. Es ist wohl absolut notwendig, dass wir B_{12} zu uns nehmen, damit das Gehirn sich ausreichend gut entwickeln kann. Kommen wir also an der Wurst nicht vorbei? Nun, ich denke, wir sollten es sogar dringend tun. Also an der Wurst vorbeikommen meine ich. Lesen Sie bitte einmal die Zusammensetzung einer günstigen und auch einer teuren Bio Wiener-Wurst und Sie werden überrascht sein.

Neben Fleisch *(unbekannter Zusammensetzung)* sind in der Regel allerlei Zusatzstoffe enthalten, die zum einen konservieren sollen und zum andern den Geschmack erzeugen. So kann es sein, dass ein Wiener Würstchen genug Zucker beinhaltet, um es mit einer Cola aufzunehmen und die Konservierungsmittel können in der Regel deswegen «lange haltbar» machen, weil sie in der Lage sind, Bakterien abzutöten. Dieses Zucker-Fleisch-Gemisch wird nun mehr oder weniger im Kauraum zerrissen und runtergeschluckt. Gesund ist das sicher nicht. Wenn Sie schon zu Fleisch greifen, um B_{12} zu essen und nicht supplementieren zu müssen, dann bitte ein schönes Stück von einem Bio-Tier mit Weidegras[133] gefüttert. Leider können sich das nur die wenigsten Menschen leisten, also essen die meisten von uns lieber jeden Tag ein Stück Chemiebaukasten-Fleisch als sich etwas Gutes zu tun. Wir hätten es ohne weiteres unter Kontrolle. Aber wir wollen nun mal nicht und lassen uns die Freiheit, essen zu können, was wir wollen, nicht nehmen. Die Bakterien, die in Tieren die Entstehung von Vitamin B_{12} ermöglichen, sind auch in geringen Mengen im Menschen enthalten, irgendwie können wir also auch unter optimalen Bedingungen geringe Mengen über unsere Bakterienfreunde erzeugen lassen. Hierzu müssen diese einfach die richtigen Ausgangsstoffe erhalten, welche vermutlich nicht bei Fast-Food-Ketten und Bäckereien verkauft werden. Ein sinnvolles Lebensmittel scheint hier das Sauerkraut zu sein, welches in vielerlei Hinsicht wohl als Superfood bezeichnet werden sollte.

---

133 Liebevoll gestreichelt und auf natürliche Art und Weise und vor allem freiwillig an Altersschwäche gestorben.

Die Vitamin-B-Familie ist im Übrigen relativ groß und neben dem B_{12}[134] gibt es noch weitere Familienmitglieder. Es sind wohl noch sechs oder sieben weitere, von denen eine Folsäure ist. Diese wird Frauen mit Schwangerschaftswunsch, wie auch schwangeren Frauen dringend zum supplementieren empfohlen und in Amerika gleich jedem Mann, auch wenn er nicht schwanger werden will, künstlich über das Brot zugeführt. Da wird selbst das Brot neben dem Würstchen zum Baukasten-Lebensmittel und soll unser Leben verlängern, verbessern und optimieren.

Die Komplexität dieser Art der Zuführung von wichtigen Stoffen kann an einem spannenden Beispiel erläutert werden. Viele Mädchen starten mit der Anti-Baby-Pille nicht zur Verhütung, sondern weil viele dieser Präparate als angenehmen Nebeneffekt ein schöneres Hautbild verursachen. Das ist also eine wunderbare Win-Win-Situation. Sollten diese Mädchen aber nun in gutem Gewissen und für das maximale Wohlbefinden sich mit Multivitaminen oder speziellen Vitamin B-Komplexen zusätzlich eine Verbesserung der Befindlichkeit und Gesundheit gönnen, kann es hier zu unerwünschten Effekten kommen. Ein zu hoher Vitamin B_6-Spiegel scheint bei Frauen, die mit der Pille verhüten, zu einer unangenehmen Steigerung von Hautirritationen zu führen. Lassen die Betroffenen dann einen der Faktoren weg, verbessert sich das Hautbild umgehend. Nun ist aber weder die Pille noch das Vitamin-Präparat verantwortlich dafür zu machen, sondern immer der Umstand, dass wir Menschen in der Komplexität der Reaktionen im Körper, bis heute keine allgemeingültigen Regeln haben.

Und wie ist nun Ihr Fazit, zu diesem speziellen Thema? Wer sich in die Frage der B-Vitamine begibt, wird schnell mit der Frage nach dem Konsum von Fleisch konfrontiert. Egal wie Sie sich ethisch und moralisch positionieren, eines bleibt eindeutig. Wir benötigen Vitamin B_{12} in unserem Körper, also entweder essen oder künstlich zuführen. Ich

[134] In einigen fermentierten Lebensmitteln, wie zum Beispiel Kwass, ist auch Vitamin B_{12} enthalten. Allerdings ist die Menge und die Aufnahme in den menschlichen Körper schlecht erforscht.

persönlich versuche mich sehr natürlich zu verhalten und prüfen meine Vitamin-Quellen sehr ausführlich.

Ich möchte hier noch kurz eine Ergänzung zu dem Vitamin-B-Komplex geben: In der Literatur werden Sie selten über die B-Vitamine stolpern, wenn Sie nach Augengesundheit suchen. Dennoch habe ich mich dazu entschieden diese mit aufzunehmen. Das liegt daran, dass das Gehirn der größte und wichtigste Nutznießer der B-Vitamine ist. Sie dienen also unserem wichtigen Denk- und Sehorgan. Die Funktionalität der Augen ist wertlos, wenn das Gehirn die Daten nicht verarbeitet. Daher gehört für mich neben einer Versorgung der notwendigen Nährstoffe am Auge, auch die perfekte Versorgung der Hirnregion zwingend dazu. Und ganz nebenbei sind B_1 und B_2 sogar sehr wichtig für die Augen.

Die Citrone

In den eben beschriebenen Würstchen ist ebenfalls oft viel Vitamin C enthalten. Dieses wird in der Regel, als Ascorbinsäure, zugesetzt, weil es ein recht gutes Konservierungsmittel ist. Es ist aber auch als Antioxidans an der normalen Funktion des Immunsystems beteiligt.

Im Auge, welches im Prozess der Immunantwort des Körpers auf freundliche, wie herausfordernde Keime aktiviert wird, nimmt Vitamin C daher eine wichtige Rolle ein.

In unserer heutigen designten Ernährung ist das häufig synthetisch hergestellte Vitamin C ein Grundbaustein und so wäre ein Mangel in unseren Breitengraden geradezu ein Zeichen für eine extrem einseitige und ungewöhnliche Ernährung. Schon in einem Gummibärchen sind heutzutage Vitamine zugesetzt, deswegen sollen die Kinder auch gleich zwei nehmen. Nun tröstet zwar das Vitamin C nicht über den Zucker[135] hinweg, aber es schmeckt halt so lecker. Scheinbar ist unser menschlicher Stoffwechsel aber auch so kompliziert und empfindlich,

[135] In seinem Buch «Nutrition and Physical Degeneration» hielt Dr. Weston A. Price seine Beobachtungen zur Wirkung von Zucker auf das Gebiss detailliert mit Fotos fest.

dass es nicht unbedeutend ist, wo das Vitamin C her kommt. Unser Körper bevorzugt natürliche Quellen, wie Sauerkraut und verstoffwechselt diese in hohem Masse. Kunstvoll entwickelte Lebensmittel werden in den meisten Fällen auch durch die Zugabe von allerlei Vitaminen nicht zu gesunden Produkten.

Wer sich auf die geheimnisvolle Suche macht, wie viel Vitamin C ein Mensch benötigt, wird nicht nur feststellen, dass Männer mehr brauchen als Frauen. Schwangere Frauen brauchen mehr als nicht-schwangere Frauen und Raucher, am besten nicht-schwangere, brauchen noch mehr Vitamin C. Was mich aber am Allermeisten beeindruckt hat, ist, dass in fast jedem Land der Welt eine andere Vitamin C Empfehlung ausgesprochen wird. So kann ich meinen Bedarf scheinbar schon verändern, wenn ich die Grenze zwischen Deutschland und der Schweiz überquere. So bleibt der Mensch in einer unzufriedenen Situation stehen und kann sich kaum mehr zurecht finden. Es scheint gar so zu sein, das verschiedene Menschen auch beim Vitamin C dieses unterschiedlich stark im Körper aufnehmen und nutzen können. Wir sollten also unseren IST-Zustand bestimmen und dann über augengesunde Ernährung und eventuellen Hilfsstoffen unsere Speicher auf das sinnvolle Niveau einstellen.

«Die Mikrobe ist nichts, das Milieu ist alles.»
Antoine Béchamp[136]

Dass eine Zitrone Vitamin C hat, ist wohl jedem klar. Mein Lieblingsprodukt aber für eine augengesunde Ernährung ist, wie etwas weiter oben im Text schon erklärt, das Sauerkraut.

Sauerkraut hat selbst nach dem Kochen noch doppelt so viel Vitamin wie ein Apfel und deckt schon bei 100 Gramm den Tagesbedarf, in zumindest fast allen Ländern der Welt. Nun ist dieses Lebensmittel aber noch beeindruckender und wunderbarer, als es auf den ersten

---

136 Antoine war ein französischer Chemiker und lebte in den Jahren 1816 bis 1908. Er war wohl nicht immer der Meinung der Mainstream-Medien.

Blick scheint. Sauerkraut ist einem besonderen Verarbeitungsschritt unterzogen worden. Es wurde fermentiert, oder wie manche es auch bezeichnen würden: Es wurde «haltbar» gemacht.

Aber was genau ist dieser Prozess eigentlich – Fermentation?

Nun strenggenommen ist Sauerkraut so lecker und gesund, weil es von kleinen liebenswerten Bakterien verzaubert wurde. Es ist sogar eine ganze Familie an Bakterien[137], die auf das frische Kraut losgelassen wird. Die Herstellung von Sauerkraut ist so gesehen also eine Teamleistung, von der sogar wir etwas abbekommen.

Wir können es nun frisch, also bakteriell verzaubert, sofort essen oder durch ein erstes Erhitzen die Bakterien abtöten und so den weiteren Gärungsprozess verhindern. Sie essen dann also beim Sauerkraut in der Regel die abgetöteten Bakterien gleich mit. Wohl bekomm's.

Ich für meinen Teil würde zwar lieber die lebenden Bakterien mit der fermentierten Nahrung aufnehmen, habe aber leider kein Sauerkrautfass[138] in meinem Keller und greife daher zu dem etwas weniger gesunden behandelten Sauerkraut im Einkaufszentrum zurück. Ich lasse es mir warm und kalt gerne schmecken und vollende diese Naturnahrung mit etwas Kümmel und Senf. Sollten Sie bedauerlicherweise, wie meine Kinder, bei Sauerkraut die Nase rümpfen, empfehle ich doch einmal sich an Brokkoli, Paprika und Sanddorn zu wagen.

Das D-Hormon

Falls man es sich mal so richtig gut gehen lassen will, dann kauft man sich, in der Apotheke, Gummibärchen für die Augen. Das gibt es tatsächlich. Hier sind allerlei augengesunde Inhaltsstoffe zusammen mit

---

[137] Bei der Fermentation werden die freundlichen Kleinstlebewesen manchmal mit Salz gefüttert. Nehmen Sie bitte kein mit Jod angereichertes Salz. Jod ist ein Desinfektionsmittel und die Bakterien überleben nicht in ausreichender Zahl.

[138] Es gibt sogar noch aktives Sauerkraut in manchen Geschäften zu kaufen, machen Sie einfach die Augen auf und lesen die Inhaltsstoffe und die Zubereitungsart.

einer ungeheuren Menge Fruchtzucker zu einem extremen Preis zusammengerührt worden. Der Kunde kauft ein gutes Gefühl, den Augen wird es aber nicht helfen. Was den Augen aber helfen kann und sogar muss, ist das Sonnenhormon, oder auch Vitamin D genannt. Dieser Stoff kann in gewissen Mengen in unserem Körper selbst produziert werden. Wir brauchen nur Sonne, das ist alles.

Nun – nicht ganz. Die Sonne muss im richtigen Winkel zur Erde stehen und der Körper muss sozialverträglich nackt sein, um über die Haut dieses Hormon zu produzieren. Vitamin D ist als Antioxidans im Körper vorhanden und hat als Sonderaufgabe noch den Erhalt unserer Knochen im Sinn.

Jetzt kann es aber sein, dass zu viel Vitamin D dazu führt, dass der Körper Kalzium in der Hornhaut einlagert, was zu einer sehr unglücklichen trüben Sicht führt. Wir wussten ja alle schon immer: Viel ist nicht unbedingt gut und zu viel ist sogar schädlich. Deswegen scheint es ratsam zu sein, wenn man sich nackt auszieht, mit wunderbar viel Sonnencreme zu schützen. Diese Sonnencreme kann zwar ihrerseits eine Menge ungewünschte Hormone in den Körper spülen, aber sie schützt optimal vor der UV-Strahlung und der Körper wird gehindert, das körpereigene Hormon zu produzieren.

Wie kommen wir nun aber an die richtige Dosierung unserer notwendigen Vitamine?

Es ist vermutlich so, dass wir zwischen Oktober und März in der deutschsprachigen Region kaum Vitamin D produzieren können und in der Regel es selbst im Sommer kaum schaffen, genug zu produzieren. Ein nacktes Baby würde zwar in 30 Minuten mehr als seinen Tagesbedarf produzieren, wann aber legen wir unseren Nachwuchs noch nackt und ohne Schutz in die Sonne. In Deutschland sind nach seriösen Schätzungen die meisten Menschen daher heutzutage mit einem

Mangel[139] an Vitamin D unterwegs. Das hat eine Vielzahl von Auswirkungen auf den Organismus, die schmerzlichste ist eine gestörte Immunreaktion bei Infektionen. Das führt dazu, dass in den USA und in Skandinavien Vitamin D automatisch der Bevölkerung supplementiert wird. In Deutschland und der Schweiz weiss ich, dass es kleinen Kindern zugeführt wird, im Schnitt wohl bis drei Jahre, dann ist das Kind scheinbar groß genug, um nackt 30 Minuten an der Sonne zu verweilen, wenn diese im richtigen Winkel zur aktuell geographischen Lage des jeweiligen Menschen steht. Man könnte langsam auf den Gedanken kommen, wir Menschen schaffen uns durch unser Verhalten einige Probleme selbst, welche wir dann mit allerlei Hilfsmitteln wieder beheben, statt es an der Wurzel anzupacken.

Einige seriöse Wissenschaftler raten von Nahrungsergänzungen ab und propagieren eine ausgewogene Ernährung. Ausgewogen bedeutet aber nicht, von jeder Gummibärchen-Farbe die gleiche Anzahl zu essen. Und obwohl an vielen Orten sogar vor einer Überdosierung gewarnt wird, bekommen Babys Vitamin D als Ergänzung verabreicht. Warum sollte das als Kind erforderlich sein und als Erwachsener dann nicht mehr; könnte man sich fragen. Auch die Mengen sind enorm fluktuierend. Während man in Polen der älteren Bevölkerung 4000 Einheiten am Tag verabreicht, sind es in Deutschland nur 800-1000 die vergeben werden. Ich bin in der Nähe von Frankfurt am Main geboren und habe großelterliche polnische Wurzeln, soll ich nun die Hälfte einnehmen? Sie sehen Fragen über Fragen. Des Weiteren ist es so, dass es in der Diagnostik gar kein Vitamin D gibt, sondern 3 Variationen oder unterschiedliche Zustände. Hier gibt es relevante Unterschiede, während wir von dem einen zu viel haben können, ohne Auswirkungen, kann eine hohe Dosis des anderen uns wirklich Schaden. Wenn sich nun Gesundheitsapostel und krankheitsbehandelnde Ärzte unterhalten, reden die dann vom gleichen Zustand? Auch dürfen wir nicht vergessen das der Körper in ein komplexes Geflecht an

---

139 Immerhin müssen wir uns deswegen nicht um eine Kalzium-Einlagerung in der Hornhaut sorgen.

verschiedenen Stoffwechseln eingebettet ist. So hat bei einem Vitamin D-Mangel das Parathormon aus der Nebenschilddrüse eine kompensatorische Funktion und stellt die Funktion des Körpers bedingt sicher. Diesen Sicherheitskreislauf gibt es für die Stabilität des Blutes. Es ist absolut entscheidend das der Kalziumgehalt stabil bleibt. Dafür wird im Notfall auch gerne das Kalzium aus dem Knochen benutzt (*Osteoporose*). So sind Kalzium, Vitamin D und das Parathormon in einer engen Verbundenheit verankert. Allerdings ist das nur eine der vielen Aufgaben des Hormons Vitamin D. Eine sehr wichtige Aufgabe scheint in der Entwicklung der Augen zu liegen. So haben bereits viele Experten darauf aufmerksam gemacht, dass ein Mangel am Sonnenhormon, die Kurzsichtigkeit vorantreibt. Wir wissen sehr gesichert, dass die Augen den Blick in die Ferne und das Sonnenlicht brauchen, da wundert es doch nicht, dass das durch die Sonne produzierte Vitamin D ebenfalls wichtig ist.

Die Frage, die ich mir hier stelle, ist, wie überlebten Naturvölker ohne diese ganzen ausgeklügelten Ergänzungsstoffe?[140]

Ich muss zu einer erneuten Empfehlung kommen, prüfen Sie immer ihre eigene körperliche Konstitution und lassen Vitamin D messen, um dann begleitet mit einem Arzt/Therapeuten ein vorhandenes Defizit zu beheben. Und seien Sie ruhig etwas anspruchsvoll mit Ihrem Leben. Im unteren Toleranzbereich sollte man nicht bleiben, solange man sich nicht fühlt wie ein junger Stier. In der Schule wollte ja auch keiner knapp befriedigend bleiben. Suchen Sie immer das Beste für Ihren Körper. Bitte beachten Sie zudem eine wichtige Besonderheit: Unser Körper wird nicht durch die Aktion und Reaktion mit einem einzigen Mikronährstoff in Balance versetzt. Vitamin D benötigt neben Kalzium, K2, Bor, Magnesium auch Vitamin A und damit einen der wichtigsten Bausteine für das Auge, die Nase und die Zunge. Prüfen

140 Haben die unter Umständen mehr Fisch und Innereien gegessen als wir heute? Gab es eigentlich vor 1000 Jahren schon Pizza und Brötchen in der heutigen Menge?

Sie also bitte auch immer alle notwendigen Cofaktoren.[141] Sie haben recht, das macht es leider nicht einfacher.

Pflanzen und das Vitamin E

Vitamin E ist schon etwas Besonderes. Es gibt nämlich gar nicht das eine Vitamin E, sondern gleich eine ganze Familie. Das Vitamin findet sich zwar auch in Spuren in tierischer Nahrung, aber im Großen und Ganzen ziehen wir das benötigte Vitamin E aus unserer pflanzlichen Nahrung. Aber auch hier ist es wie immer bei dem Thema Lebensmittel: Wenn Sie nun glauben, ein Veganer, der ja nachweisbar nur Pflanzen essen möchte, hätte nun besonders viel Vitamin E in seinem Körper, dann täuschen Sie sich. Es ist nun mal so, dass pflanzliche Nahrung in der heutigen Zeit nicht per se gesund ist. Vielleicht wundern Sie sich über diese Aussage, aber lassen Sie mich ein paar Produkte aufführen, die 100% vegan sind und sicherlich nicht auf der Liste der gesunden Lebensmittel Platz haben: Chips, Cola, Oreo[142] *(ein Keks)*.

Viele der heutigen designten veganen Lebensmittel sind möglicherweise täuschend. Einige dieser Produkte, die als gesunde Alternativen beworben werden, enthalten oft verarbeitete Inhaltsstoffe, übermäßige Mengen an Salz, Zucker und künstliche Aromen. Vegan zu essen kann gesund sein, erfordert jedoch bewusste Entscheidungen, um eine ausgewogene und nährstoffreiche Ernährung sicherzustellen. Es ist wichtig, die Zutatenliste auf veganen Lebensmitteln sorgfältig zu prüfen und sich auf natürliche, unverarbeitete Optionen zu konzentrieren, um wirklich gesund zu leben. Unsere Augen freuen sich zudem am meisten über natürliche Quellen an Vitamin E. Wie schon beim Vitamin A sind synthetische Produkte vermutlich sogar schädlich.

---

141 Nutzen Sie gerne das Buch «Nährstoff-Therapie» von Helena Oranos-Boeckel, um sich einen ersten Überblick zu verschaffen. Erschienen im Trias-Verlag 2022 ISBN 978-3-432-11496-5

142 Vegan und gesund? Prüfen Sie auch bei pflanzlichen Komponenten die einzelnen Stoffe und vor allem Zucker und bei den Chips das ungesunde Sonnenblumenöl und Geschmacksverstärker.

Wir brauchen zur optimalen Funktion unserer Netzhaut eine ausreichende Menge an diesem Stoff und bekommen diese am besten über pflanzliche Quellen. Das Vitamin E scheint in Kombination mit Selen und Vitamin C einen sehr positiven Einfluss auf das Verhindern eines «Grauen Stars» zu haben.

Fisch und das Omega-3

Vielleicht ist Ihnen beim Lesen der vorangegangenen Kapitel aufgefallen, dass ich hier mehr oder weniger nur mein Unwissen über die verschiedenen Nährstoffe ausbreite und bisher keine klaren Empfehlungen ausgesprochen habe. Um Sie gleich zu beruhigen, wird sich das nun auch nicht ändern. Das hat zwei Gründe: Erstens bin ich Augenoptiker und weiss schlicht und einfach nicht alles über Ernährung und zweitens weiss niemand alles über die Ernährung, weil sich das Wissen auch ständig weiterentwickelt.

Schauen wir kurz, was ich als ziemlich sichere Aussage treffen kann, welche vermutlich auch in 20 Jahren noch Bestand hat. Unsere Augen, besonders die Netzhaut und unsere Öl-produzierenden Drüsen am Auge, brauchen Fette, also Öle. Zwei Begriffe haben sich da immer wieder hervorgetan: DHA und EPA.[143] Was ist das aber?

Nun, es reicht, wenn wir uns vorstellen, dass Öl selbst, welches wir auf den Salat machen, verschiedene Inhaltsstoffe hat und zerstückelt in seine Moleküle können wir in den verschiedenen Schmierstoffen des Lebens unterschiedliche Zusammensetzungen finden und die Abkürzungen DHA und EPA sind einfach zwei von ganz vielen. DHA, das habe ich bereits an anderer Stelle im Buch erwähnt, befindet sich in extrem hoher Konzentration in der Muttermilch, scheint also ein sehr wichtiger Baustein zu sein. Unsere Augen brauchen diesen Stoff, aber

143 Wir wollen an dieser Stelle eine weitere Omega-3-Fettsäure, welche sehr wichtig ist, nicht vergessen. Sie wird ALA genannt und findet sich zum Beispiel in Leinsamen in hoher Dosis wieder. Da sie meiner Meinung nach aber für das Auge weniger relevant ist, übergehe ich sie an dieser Stelle erstmal.

vor allem das Gehirn benötigt täglich eine große Menge dieses Bausteins.

Neben aufbauenden Wirkungen, auch für die Knochen, haben diese, nennen wir sie vorsichtig und vorläufig einmal, «guten» Öle auch entzündungshemmende Wirkungen. Besonders Fisch[144] und Nüsse haben oft positive Effekte auf den Organismus des Menschen.

Es gibt aber in der Zusammensetzung von Ölen auch solche, die wir gerne als «schlecht» einstufen. Hier ist zum Beispiel das Omega-6 zu nennen, welches den Ruf hat, Entzündungen zu fördern und sich besonders in Fleisch aufzuhalten scheint.

Ich persönlich kann diese, nur allzu menschliche, Idee, alles in Gut und Böse einzuteilen, nicht unterstützen. Es sagte wohl schon mal irgendjemand in der Vergangenheit, dass die Menge das Gift macht. Aus verschiedenen Untersuchungen heraus hat man schon vor langer Zeit das Verhältnis von Omega-3 und Omega-6 zu einem wichtigen Parameter auserkoren und festgestellt, dass wir uns aus einem günstigen Gleichgewicht auf ein ungünstiges Übergewicht, das Wort ist hier wörtlich zu nehmen, zusteuern. Der Anteil Omega-6 wird in vielen hochindustrialisierten Ländern immer höher und bringt die Balance aus dem Gleichgewicht.

Nun kann man natürlich seine Lebensgewohnheiten belassen und einfach Omega-3 als Kapsel zu sich nehmen, um die erhöhte Menge an Omega-6 zu kompensieren. Der naheliegende Weg wäre aber, sich von dem scheinbar ungesunden Omega-6 zu verabschieden und sich so auf den Weg der Gesundheit zu machen. Egal, für welchen Weg Sie sich entscheiden, er wird steinig. Und daher machen es die meisten von uns nicht und belassen den IST-Zustand und erhöhen einfach das Jammern über die ungerechte Welt.

Schauen wir in der Ernährungsliteratur nach, so sind Lachs, Hering, Thunfisch, Leinsamen, Walnüsse und Macadamia gesund für uns Menschen und Kürbiskerne, Sonnenblumenkerne und Erdnüsse schlecht.

---

144 Achten Sie gut darauf, welche Qualität der Fisch hat. Zuchtfisch ist voll von Antibiotika und freilebende Exemplare schwimmen im Plastikmüll der Menschen umher.

Das wirkt auf mich schon wieder sehr nach diesem Gut-Böse-Denken, das ich nicht für förderlich halte. Allerdings gibt es seriöse Studien, die zeigen das Omega-3-Mangel und Autismus irgendwie zusammenhängen und Mäuse ohne Omega-3 werden ängstlich und verhalten sich unnatürlich.

Es gibt Regionen auf dieser Welt, in der das Knabbern von Sonnenblumenkernen derart verwurzelt ist, dass man es gut und gerne als Kulturgut bezeichnen kann. Der Logik von guten und bösen Inhaltsstoffen nach müssten sich diese Bevölkerungsgruppe ja kontinuierlich dezimieren und ausrotten, aber das ist scheinbar nicht der Fall. Es scheint also so zu sein, dass die Komplexität des menschlichen Körpers nicht auf einen einzelnen Stoff reduziert werden kann. Vielleicht sollten Sie zudem erfahren, das Omega-6 sogar ein wichtiger Baustein, in unserem Gehirn ist. Allerdings steht schon die Frage im Raum: Wieviel Omega-6 nehme ich aus den Kernen der Sonnenblume zu mir und wieviel, wenn ich es als Öl zum braten, frittieren und garnieren des Salates verwende. Macht die Menge das Gift?

Nun am Ende müssen Sie das bewerten, oder beim Arzt einmal Ihren persönlichen Zustand bestimmen lassen. Man vermutet das früher, also als wir noch nicht im Büro gearbeitet haben und beim Bäcker belegte Brötchen[145] gegessen haben, dass wir ein Verhältnis Omega-3 zu Omega-6 von 1:1 hatten. Heute vermutlich hat der westliche Fast-Food-Typ ein Verhältnis von 1:20. Wo liegen Sie?

Betrachten wir noch kurz das Leinöl. Es hat einen hervorragenden Ruf. In manchen Kreisen wird es gar als natürliche Wunderwaffe gegen Krebs bezeichnet und das soll es erreichen, weil es extrem viel Omega-3 besitzt.

Leinöl besteht allerdings aus der vermutlich für die Augen etwas weniger wichtigen ALA, auch ein Omega-3 aber aus irgendwelchen Gründen wohl nicht so nützlich. Der Körper kann unterschiedlichen

---

[145] Schauen Sie bitte dringend bei YouTube: Wurstbrot von Jochen Malmsheimer. Bitte ziehen Sie vorher eine Windel an, Sie könnten sich vor Lachen in die Hose machen. Falls nicht, ist das auch OK.

Quellen nach Nichts bis ungefähr 5% der ALA in die scheinbar gesünderen EPA und DHA verwandeln. Aber dieser Fall zeigt erneut, welchen unglaublich komplizierten Mechanismus wir Menschen täglich in uns praktizieren, ohne uns dessen bewusst zu sein. Das ALA ist im Körper genauso aktiv und wichtig wie alle anderen Omega-3 Varianten. Es kommt am Ende darauf an, das wir uns ausgewogen ernähren.

Ich komme langsam zu dem Gefühl das ausgewogen bedeuten könnte, von allem, was mir gut tut ein wenig zu essen. Gerade so viel, dass ich aktiv bin, aber noch Hunger verspüre. Sagte nicht schon Goethe so etwas in der Art? Und zeigten nicht unglaublich viele Studien zur Ernährung, das Überfluss, egal von was, nie förderlich für ein langes und gesundes Leben ist?

Es geht nicht nur um einen Stoff, sondern um die Komplexität. Das bringt es aber auch mit sich, dass ein stupides und unkoordiniertes Zuführen von verschiedenen Stoffen, gleichwohl ob nun Omega oder irgendetwas anderes, allein kein Faktor für Gesundheit sein kann. Die Basis einer gesunden Ernährung muss durch prüfen und ergänzen stabilisiert und aufgebaut werden. So wäre es bei jedem Arztbesuch ratsam seine Mikronährstoffe bestimmen zu lassen und dann einen Ergänzungsplan zu entwerfen. Aber nur bei regelmäßiger Kontrolle entgehen wir dem Risiko Lücken zu übersehen und Überdosierungen zu erzeugen. Bei Omega-3 könnte man theoretisch zu dem Eindruck kommen, eine ungesunde Dosis kann es gar nicht geben. Es kommt ja auf die Balance zwischen Omega-6 und Omega-3 an, also muss ich nur mehr von dem gesunden Omega-3 zu mir nehmen in Algenöl oder Fischöl-Kapseln und schon wird es gut sein. Aber so einfach ist unser Körper nicht. Würden sie eine zu hohe Dosis DHA einnehmen würde das die Aufnahme der Arachidonsäure im Gehirn blockieren. Diese steht zwar ebenfalls in hoher Dosis im Verdacht entzündungsfördernd zu sein, aber wir benötigen Sie trotzdem. Oder vielleicht gerade deswegen. Ohne Licht kein Schatten. Es muss immer auf die Harmonie der beteiligten Mikronährstoffe geachtet werden. Lassen Sie doch gerne Ihren **HS-Omega-3-Status**© *(aussagekräftiger als das Verhältnis von*

Omega-3 und 6) nach Professor Dr. Clemens von Schacky prüfen und Sie wissen, ob Sie mehr Fisch essen sollten.

Zink unser bester Freund

Eine der fürchterlichsten Erkrankungen des Auges setzt bei vielen Menschen im erhöhten Alter ein und zerstört mal mehr, mal weniger die Netzhaut. Da diese aber für das Sehen zwingend erforderlich ist, benötigt sie dringend einen Schutz davor. Es gibt zwar einige, mittlerweile klassische, Behandlungsmethoden für die Erkrankung, die man AMD *(altersbedingte Makula-Degeneration – 50% aller Sehbeeinträchtigungen)* nennt, aber diese Stoffe kommen erst dann zum Einsatz, wenn das «Kind in den Brunnen» gefallen ist. Wir sollten alles Mögliche machen, um das zu verhindern. Hier zeigt es sich, dass Zink einen sehr hohen Nutzen zu haben scheint. Da Zink auch ein extrem wichtiger Funktionsstoff im Körper ist, der an vielen Prozessen der Gesundheit beteiligt ist, sollten wir uns anstrengen, genug davon aufzunehmen. Wenn Sie nun wie schon beim Vitamin A jetzt kurz an Nahrungsergänzungsmittel denken, muss ich Sie leider erneut bremsen oder gar völlig abstoppen. Es gibt eine deutliche Zahl von Studien, die besonders bei der Einnahme von Zink-Tabletten ein klares Ergebnis aufzeigen: nutzlos.

Wieder scheint es so zu sein, dass die Komplexität des Körpers sich nicht allein durch die einfache Zufuhr eines synthetisierten Produktes verbessern lässt. Was mich aber auch nicht davon abhält, Zink-Tabletten zu schlucken.

Haben Sie sich zudem schon einmal gefragt, wann Sie eine Tablette nehmen sollten?

Nun es scheint tatsächlich so zu sein, dass die diversen Nährstoffe in unterschiedlichen Phasen am Tag mal mehr mal besser wirken. So können Sie Zink zwar mit ganz vielen anderen Präparaten einnehmen, aber es wirkt in der Regel dann sehr schwach oder gar nicht. Zink mag, wie Eisen auch, keine Konkurrenz bei der Einnahme. Vitamin D aber zum Beispiel benötigt sinnvollerweise eine kleine Menge Fett, um zu wirken. Ein veganes Hafer-Müsli am Morgen mit Vitamin D wird kaum eine Wirkung haben. Nehmen Sie die Tabletten aber zusammen mit einem, deftigen, Mittagessen ein, hat das erheblich mehr Erfolg für die Aufnahme des fettlöslichen Vitamin Ds.

Wissen Sie eigentlich, was die Aufgabe von Zink ist?

Es ist im Auge ein Transportmittel und liefert Vitamin A und E dorthin, wo es benötigt wird. Somit erklärt sich, dass ein hoher Vitamin A- und E-Spiegel noch lange nicht ausreichend ist, um »gesund» zu sein. Nein, wir brauchen auch das Zink. Vermutlich wiederhole ich mich, aber unser Körper ist sehr komplex – viele Dinge, also eigentlich alle, stehen immer in Symbiose miteinander und brauchen sich gegenseitig zur Existenz. Falls Sie einmal die beeindruckende Wirkung von Zink am eigenen Leib erleben wollen würde ich Ihnen einen ungewöhnlichen Vorschlag machen. Fahren Sie als, hoffentlich ungeübter, einmal schnell und ohne schützende Protektoren mit Inlinern einen Berg hinunter und bremsen dann auf den nackten Knien die Fahrt. Diese nun vorsätzlich blutig verschrammten Körperteile dienen zu einem ungewöhnlichen Experiment. Auf die eine Seite kleben sie ein Pflaster, auf die andere Seite schmieren Sie zuvor eine Zinksalbe. Sie werden nun auf wundersame Weise erfahren, das Zink als Inhaltsstoff sehr wohl in der Lage ist eine Wirkung zu haben und die Wundheilung beschleunigen kann. Zinksalben finden sich in sehr schwacher Dosierung bereits bei einigen Discountern wieder, diese sind aber annähernd wirkungsfrei. Kaufen Sie gerne in der Apotheke eine Zinkoxid-Salbe für den Kinder-Po, in der Schweiz wäre das Oxyplastin, das Zeug wirkt Wunder.

Auch kleine Freunde können hilfreich sein

Lesen Sie gerne zuerst das Zitat auf dieser Seite und lassen es eine Zeitlang auf sich wirken. Es lohnt sich nämlich, sich mit dem Gedanken anzufreunden, dass die pure Zufuhr von Mikronährstoffen dem Leben nicht nützlich ist. Es braucht die Komplexität des Lebensmittels und damit meine ich bitte nicht eine besonders starke Verarbeitung und besonders viele Inhaltsstoffe. Nein! Genau das Gegenteil ist der Fall. Ich möchte Sie einladen, Ihre Lebensmittel zu prüfen und zu versuchen, sie möglichst gering-verarbeitet zu sich zu nehmen. Nein ich meine auch keine einseitige Rohkost.

Ein Apfel ist ein sehr gutes Lebensmittel, das nicht verbessert werden kann. Wenn Sie einen Apfel essen, nehmen Sie zu dem Zucker, den vielfältigen anderen Naturstoffen und dem Geschmack als solches auch Fasern auf. Hier startet bereits im Kauraum ein Prozess, der uns gut tut. Wenn wir diesen Apfel nun pürieren und vielleicht noch zum optimieren des Geschmackes eine Mango dazu rühren, dann haben wir vielleicht einen kulinarischen Neuraum erschaffen, aber auch die Vielfältigkeit reduziert.

«Natürliche Vitamine wirken nie als Einzelsubstanz, sondern immer als ganze Gruppe und kommen in natürlichen Lebensmitteln immer auch in Gruppen vor, die miteinander verknüpft sind und als Gemeinschaft interagieren. Sie sind nie durch künstliche zu ersetzen.»

Anne Katharina Zschock[146]

Das Essen von Apfelmus, oder das Trinken von Apfelsaft-Schorle ist deutlich anders zu beurteilen. Vermutlich werden wir nun sogar eine

146 Anne Katharina Zschocke – Darmbakterien als Schlüssel zur Gesundheit – Knaur Verlag – 2014 – ISBN 978-3-426-87693-0

erheblich größere Menge davon zu uns nehmen als in der bissfesten Form. Wir ertränken unseren Körper dann geradezu in Zucker, ohne die ausgleichenden und wichtigen Naturstoffe, die sonst noch im Apfel gewesen wären.

Mein Plädoyer lautet daher für eine frische und regionale Küche, die eine optimale Versorgung mit Alltags-Mikronährstoffen gewährleistet. Bedauerlicherweise müssen wir jedoch feststellen, dass bestimmte Lebensmittel in der heutigen Natur Schwierigkeiten haben, uns in ausreichender Menge wichtige Nährstoffe zu liefern. Die moderne Landwirtschaft hat Obst und Gemüse entwickelt, das schneller und größer wächst, um den Hunger zu stillen. Dabei sind jedoch bedauerlicherweise die Mikronährstoffe verloren gegangen und teilweise stark verwässert worden.

Gleichwohl gibt es noch eine zusätzliche, spannende Überlegung. Einige Menschen haben trotz maximal, gesunder Ernährung Defizite, manche aber nicht. Wie kann das aber nun möglich sein? Und da wäre meine Antwort: Es ist das Mikrobiom, das uns unterscheidet. Stellen Sie sich kurz vor, wir würden alle Bakterien, die sich gerade in Ihrem Darm befinden, herausholen und auf den Tisch legen. Das Unappetitliche aus dem Darm waschen wir natürlich weg, es geht uns nur um diese Kleinstlebewesen.

Was denken Sie: Wie viele sind das und was wiegt der Haufen?

Nun, gehen Sie mal davon aus, dass es echt verdammt viele sind und sie zusammen auch gut zwei Kilo wiegen. Egal, wie Sie dazu stehen, oder ob Ihnen der Gedanke nun gefällt, aber es wird sicherlich klar sein, dass das nicht wirkungslos auf den Körper ist. Jeder Mensch hat seine eigene Zusammensetzung, welche er schon vor der Geburt angesammelt hat. So lässt sich sehr gut verstehen, warum sich Menschen bei der Verwertung der Nahrung unterschiedlich verhalten Und auf dem ersten Blick könnte man das auch als wunderbare Nachricht aufnehmen, denn wir haben den «Schuldigen» nun gefunden.

Aber ich möchte Sie gerne einladen, die Gedanken von Gut und Böse kurz auf die Seite zu schieben und nicht nach einem Schuldigen zu suchen, sondern nach einer Lösung und Verbesserung, falls das erforderlich sein sollte.

Hier könnte nun eine angeleitete Ernährungsumstellung, begleitet von einer regelmäßigen Analyse und abgestimmten Nährstoffen, ein langfristiges Verändern des Milieus bewirken. Wie hört sich das für Sie nun an?

Nach viel Arbeit kann ich mir vorstellen, und damit haben Sie recht. Wer gesund sein will und sich eines langen Lebens erfreuen möchte, muss sich immer etwas anstrengen und sich nicht täglich der «verbotenen Frucht» hingeben. Aber falls Sie nun das Gefühl haben, ich wolle Ihnen den Spaß vermiesen, lassen Sie mich sagen: Genau das Gegenteil ist der Fall.

Gerne noch einen kurzen Ausflug in den Zoo. Ich weiss das ist irgendwie unfair, dass wir Menschen Tiere in einen Käfig sperren, dennoch hat es einen gewissen Lerneffekt sich die Tiere im Zoo anzuschauen. Beobachten Sie doch einmal die Gorillas und Elefanten. Sie werden feststellen, dass beide erheblich stärker sind als Sie. Und im speziellen die Elefanten deutlich grösser. Und nun achten Sie auf den Speiseplan. Sie werden nur Grünzeug finden. Jetzt haben wir also endlich das richtige Argument, um vegan zu leben.

«Möchtest du Kraft wie ein Affe besitzen, dann verzichte auf Fleisch und lass es missen.» Aber es wäre noch wichtig zu erwähnen, dass der Gorilla, wie alle anderen starken Pflanzenfresser, in seinem Körper die Besiedelung von bestimmten Bakterien benötigt, um aus einem grünen Blatt genug Power zu holen. Sollten Sie also über ausreichende Gorilla-Bakterien in ihrem Darm verfügen können Sie vermutlich sehr gut im Stadtpark von den Blättern der Bäume leben, andernfalls lade ich Sie dann doch lieber zu einer ausgewogenen Mischkost mit deutlich überwiegendem Anteil Gemüse ein.

Die Nahrung zu ergänzen, hilft sicherlich

Wie könnte es sein, dass sich so viele Menschen irren? Es werden in Deutschland zwei Milliarden[147] Euro pro Jahr ausgegeben, um Nahrungsergänzungsmittel zu kaufen. Das ist der absolut eindeutige Beweis. Wenn so viel Geld investiert wird, ist eine Wirkung natürlich schon bestätigt. Aber bei Lichte betrachtet, muss man eigentlich zu dem Entschluss kommen, dass das keine seriöse Beweiskette ist. Lassen Sie uns das Thema also zerstückeln und aus verschiedenen Perspektiven beleuchten.

In der Augenoptik gibt es einen sehr bekannten, pensionierten deutschen Schulleiter mit Doktortitel. Diesen Doktor hat er in Physik, jedenfalls steht das in seiner Vita auf der Seite der Fachhochschule. Mit einem Doktortitel in Physik kann man also als Bundeskanzlerin ein ganzes Land leiten oder als Schuldirektor eine Fachschule für Augenoptik. Dieser Kollege schreibt gerne Fachbücher über medizinische Themen rund um das Auge und referiert zu dem Thema «Nahrungsergänzungsmittel». In der Regel ist sein Fazit vernichtend. Er sagt, dass diese Präparate am Auge nichts bewirken und die Menschen einfach Fleischesser bleiben sollen, weil das der natürliche Zustand ist. Er berichtet von einer ausgewogenen Ernährung, wobei er offen lässt, was das bedeutet, die der Schlüssel zur Gesundheit sei. Nahrungsergänzungsmittel sind es, seiner und vielen anderer Meinung aber sicher nicht.

An einer anderen Fachhochschule in Deutschland, und zwar in Bielefeld, und, ja, diese Stadt gibt es und die Schule auch, wird ein Masterkurs zum Thema Mikronährstoffe angeboten. Hier wird aktiv dazu aufgerufen, Nahrungsergänzungsmittel[148] einzunehmen.

---

[147] Suchen Sie gerne zum Vergleich im Internet nach dem Jahresumsatz von MC-Donalds. Dieser steigt kontinuierlich und hatte im Jahr 2021 etwa 3.5 Milliarden.

[148] Das ist aber kein Plädoyer sich nun vollkommen sinnfrei mit allen diversen Präparaten zu versorgen. Es bleibt eine individuelle Sache und muss in die Hände von geeigneten «Beratern» und Therapeuten.

Sie sehen, auch die Welt der Schlauen und ganz Schlauen ist sich nicht ganz einig. Vielleicht, ich komme zu diesem Punkt zurück, weil es auch einfach sehr komplex ist.

Stellen Sie sich vor, Sie haben ein gesundheitliches Problem. Nehmen wir an, Sie haben gelegentliche Wadenkrämpfe. Nun lesen Sie, dass das von mangelndem Magnesium ausgelöst werden kann, und kaufen sich sofort am nächsten Tag im Aldi einen ganzen Jahresvorrat an Magnesium-Sticks. Diese Beutel beinhalten ein Granulat, welches ohne Zufuhr von Wasser geschluckt werden kann.

Würde mich schon einmal interessieren, wie viel Chemie notwendig ist, um das Magnesium in ein solches Pulver zu verwandeln. Nun schlucken Sie dieses Pulver regelmäßig und in der empfohlenen Tagesdosis, aber auch nach drei Wochen ist nichts passiert. Also erhöhen Sie die Dosis kontinuierlich, bis Sie sich den Jahresvorrat in einer Woche gönnen. Jetzt passiert endlich etwas und Sie verbringen einige Stunden auf dem Klo damit, diese zu hohe Aufnahme an Magnesium wieder loszuwerden. Viel bringt eben doch nicht unbedingt immer viel.

Wussten Sie zudem, dass es eine Vielzahl von verschiedenen Magnesiumarten gibt, und so können Magnesiumcitrat, Magnesiumoxid, Magnesiumchlorid und viele weitere Verbindungen in einem Lebensmittel oder Nahrungsergänzungsmittel stecken. Einige sind extrem gut und schnell verträglich, andere bringen Sie nur noch schneller auf das Klo. Man spricht bei der Qualität häufig von der Bioverfügbarkeit und ich empfehle diese im Blick zu haben. Investieren Sie lieber in gute Mikronährstoffe, günstige sind oft das Geld nicht wert.

Das Internet und besonders YouTube sind voll von Ratschlägen und vermeidlichen Insidertipps. Natürlich ist das ein wunderbares Gefühl, wenn die Probleme mit einem kleinen Mittel behoben werden können. Der eine vertraut der Schulmedizin und schluckt eine pharmakologische Tablette, der andere sucht sein Heil in der alternativen Branche und kauft sich Zeolith[149], Vitamin D, Vitamin C oder am

---

149 Das ist Vulkangestein zum Essen. Da es aber fein gemahlen wird, krümelt es nicht so sehr wie gedacht.

Ende noch eine magnetische Matte für das Bett, die von ganz allein die Rückenschmerzen heilen kann.

Ich habe im Rahmen meiner Recherche einiges davon ausprobiert und mir alle Videos bei YouTube angeschaut und komme zu einem für mich eindeutigen Entschluss. Wann immer mir jemand ein einzelnes Produkt als Lösung vorschlagen will, werde ich misstrauisch, besonders wenn es exklusiv, limitiert oder sehr selten ist. Hier wird in allen Richtungen Geld mit der Hoffnung der Menschen gemacht.

Nun könnte man ja auf die Idee kommen: Dann nehme ich doch einfach Multivitamin-Präparate ein und alles wird gut. Aber auch das ist vermutlich ein Fehlschluss. In diesen Produkten sind unter Umständen Inhaltsstoffe, von denen ich gar nicht zu wenig habe, sondern schon zu viel.

Wie wird wohl der Körper reagieren, wenn ich noch mehr davon reinschütte?

Also machen wir es doch so wie die Studienteilnehmer aus Bielefeld es in diesem Masterkurs erlernen. Sie messen die Patienten aus. Das bedeutet, in einer vielschichtigen und intensiven Art und Weise werden die persönlichen Blutwerte des Menschen ermittelt. Damit noch nicht genug. Sie werden in einen Kontext gestellt und verglichen.

Ist Ihnen schon einmal in den Sinn gekommen, dass die Empfehlungen der Deutschen Gesellschaft für Ernährung[150] stimmen, für Sie aber falsch sind?

Hier wird selten zwischen den verschiedenen Geschlechtern und den unterschiedlichen Konstitutionen unterschieden. Ich wiege 110kg und soll den gleichen Bedarf haben wie jemand mit 70kg. Das scheint mir unwahrscheinlich.

---

[150] https://www.dge.de/

Nehmen wir Vitamin D, dieses Hormon ist fettlöslich und ich habe einiges an Bauchfett, in dem sich das Hormon einlagert, bevor es die wichtigen Stellen erreichen würde. Also kann eine allgemeingültige Empfehlung nicht sinnvoll sein. Natürlich hat die DGE auf Ihrer Homepage, für den interessierten Leser auch Referenzwerte unterschiedlicher Gruppen definiert. Aber unabhängig von meinem Alter und meinem Geschlecht, dem Gewicht und der Körpergröße, ist die offene Frage: Wie verwertet mein Körper die Nährstoffe? Kann ich die benötigten Stoffe leicht aus der Nahrung filtern, oder geht das meiste verloren?

Gehen wir lieber einen Schritt weiter und lassen meinen Vitamin D-Spiegel prüfen *(also im Labor messen)* und dann nach einer gewissen Phase mit geeigneten Nahrungsergänzungsstoffen wieder gegenprüfen. Hier sind wir schon auf einem viel besseren Weg. Aber allein schon bei einem so elementaren Hormon ist die Range, die als «gesund» bezeichnet wird, enorm. Was aber wäre, wenn ich nur in einer viel kleineren Toleranz auch ein Wohlbefinden habe? Diesem Gedanken ist man in Bielefeld nachgegangen und hat dort zuerst für Sportler nicht nur den Spiegel diverser Mikronährstoffe ermittelt, sondern diesen auch in Bezug zur Fitness und dem Wohlbefinden betrachtet. So ist eine enorme Vergleichsdatenbank entstanden, mit der man nun schauen kann, was fehlt und bis zu welchem Level «aufgefüllt» werden sollte. Dazu gehört es dann natürlich, sich regelmäßigen Untersuchungen zu unterziehen, um alle Werte stabil in der Wohlfühl-Zone zu halten. Lassen Sie mich ihnen noch ein Bild zu diesem Thema mitgeben. Stellen Sie sich einen Ritter in glänzender Rüstung vor. Dieser ist gewappnet *(sehr passendes Wort an der Stelle)* für die kommende Schlacht. Er hat eine faire Chance zu überleben. Was wäre, wenn der glorreiche Ritter seine Rüstung vergisst und einfach so auf das Schlachtfeld läuft. Der gegenüberstehende Ritter hat nun ein leichtes ihm sein Schwert in die Brust zu rammen. Nun kommt der Knappe des Verwundeten mit der vergessenen Rüstung daher gelaufen und legt diese an. Rettet das das Leben unseres Ritters? Ich denke nicht. Mikronährstoffe sind wie unsere Rüstung in dieser Metapher. Wenn wir vorbereitet sind, dann kann der Angriff an uns abprallen. Sind wir verletzlich und ungeschützt überfährt uns der Gegner leicht und ungehindert. Das wunderbare an unserem Körper ist es aber, dass er regenerativ ist und mit den richtigen Mikronährstoffen und der therapeutischen Dosis können wir sogar wieder die Heilung unterstützen. Denn wie soll der Körper gesund werden, wenn er die Bausteine der Gesundheit nicht hat. Prävention mit Mikronährstoffen ist eine wunderbar einfache Möglichkeit die Gesundheit zu erhalten. Allerdings kann das blinde einwerfen von einem Stoff zu Problemen führen. Jeder Mikronährstoff in unserem Körper hat Mitspieler und ist nie allein unterwegs. Wenn Sie also Anti-Oxidantien einnehmen, passen Sie auf das ihnen die Oxidantien nicht ausgehen. Therapie mit Nährstoffen gehört bei Krankheit absolut in die Hände der Ärzte und nicht in die der Patienten.

Vielleicht sagen Sie nun, das ist eine großartige Idee und schon wieder haben wir Menschen eine Lösung gefunden, uns ein besseres Leben zu gönnen. Aber fehlt Ihnen an dieser Idee nicht auch etwas? Mich treibt erneut die Frage um, wieso eigentlich manche Menschen ein Defizit haben und andere nicht. Also bevor wir Mikronährstoffe zusätzlich in den Körper einbringen, sollten wir klären, warum sie fehlen. Nun und da kommen mir wieder zwei Punkte in den Sinn: die Ernährung und das Mikrobiom.

Sollten Sie den ganzen Tag Schoko-Schmiere auf Ihrem Brot essen, dann bringt es herzlich wenig, sich Mikronährstoffe zu gönnen.[151] Diese werden einfach wieder rausgespült und haben keinen Effekt. Zu diesem Schluss komme nicht ich, sondern eine Masterarbeit der Fachhochschule Bielefeld. Diese Zusatzstoffe können also nur dann wirken, wenn wir uns grundsätzlich gesund ernähren.

[151] Den gleichen Effekt erzielen Sie mit Medikamenten, diese verhindern oder begünstigen die Aufnahme des ein oder anderen Nährstoffes und machen so eine allgemeingültige Empfehlung zunichte.

Und nun stellt sich die wichtige Frage: Was ist denn gesund? Nun, es scheint so zu sein, dass es ein paar Grundregeln gibt, die man beachten könnte.

- Wenige Kohlenhydrate und wenn, dann solche, die der Körper langsam verarbeitet.
- Kein Industriezucker, also keine Gummibärchen und keine Cola, auch dann, wenn der Hersteller Vitamine in die Produkte mischt, um ihnen einen «gesunden» Anstrich zu verpassen.
- Kein Getreide welches mit Pestiziden verunreinigt wurde.
- Keine Pflanzenöle außer Olivenöl und Kokosöl.
- Sie sollten zudem immer beachten, dass grünes Gemüse nicht zu stark erhitzt wird, weil das Chlorophyll dadurch seine Kraft verliert. Ohnehin sind lange Lieferketten und starke Verarbeitung in der Regel der Untergang der Mikronährstoffe eines Gemüses. Nun kann aber natürlich nicht jeder in seinem Garten den eigenen Bedarf in Bio-Qualität anpflanzen.
- Was Sie auch essen sollten, sind Lebensmittel, die durch die aktive Unterstützung von Bakterien entstanden sind. In unseren Breitengraden ist sicherlich das Sauerkraut das bekannteste.

Das ist kein Ernährungsratgeber![152]

[152] Wenn Sie einen für gesunde Augen suchen, dann empfehle ich Ihnen auf meiner Homepage nach den Rezepten zu suchen oder, besser, sich «Jamies Superfood für jeden Tag» von Jamie Oliver ISBN 978-3-8310-2893-1 zu kaufen.

Wie sollten wir essen?

Es gibt wunderbare Untersuchungen zu der Frage, wie wir essen sollten und ich möchte hier zwei Lebensarten vorstellen. Einmal die Französische und einmal die der Massai in Afrika.

Nehmen wir erst unsere Nachbarn. Diese verzehren laut einiger Vorurteile viel Baguette. Das ist selbst nach meiner Definition kein besonders gutes Lebensmittel, aber dennoch sind Franzosen in der Regel schlank. Gut, ich kenne sehr viele die auch Zigarette rauchen. Vielleicht ist das der Grund, aber vielleicht gibt es noch einen anderen.

In Frankreich wird Essen gerne als Event zelebriert und man sitzt in einer Gemeinschaft zusammen. Das führt dazu, dass man die Nahrung langsamer aufnimmt und damit die Kalorien anders und geringer auf die Hüfte gelangen. Ich habe als Kind gelernt: Bei dem Essen spricht man nicht. Und das habe ich im beruflichen Alltag noch optimiert, in dem ich mir ein großes Mittagsmenü in wenigen Minuten still und allein in den Mund «schaufeln» kann. Das scheint nach allen seriösen Untersuchungen ein Faktor zu sein, dass ich dick bleibe, weil ich so unbewusst alles in mich reinschlinge und gelegentlich die Menge gar nicht mehr wahrnehme. Bewusstsein beim Essen ist sicherlich etwas, das ein Massai hat. Kennen Sie dieses Naturvolk aus Kenia? Sie sind Nomaden und ziehen in der Regel umher und das in einer Wüste. Da muss man schon ordentlich körperliche Kräfte haben, nicht zuletzt auch, weil die Massai eine recht kriegerische Vergangenheit haben. Nach der Deutschen Gesellschaft für Ernährung dürften die aber gar nicht mehr leben, denn ihr Grundnahrungsmittel besteht aus Rinderblut und Kuhmilch. Diese beiden Produkte können doch unmöglich alle Nährstoffe haben, die ein Mensch braucht. Und doch scheint es so zu sein, dass die Massai ein gesundes Volk sind und nicht, wie nun vermutet, regelmäßig bei Aldi Nahrungsergänzungsmittel kaufen.

Die Massai haben zu ihrer Ernährung eine tiefe spirituelle Bindung. Sie beuten ihre Rinder nicht aus, wie wir es gewohnt sind, sondern sie sind dankbar und pflegen sie wie Familienmitglieder. Leider reicht diese tiefe Dankbarkeit nicht aus, um trotz einseitigen Ernährung gesund zu sein. Obwohl ein Massai-Krieger stark, wie ein Ochse sein kann sterben sie in der Regel vor ihrem 50.ten Geburtstag an Herzkrankheiten. In diesem Fall würde es dem Volk der Massai gut tun auf die Deutsche Gesellschaft für Ernährung zu hören.

Können Sie sich erinnern? Auch wir hatten vor 100 Jahren noch eine Verbindung zu unseren Lebensmitteln und haben aus der christlichen Tradition heraus ein Tischgebet gesprochen und in Demut Gott für unser Essen gedankt. Heute danken wir niemandem mehr und beschweren uns sogar, wenn der Fleischpreis nach oben geht. Bevor Sie nun aber das Gefühl haben, ich möchte, dass Sie sich eine Kuh kaufen und deren Blut trinken, um glücklich zu sein, lassen Sie mich kurz noch einmal etwas wiederholen:

Das hier ist immer noch kein Ernährungsratgeber![153]

Frühstücken wie ein König oder nicht?

Jetzt reicht es Ihnen vermutlich. Erst erkläre ich, dass ich kein Ernährungsratgeber bin, dann diktiere ich Ihnen, wie und wann Sie essen sollen. Gut, Sie haben recht! Dennoch möchte ich Sie hier mitnehmen in eine etwas größere Gedankenwelt.

Ich denke, das Wichtigste ist es, die Qualität und die Auswahl der Lebensmittel zu beachten. Ebenso scheint es, wie im vorangegangenen Kapitel erwähnt einen Unterschied zu machen wie wir mit dem Essen umgehen und dadurch bedingt in welcher Geschwindigkeit wir es einnehmen. Nun ist es aber auch zusätzlich so, dass die Nahrung im Körper verarbeitet werden muss.

Und jetzt stellen Sie sich doch einmal vor, Sie werfen den ganzen Tag Müll, in Ihren Küchenmülleimer. Alles Mögliche und Unmögliche landet darin. Manche Sachen gehören da zwar nicht rein, aber

153 Der beste Ratgeber ist von Michael Pollan «64 Grundregeln Essen» aus dem Goldmann Verlag 2011 ISBN 978-3-442-21950-6

rausholen will man es ja auch nicht. So geht es vom Aufstehen bis zum ins Bett gehen und manchmal auch noch in der Nacht. Am nächsten Morgen ist der Mülleimer voll, sogar schon am Überlaufen. Das stört Sie aber nicht! Sie müssen ihren Müll ja weiter entsorgen, also stopfen und werfen Sie, was das Zeug hält, rein. Nebenbei entsorgen Sie immer mal wieder das ein oder andere das einfach nicht auf dem Müllberg liegen bleibt und runterkullert in einem anderen Mülleimer. Was ein Glück, haben Sie mehrere davon.

Jedem denkenden Menschen ist klar, dass wir den alten Müll entsorgen, bevor wir den neuen hineinpacken können. Nur so funktioniert der Kreislauf und der Mülleimer kann viele Jahre seine Arbeit still und gut ausfüllen. Überfüllen wir ihn, besteht das Risiko, das er einen Schaden davon trägt und irgendwann an der Belastung zerbricht. Lassen Sie es niemals so weit kommen.

Nachts wenn Sie schlafen, würde der Körper gerne anfangen, den «Müll» des Tages zu entsorgen. Ein Mitternachtsimbiss zerstört sein Bestreben und verhindert das. Auch ist das Müllentsorgungssystem des Menschen scheu wie ein junges Rehkitz und traut sich nicht raus, solange wir Menschen noch aktiv, also im Stress sind. Und glauben Sie mir, Essen ist Stress für den Körper. Unsere Verdauung braucht Zeit und Ruhe. Diese findet sie in der Nacht am besten. Wir können die komplexe Kombination von Verwertung und Entsorgung positiv unterstützen, in dem wir uns nur in gewissen Zeiten mit Lebensmitteln versorgen. Sagen wir mal zwischen 8 Uhr und 20 Uhr wäre ein guter Anfang. Vielleicht sogar irgendwann nur noch zwischen 9 Uhr und 18 Uhr. Je kleiner das Intervall ist, indem wir Nahrung zu uns nehmen, umso mehr Zeit hat der Körper für das Aufräumen. Und ist das nicht ein kleines Wunder, das Sie am Morgen regeneriert sind, ohne dass Sie sich bewusst dafür anstrengen mussten?

Aber es ist natürlich nicht anstrengungsfrei, der Körper arbeitet fleißig und bemüht die ganze Nacht an unserer Gesundheit. Geben wir ihm doch diese Möglichkeit.

Wussten Sie das ein wichtiger Stoffe, der uns in der Nacht beim Gesundbleiben hilft das Melatonin ist, und das dieses direkt in Verbindung mit den Augen steht. Sind wir wach können wir schlicht und einfach keines produzieren. Im Schlaf, also bei geschlossenen Augen und einem Mangel an blauem Licht schon. Das spricht nun aber dennoch nicht dafür Brillen zu tragen, die blaues Licht reduzieren.

Wer hat an der Uhr gedreht? Ist es wirklich schon so spät?

Bevor Sie sich auf den Weg zum letzten Graffiti dieses Buches begeben und sich ein letztes Mal dieser einzigartigen Lernmethode hingeben, möchte ich von Herzen meine aufrichtige Dankbarkeit für Ihre unermüdliche Mitarbeit zum Ausdruck bringen.

Die Reise durch unzählige Bücher, intensive Studien und zahlreiche Gespräche mit angesehenen Experten hat meine Überzeugung gestärkt: Die Bedeutung der Ernährung für die Gesundheit unserer Augen ist von zentraler Bedeutung.

In Anbetracht dessen lade ich Sie herzlich dazu ein, sich ausführlich Zeit für dieses letzte Graffiti zu nehmen, denn ich bin fest davon überzeugt, dass es eines der bedeutendsten Kapitel in diesem Buch darstellt.

Die Erforschung der faszinierenden Welt der Augengesundheit wird nicht nur Ihre Sehkraft stärken, sondern auch Ihr Bewusstsein für die Zusammenhänge zwischen Ernährung, Lebensstil und unseren Augen vertiefen.

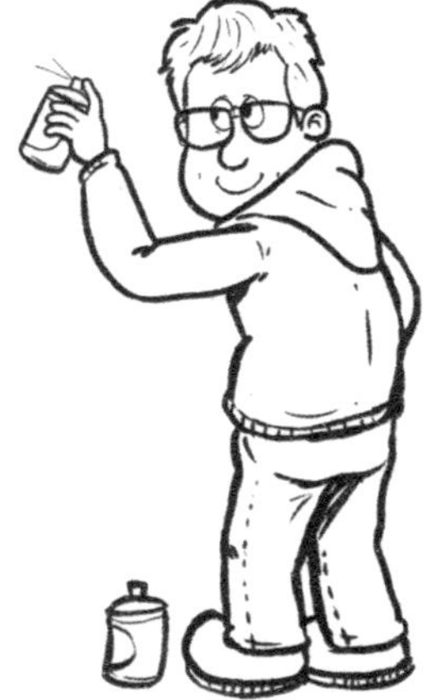

Wir werden gemeinsam die Schlüssel zu einem lebenslangen Augenwohl entdecken. Indem Sie Ihr Wissen in die Praxis umsetzen, werden Sie nicht nur Ihre Augen schützen, sondern auch die Qualität Ihres gesamten Lebens verbessern. Also lassen Sie uns mit Begeisterung und Hingabe dieses letzte Graffiti erkunden.

Kapitel 8

RAD-Geber

Dieses Buch wurde geschrieben, um Ihnen nicht nur neue Perspektiven zu eröffnen, sondern auch die Tür zu unentdeckten Ideen und Hypothesen zu öffnen. Während Sie diese Zeilen lesen, mag die Frage in Ihnen aufkommen, welchen persönlichen Nutzen Sie aus diesem Buch ziehen können. Bevor ich jedoch meine Zusammenfassung präsentiere, ermutige ich Sie dazu, sich einen Moment Zeit zu nehmen, um über das Gelesene nachzudenken.

Greifen Sie zu einem Blatt Papier und notieren Sie zehn Punkte aus dem Buch, die Ihre Aufmerksamkeit besonders gefesselt haben und zu denen Sie gerne tiefergehende Recherche betreiben würden. Ordnen Sie diese Punkte nach Ihrer eigenen Bewertung, sei es in positiver oder negativer Hinsicht, oder etablieren Sie eine Hierarchie, um die Ideen von der Anwendbarkeit bis zur möglichen Ungeeignetheit zu bewerten.

Nachdem Sie Ihre Liste erstellt haben, nehmen Sie sich bewusst Zeit, um über diese Ideen nachzudenken. Wählen Sie drei Punkte aus, die für Sie persönlich am faszinierendsten sind, und überlegen Sie, wie Sie diese Erkenntnisse nutzen können, um Ihre Sichtweise zu verbessern. Vielleicht erkennen Sie sogar, dass diese Ideen nicht nur für Sie, sondern auch für andere Menschen von Nutzen sein könnten.

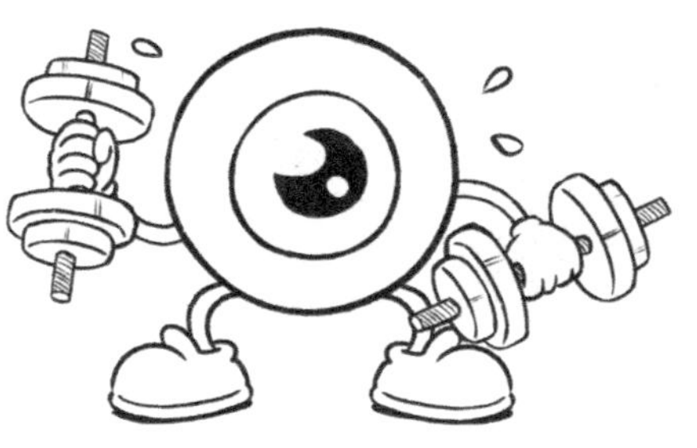

Zum Abschluss möchte ich betonen, dass meine Absicht keinesfalls darin liegt, Sie zu drängen oder zu überreden. Das Ziel dieses Buches ist es, Ihnen neue Denkanstöße und Perspektiven zu bieten, die Sie auf Ihre ganz eigene Weise interpretieren und für Ihren eigenen Fortschritt nutzen können.

Meine 12 Essenzen aus dem Buch

Aktivitäten	1	Heute mache ich alle zwei Stunden eine Pause von 20 Minuten an der frischen Luft.
	2	Heute lege ich mein Handy zwei Stunden, bevor ich ins Bett gehe, zur Seite.
	3	Heute rauche ich keine Zigarette.
	4	Heute verbringe ich zwei Stunden mit einem Waldspaziergang.
Essen	5	Heute esse ich nur gesunde, natürliche Lebensmittel aus ökologischem Anbau.
	6	Heute esse ich besonders viel grünes Gemüse.
	7	Heute esse ich besonders viel oranges Gemüse.
	8	Heute esse ich keinen Zucker.
Training	9	Heute mache ich nach jeder Mahlzeit die liegende Acht und entspanne meine Augen danach für fünf Minuten.
	10	Heute lese ich immer in meiner persönlichen harmonischen Distanz.
	11	Heute achte ich aktiv auf mein Blinzeln und werde dieses steigern und bewusst erleben.
	12	Heute werde ich aktiv mein Fern- und Nah-Training durchführen.

Glücksrad

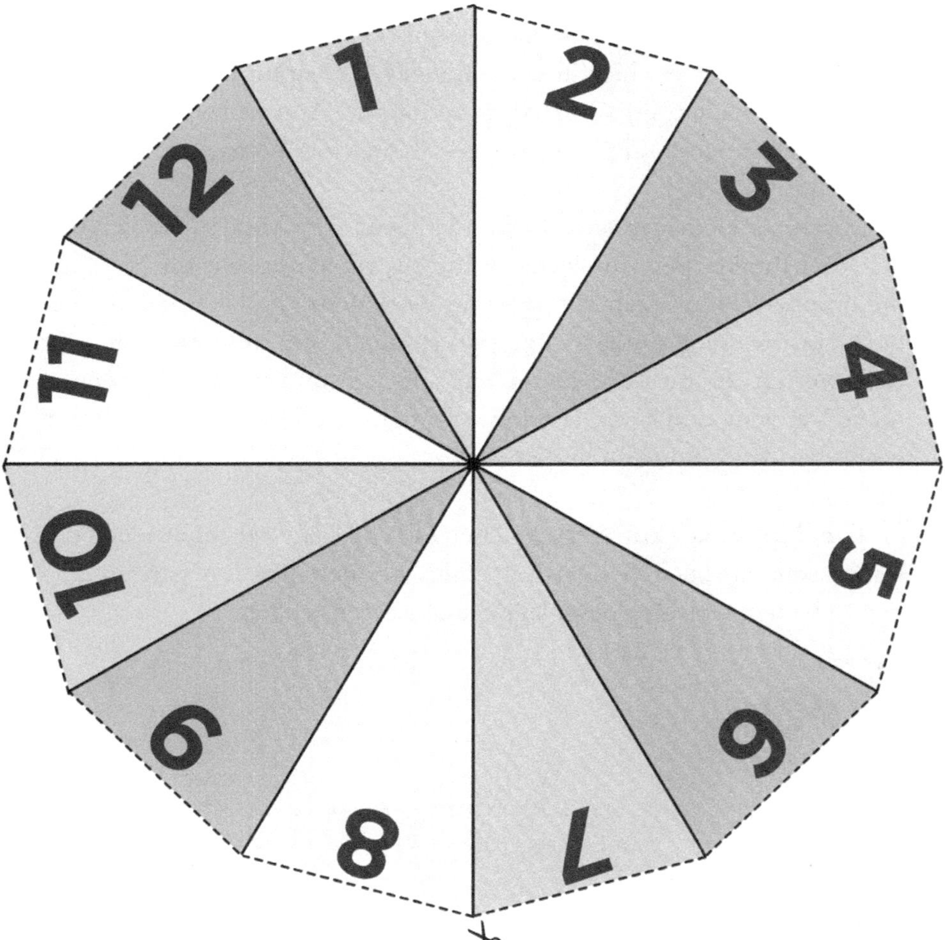

Sie können das RAD gerne ausschneiden und dann mit einem Zeiger versehen. So können Sie sich für jeden Tag, per Zufallsgenerator, einen oder gleich mehrere Punkte auswählen, die Sie versuchen umzusetzen. Sie könnten auch das RAD auf Pappe aufkleben, einen Holzstab in die Mitte stecken und es als Zufalls-Kreisel nutzen. Die Zahlen haben extra deswegen keine Rundung, sondern eine Gerade.

Für all diejenigen, die sich in der digitalen Welt wohler fühlen als beim Basteln und Kleben, gibt es eine weitere Option: Sie haben die Möglichkeit, die App für Android kostenfrei über meine Homepage zu beziehen. Nutzen Sie hierfür einfach den Code «appforfree». Ganz offiziell ist sie zudem im Android-Store und im Apple-Store unter dem Namen: Op2metrie oder Augenfitness-Glücksrad verfügbar.

Mit dieser kleinen, aber äußerst nützlichen App können Sie sich täglich drei Punkte per Zufallsgenerator auswählen lassen, die Sie ganz unkompliziert umsetzen können. Auf diese Weise gestalten Sie Ihr Leben schrittweise gesünder, ohne sich strengen und mühsamen Regeln unterwerfen zu müssen. Denn ein augengesundes Leben bedeutet nicht Verzicht und Diät, sondern vielmehr die bewusste Integration gesunder Gewohnheiten in den Alltag.

Ein Tipp noch zur App: Machen Sie von den drei guten Ideen des Tages schnell einen Screenshot, dann können Sie den ganzen Tag nachschauen, welche Vorschläge Sie umsetzen wollen.

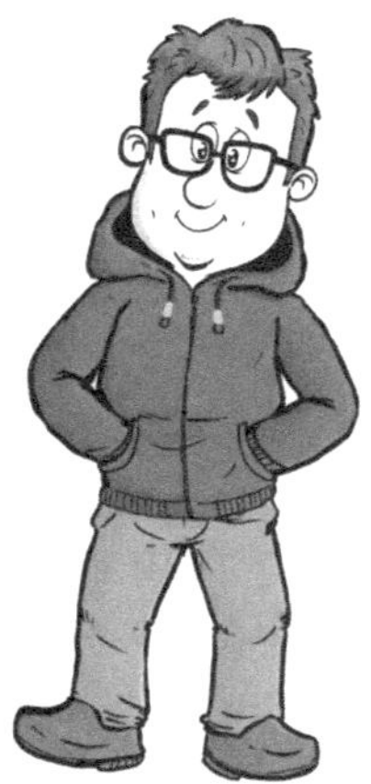

«Der Kluge gibt keine unerbetenen Ratschläge. Der Weise nicht mal die erbetenen.»

Louis Pasteur[154]

[154] Louis war ein französischer Chemiker, der viel für unsere heutige Mikrobiologie getan hat. Er lebte zwischen 1822 und 1895.

Warum passiert das gerade mir?

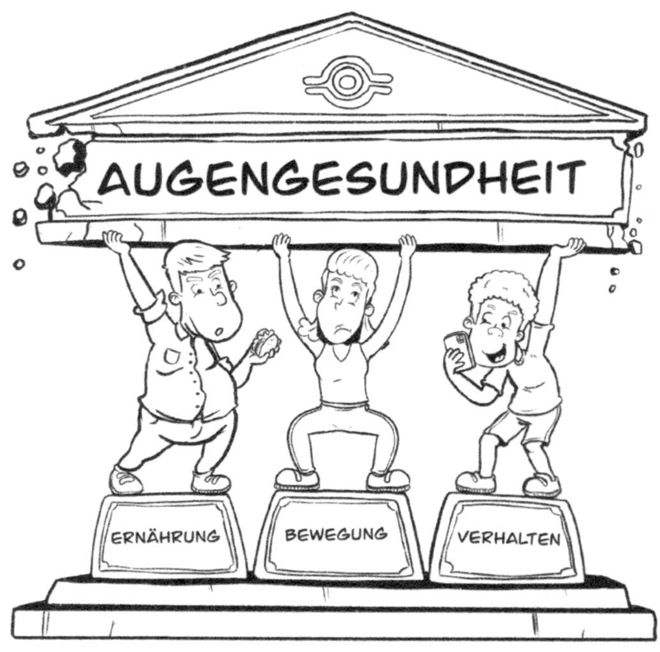

Seit ich mich 2016 in die Recherche zur Augengesundheit gestürzt habe, sind mir immer wieder drei Themen begegnet. Diese stellen für mich die Säulen des gesunden, guten Sehens dar. Keiner dieser drei Stabilisatoren scheint mir wichtiger zu sein, nur zusammen halten sie die Gesundheit aufrecht. So kann es sein, dass Sie sich optimal verhalten, ausreichend Bewegung haben und dennoch mit der Ernährung in die Katastrophe laufen. Allerdings könnten Sie sich auch sehr gesund Ernähren und mangels Bewegung und Verhalten die Stabilität verlieren. Es ist schon bedauerlich, dass die Komplexität unseres Körpers nicht allein durch eine Pille optimiert werden kann. Jede dieser Säulen ist zudem in sich schon Komplex genug und in vielen Fällen auch individuell zu betrachten. Einige allgemeingültige Ideen zur Augen-Gesundheit habe ich versucht Ihnen in diesem Buch näher zu bringen.

Verstehen Sie bitte den Titel dieses Absatzes nicht als Vorwurf oder gar Angriff auf Ihre persönliche Situation oder gar auf sich als Mensch. Ich selbst bin häufig auf dem falschen Weg und muss immer wieder gegensteuern. Manchmal mit Erfolg und ganz oft auch nicht.

Ernährung:
Die Nahrungsmittel, welche wir täglich zu uns nehmen, sind einerseits verantwortlich für unsere kurzfristige Energie *(Stichwort: Kohlenhydrate, Zucker, Glukose, etc.)*, andererseits für den gesunden Aufbau unseres Körpers. Jede Zelle in uns besteht am Ende aus den Baustoffen, die wir zu uns nehmen. Essen wir Burger und Co dann bestehen wird zeitnah aus diesen Substanzen.

Bewegung:
Die Augen gehören zum Körper und sind im Besonderen die Verlängerung und die Kontaktstelle des Gehirns zur Außenwelt. Der menschliche Körper ist auf Bewegung ausgerichtet. Selbst stillstehen ist nur durch dauerhafte Regulation des ganzen Systems möglich. Nur beim TV-Schauen scheint es so zu sein, dass der Körper ausschaltet. Lassen Sie es niemals so weit kommen.

Verhalten:
Zwischen dem Verhalten und der Bewegung gibt es ein Kontinuum, das bedeutet es kann nicht in jedem Fall voneinander abgegrenzt werden. Im Großen und Ganzen ist das Verhalten die Frage: Wozu benutzen wir unsere Augen? Verwenden wir Sie artgerecht, oder nutzen wir sie eingeschränkt.? Blickbewegungen beim Waldspaziergang sind natürlicher als starres blicken auf ein Handy.

Hypnose

Vermutlich wundern Sie sich genau wie ich auch über dieses Kapitel am Ende des Buches.

Was verstehen Sie unter Hypnose?

Sehen Sie auch einen «Möchtegern-Entertainer», der in seinem billigen C&A-Anzug auf der Bühne steht und leichtgläubige Mitmenschen auf die Bühne bittet? Er wird Sie animieren, auf seine Uhr zu sehen und redet Ihnen ein, dass die Augen schwer werden und zählt dann langsam von Drei auf Eins.

Drei – zwei – eins und schnipp, sind die Leute auf der Bühne angeblich hypnotisiert und fangen an zu bellen oder springen wie ein Affe über die Bühne. Ja, Sie haben recht: Dieses zweifelhafte Schauspiel nennt sich Hypnose-Schau und wird schon seit Hunderten, wenn nicht gar Tausenden von Jahren zur Unterhaltung praktiziert. Aber das meine ich gar nicht, ich will auf etwas anderes hinaus.

Schon in meinem ersten Buch über Augenoptik war ich auf der Suche nach einer Methode, um dem Leser zu helfen, sein Verhalten zu ändern. Wir alle wissen doch, wie schwierig es sein kann, seine ungeliebten Laster aufzugeben. In diesem Buch[155] habe ich versucht, den Leser in eine Gruppendynamik zu drängen. Ich wollte, dass Sie sich Gleichgesinnte suchen, die ebenfalls etwas für gesunde Augen machen wollen und dass Sie nun gemeinsam zum Erfolg kommen. Meine Idee ist lernstrategisch auch heute noch nützlich, nur war mir nicht klar, dass Bücher in der Regel allein gelesen werden und es daher enorm schwierig sein könnte, überhaupt 3 Gleichgesinnte zu finden. Daher habe ich den letzten zwei Jahren alle Methoden betrachtet und studiert, die ich als Trainer zur Verfügung habe und bin über ein besonderes

---

155 Das war das Buch «Nice to see You», indem ich bereits die Augengesundheit in den Mittelpunkt gestellt habe.

Buch gestolpert, das in erster Linie nichts mit Augengesundheit und auch nicht mit Lernverhalten zu tun hat.

Ich habe das Buch «Der Magier in uns» von Thimon von Berlepsch gelesen und bin dadurch einem wunderbaren Gedanken und der Zauberei nähergekommen. Jeder Mensch hat ein Unterbewusstsein, das werden Sie sicherlich wissen. Und natürlich haben wir auch ein aktives Bewusstsein. Stellen Sie sich kurz einmal vor, das menschliche Bewusstsein hätte die Größe eines Auges, nur mal so angenommen. Dann wäre das Unterbewusstsein etwa so groß wie ein gewaltiger Asteroid. Das wird Ihnen nun etwas skurril vorkommen, jedenfalls vermute ich das. Aber das menschliche Gehirn hat ein schier unerschöpfliches Potential, das im Verborgenen liegt. Dieses machen sich Hypnosekünstler und auch Hypnose-Therapeuten zunutze.

Und warum sollten nicht auch Sie davon profitieren?

Lassen Sie mich an dieser Stelle ein Zitat von Vera F. Birkenbihl einbauen. Sie sagte einmal in einem Vortrag:

«Nur weil jemand eine Technik missbraucht, soll es ja nicht bedeuten, dass wir sie nicht gebrauchen können.»

Der Satz ist nicht ganz sauber zitiert und bezog sich auch auf einen anderen Sachverhalt, aber im Kern trifft es auch hier. Nur weil manche Schausteller ihre armen Opfer unter Hypnose bellen lassen, sollte es uns nicht abhalten, diese Technik zu unserem Vorteil zu nutzen. Vielleicht kennen Sie auch schon einen Weg, wie Sie selbst in den Genuss von Hypnose kommen, ohne einen geeigneten Therapeuten zu suchen und zu bezahlen.

Jeder von uns ist ohne Weiteres dazu in der Lage, sich mit großen Sorgen etwas vorzustellen, das dann auch in Erfüllung geht. Dieser

Prozess der selbsterfüllenden Prophezeiung[156] ist uns allen nur allzu gut bekannt.

Aber warum sollte das nicht auch in die andere Richtung laufen. Jeder Spitzensportler, der schon die eine oder andere Medaille gewonnen hat, ist ein Experte darin, sich den Erfolg mental vorzustellen, bevor er die körperliche Leistung dann abruft. Aber viel wichtiger in dieser Überlegung ist, dass er dazu nicht in seinem Bewusstsein agiert und die Sache «durchdenkt», nein, er lässt sein Unterbewusstsein die Sache einfach schon mal wie in einem Blick in die Zukunft durchleben. Das Unterbewusstsein differenziert nicht zwischen Fakt und Fiktion und stellt so den ganzen Körper darauf ein, es dann auch umzusetzen. Falls Sie also bereits Erfahrungen mit Autosuggestion haben, wäre das doch eine spannende Herausforderung, sich dem Thema «Gesunde Augen» mit dem Umprogrammieren seiner ungesunden Tätigkeiten zu widmen. Wenn Sie aber nun zu der überwiegenden Mehrheit der Menschen zählen, die weder Hypnose noch Autosuggestion bisher erlebt haben, möchte ich Ihnen noch eine Möglichkeit der unterbewussten Steuerung mitgeben.

Die Augen sind in sehr vielen Techniken der Hypnose das Tor in das Unterbewusstsein. Wie Sie sich erinnern mögen, sagen viele Hypnotiseure, dass die Augen schwer werden. Zudem wird oftmals ein Objekt fixiert, um die Hypnose vorzubereiten und einzuleiten. Die Augen können wir daher als ein gutes Sinnesorgan bezeichnen, um Kontakt mit dem Unterbewusstsein zu erlangen. Genau das wollen wir nun nutzen.

Sie könnten sich wichtige Punkte aus diesem Buch eigenständig als Erinnerungs-Post-it gestalten. Zu diesem Zweck suchen Sie sich ein Bild aus, das Sie inhaltlich und visuell mit diesem Punkt verbinden möchten. Dabei könnte es von Vorteil sein, dass Sie sich ein Bild aussuchen, das Ihr Unterbewusstsein «mag», aber offensichtlich nichts mit dem Inhalt zu tun hat. Ich versuche es an einem Beispiel zu erklären.

---

156 Googlen Sie bitte auch noch zu dem Begriff «Pygmalion-Effekt» und falls Sie es noch nicht getan haben, lesen Sie das Buch «Pygmalion» von Bernhard Shaw, es lohnt sich.

Stellen wir uns vor, in diesem Buch hat Sie der Gedanke, frei ohne Zigaretten zu leben, überzeugt und bisher sind alle Versuche fehlgeschlagen. Dann überlegen Sie bitte in Ruhe, in einem Tagtraum, wie es wäre, sich keine Zigarette anzustecken, wie Ihr Leben wäre und wie gut es Ihnen gehen würde. Sollten Sie sich für fünf Minuten darauf konzentrieren können, ohne sich ablenken zu lassen, sind Ihre Chancen groß, dass Ihr Unterbewusstsein eine Veränderung akzeptieren wird. Schaffen Sie es nicht mal, sich vorzustellen, dass Sie nicht rauchen, dann scheinen der Wille und das Können bei Ihnen noch sehr weit auseinander zu stehen. Sie wollen, aber können nicht aufhören.

Wenn Sie sich aber eine rauchfreie Zukunft schon vorstellen können, ist der Weg in die Realität offen. Suchen Sie sich nun einen visuellen Reiz, also ein Bild. Das können Sie drucken, selbst malen, basteln und bereits etwas Fertiges nehmen. Wenn Sie nun einen visuellen Bezugspunkt haben, brauchen wir eine Botschaft. Sie sollte positiv formuliert sein und ohne Wörter wie «nicht» oder «keine» auskommen. Schreiben Sie also nicht «keine Zigarette rauchen». Ihr Unterbewusstsein wird das kleine k schneller streichen, als es Ihnen lieb ist und steckt sich eine Zigarette an.

Auch die Aussage «nicht rauchen» wäre fatal. Notieren Sie etwas, das zu Ihnen passt und formulieren Sie es bitte allein. Ich würde vermutlich Folgendes aufschreiben: «Ich will jeden Tag rauchfrei durchatmen». Nun haben wir einen visuellen Reiz und diesen Spruch zusammen als Informationsquelle und nutzen nun unser visuelles Gedächtnis. Bringen Sie Ihre Botschaft an einem Punkt an, den Sie regelmäßig sehen und fangen Sie an, die Zigarette mit dem Bild zu verknüpfen. Nach drei bis vier Wochen könnten erste Erfolge sichtbar werden und Sie denken beim Rauchen auf einmal an das Bild. Wenn Sie Glück haben und Ihr Unterbewusstsein es akzeptiert, kann es dann sogar passieren, dass Sie wirklich aufhören. Diese spezielle Methode können Sie im Internet unter dem Begriff «Visuelle-Neurobiologische-Selbststeuerung» noch näher recherchieren. Für mich ist es eine gute Möglichkeit, sich allein zu managen.

Was ich Ihnen hier also beibringen möchte, ist es, sich an eine Methode zu trauen, die Sie vielleicht noch nicht kennen. Starten Sie mit Hypnose-Therapie, Autosuggestion, Neuro-linguistische Programmierung NLP, **LOL^{2}A**[157] oder visueller Selbststeuerung, aber starten Sie bitte zeitnah. Um die Gesundheit Ihrer Augen nicht aus dem Blick zu verlieren, bevor es zu spät ist.

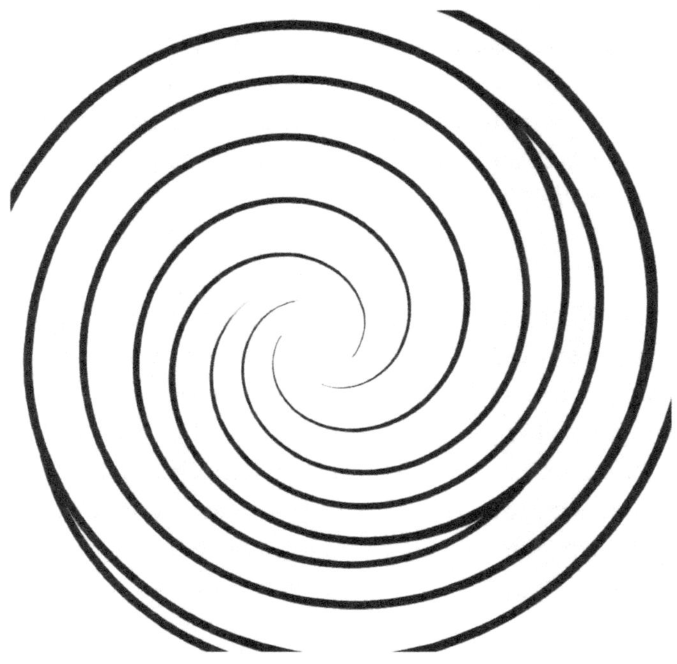

157 LOL^{2}A: Auch wenn das Buch und die dahinterstehende Idee von René Egli nicht mehr ganz neu ist, landet es auf alle Fälle auf meiner Empfehlungsliste.

Arigato[158]

Danke an meine Inspirationen

Als ich mich aufmachte, dieses Buchprojekt zum Leben zu erwecken, war ich mir sicher, dass ich am Ende, wie soll es anders sein, meiner Familie und Freunden danken würde. Für die Zeit, die Unterstützung und alles andere halt. Nicht dass ich nun undankbar sein möchte, aber mein besonderer Dank gilt: dem besten Chef der Welt.

Er hat mir aufgeholfen, als ich am Boden war und mich ermutigt, mehr aus mir zu machen, als ich zufrieden war. Er hat mich inspiriert und beeindruckt. Es war mir ein Vergnügen, über ein Jahrzehnt in seiner Nähe zu sein und ich gönne und wünsche ihm nun alles erdenklich Gute für seine bevorstehende Pensionierung. Er hat seine Liebe zum Beruf und den Menschen an seinen Sohn weitergegeben, der heute in die Fußstapfen des Vaters tritt.

Danke für so viel Vertrauen.

Vera F. Birkenbihl war zweifellos auch für dieses Buch in vielerlei Hinsicht inspirierend. Ihre einzigartige Art, komplexe Themen auf eine verständliche und unterhaltsame Weise zu vermitteln, faszinierte und begeisterte Menschen weltweit, so auch mich. Ihre Gedanken und Ideen eröffneten neue Horizonte und halfen vielen, ihr eigenes Denken und Lernen zu revolutionieren. Mit unermüdlicher Leidenschaft und Hingabe trieb sie die Forschung in den Bereichen des gehirngerechten Lernens und der Kommunikation voran.

Ich danke auch ihr.

---

[158] Im deutschsprachigen Raum kommt mir nur das Wort Dankeschön in den Sinn, dieses aber unterscheidet ohne weitere Erklärung nicht zwischen unterschiedlichen Empfängern des Dankeschöns. Daher wähle ich hier Arigato aus dem Japanischen, welches in der Regel genutzt wird für ein Dankeschön unter Freunden.

Buchempfehlungen und Quellen

Alberto Manguel – **Eine Geschichte des Lesens** – rowolth 1996 ISBN 3-499-22600-6

Andreas Berke – **Optometrisches Screening** – DOZ 2020 ISBN 978-3-942873-43-7

Anne Katharina Zschocke – **Darmbakterien als Schlüssel zur Gesundheit** – Knaur Verlag – 2014 – ISBN 978-3-426-87693-0

Charles T. Krebs – **Lernsprünge** – VAK 2010 ISBN 978-3-932098-04-8

Dieter Methling – **Optometrie** – Verlag Harri Deutsch 1989 ISBN 3-8171-1067-7

Dirk Revenstorf – **Klinische Hypnose** – Springer-Verlag 1993 ISBN 3-540-56247-8

Dominik Nischwitz – **In aller Munde** – mosaik 2019 ISBN 978-3-442-39343-5

Donald D. Hoffman – **Visuelle Intelligenz** – dtv 2003 ISBN 3-423-33088-0

Elmar Wienecke – **Fit für freie Radikale** – Hädecke 2005 ISBN 3-7750-0461-0

Heike Schuhmacher – **Fehler muss man sehen!** - tredition Verlag – 2020 ISBN 978-3-347-07503-0

Helena Oranos-Boeckel – **Nährstoff-Therapie** – Trias 2022 ISBN 978-3-432-11496-5

Inga Menkhoff – **Die Welt der optischen Illusionen** – Parragon 2007 ISBN 978-1-4075-5703-8

Irmgard Oepen – **An den Grenzen der Schulmedizin** – Deutscher Ärzte Verlag 1985 ISBN 3-7691-0098-0

Josef Pies – **Heilende Zucker** – VAK Concept 2004 ISBN 3-935767-45-5

Klaus H. Bayer – **Schlank, gesund und suchtfrei durch Hypnose-Therapie** – Ultrus ISBN 3-927059-71.4

Lars Wandke - **Ich schau dir in die Augen, Kleines!** - Goldmann Verlag 2014 ISBN978-3-442-31363-1

Laurie Capogna – **Ernährung für gesunde Augen** – Trias Verlag 2020 ISBN 978-3-432-11152-0

Michael Pollan – **64 Grundregeln Essen** – Goldmann 2001 ISBN 978-3-442-21950-6

Michaela Axt-Gadermann – **Schlau mit Darm** – Südwest 2019 ISBN 978-3-517-09469-4

Michaela Friedrich – **Optometrische Funktionsprüfungen** - DOZ 2021 ISBN 978-3-922269-99-1

Mitchell Scheiman – **Clinical Management of Binocular Vision** – Wolters Kluwer 2020 ISBN 978-1-4963-9973-1 (*Englisch*)

Peter Gasser – **Einführung in die Neuropsychologie** – hep Verlag 2012 ISBN 978-3-03905-849-5

Peter Mansfield – **The Bates Method** – Vermilion 1995 ISBN 0-09-181281-X (*Englisch*)

Eine kostenlose Version der primären Literatur von 1920 findet sich im Internet: https://www.iblindness.org/ebooks/perfect-sight-without-glasses/

Ralf C. Jann – **Nice to see You** – Neopupli Verlag 2020 ISBN 978-3-7529-4194-4

Stephan Degle – **Entspannung am Smartphone, Tablet und PC** – DOZ 2022 ISBN 978-3-942873-60-4

Udo Pollmer – **Lexikon der populären Ernährungsirrtümer** Piper Verlag 2005 ISBN 3-492-24023-2

Volker E. Amelung – **Sehen im Alter** – MWV 2012 ISBN 978-941468-92-4

Volker Schmiedel – **Fit und gesund mit Vitalstoffen** – Gräfe und Unzer 2000 ISBN 3-7742-4037-x

Anhang

Sehen – Was ist das?

A	N
B	O
C	P
D	Q
E	R
F	S
G	T
H	U
I	V
J	W
K	X
L	Y
M	Z

Graffiti: Sehen – Was ist das?

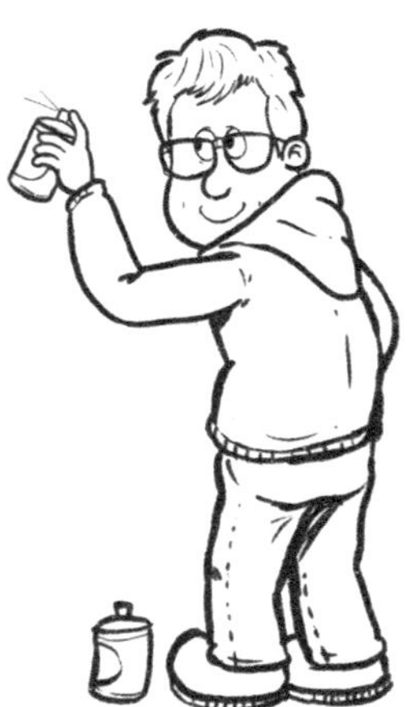

Entwicklung des Sehens

A	N
B	O
C	P
D	Q
E	R
F	S
G	T
H	U
I	V
J	W
K	X
L	Y
M	Z

Graffiti: Entwicklung des Sehens

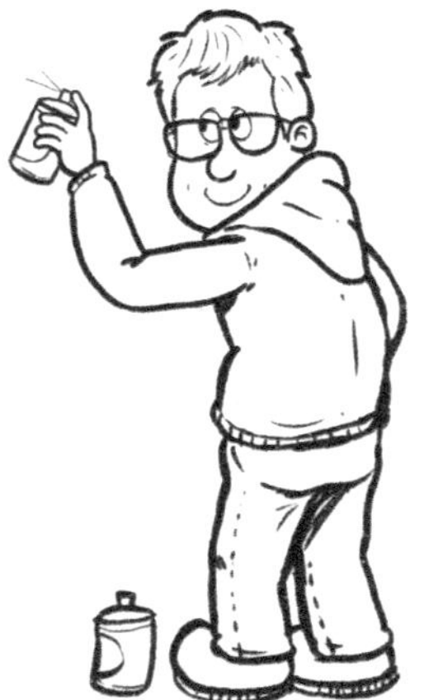

Meine Augen und Ich

A	N
B	O
C	P
D	Q
E	R
F	S
G	T
H	U
I	V
J	W
K	X
L	Y
M	Z

Graffiti: Meine Augen und Ich

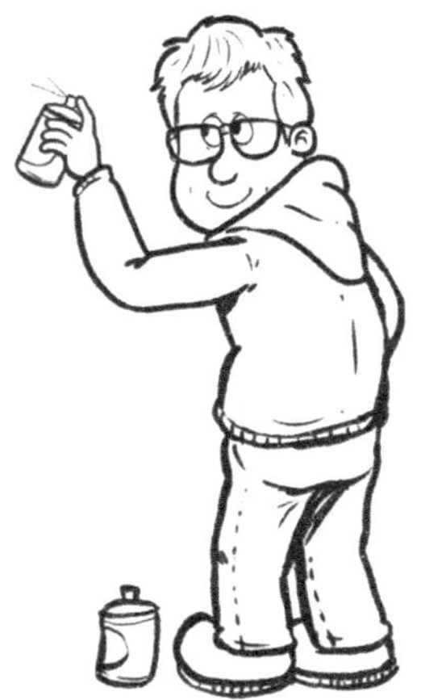

Augengesundheit und Krankheit

A	N
B	O
C	P
D	Q
E	R
F	S
G	T
H	U
I	V
J	W
K	X
L	Y
M	Z

Graffiti: Augengesundheit und Krankheit

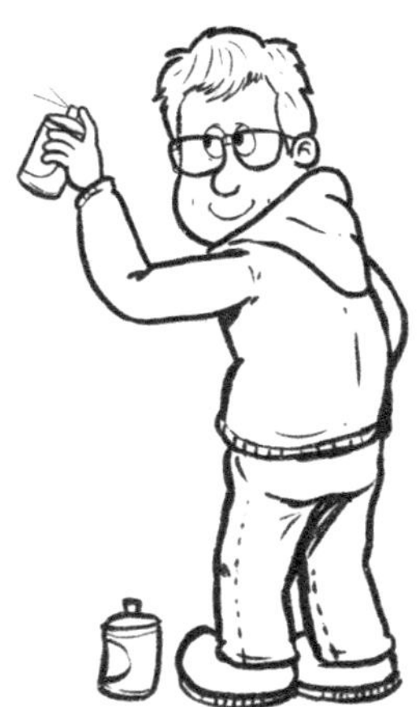

Welche Menschen haben besondere Augen?

A	N
B	O
C	P
D	Q
E	R
F	S
G	T
H	U
I	V
J	W
K	X
L	Y
M	Z

Graffiti: Welche Menschen haben besondere Augen?

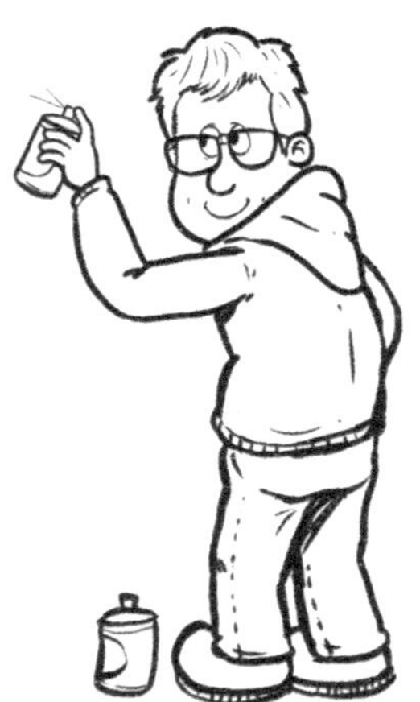

Augen-Training

A	N
B	O
C	P
D	Q
E	R
F	S
G	T
H	U
I	V
J	W
K	X
L	Y
M	Z

Graffiti: Augen-Training

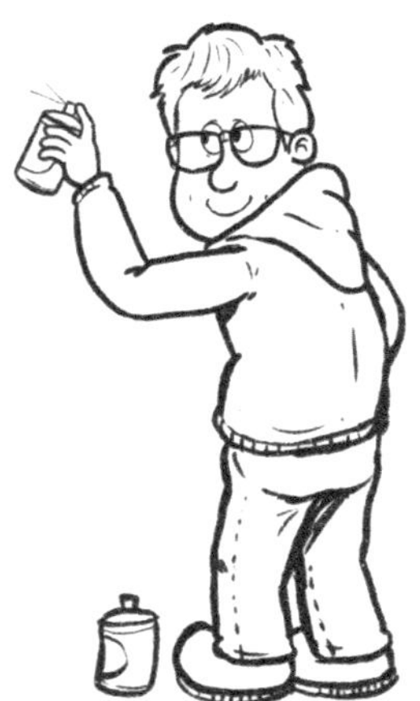

Augengesunde Ernährung

A	N
B	O
C	P
D	Q
E	R
F	S
G	T
H	U
I	V
J	W
K	X
L	Y
M	Z

Graffiti: Augengesunde Ernährung

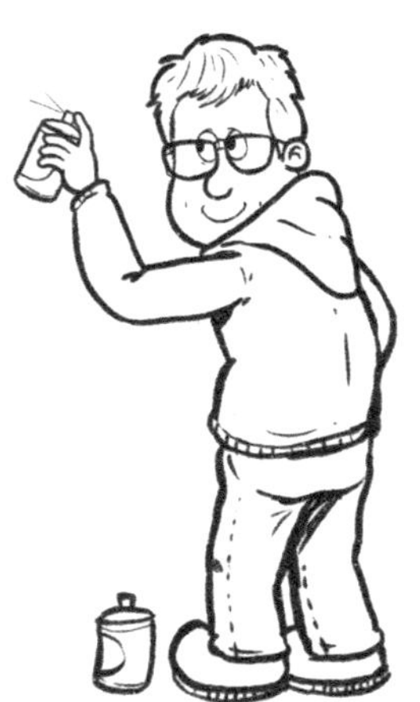

WANN SOLLTEN DEINE Kinder EINEN SEHTEST BEIM ARZT MACHEN

Eine Empfehlung von

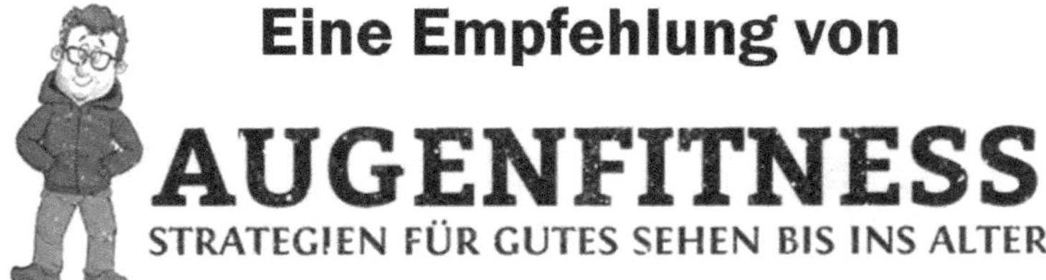

mit 6 Monaten

mit 3 Jahren

ab der 1.ten Klasse

alle 2 Jahre

Bei Auffälligkeiten natürlich früher.

Amsler Gitter Test[159]

1. Tragen Sie Ihre Brille, welche sie zum Lesen verwenden, für diesen Test.
2. Halten Sie den dicken schwarzen Punkt in 30-40cm von Ihren Augen entfernt.
3. Decken Sie nun, ohne die Position des Blattes zu ändern mit einer Hand ein Auge zu.
4. Das offene Auge fixiert den schwarzen Punkt.
5. Während der Blick starr auf dem Punkt liegt, wird das Gitter beobachtet und bewertet.
6. Wechseln Sie das Auge

Machen Sie bitte sehr schnell einen Termin beim Augenarzt, wenn das Gitter folgende Veränderungen aufweist:

- Verzerrte, verschwommene Stellen oder wellige Linien
- Die Quadrate sind nicht alle gleich groß.
- Nicht alle 4 Ecken sind sichtbar. Um diese besser zu erkennen, können Sie gerne in jede Ecke einen roten Punkt machen.

Wenn Sie diesen Test mit einer Gleitsichtbrille machen, sind einige Effekte, wie verschwommene Linien auch dadurch zu erklären. Beim Optiker können Sie den Test mit einer Demo-Brille wiederholen bevor Sie in Panik geraten.

---

[159] In der Schweiz wäre die Homepage der Beratungsstelle Retina Suisse eine gute Anlaufstelle für Informationen und Möglichkeiten, wenn das Sehen schlechter wird.

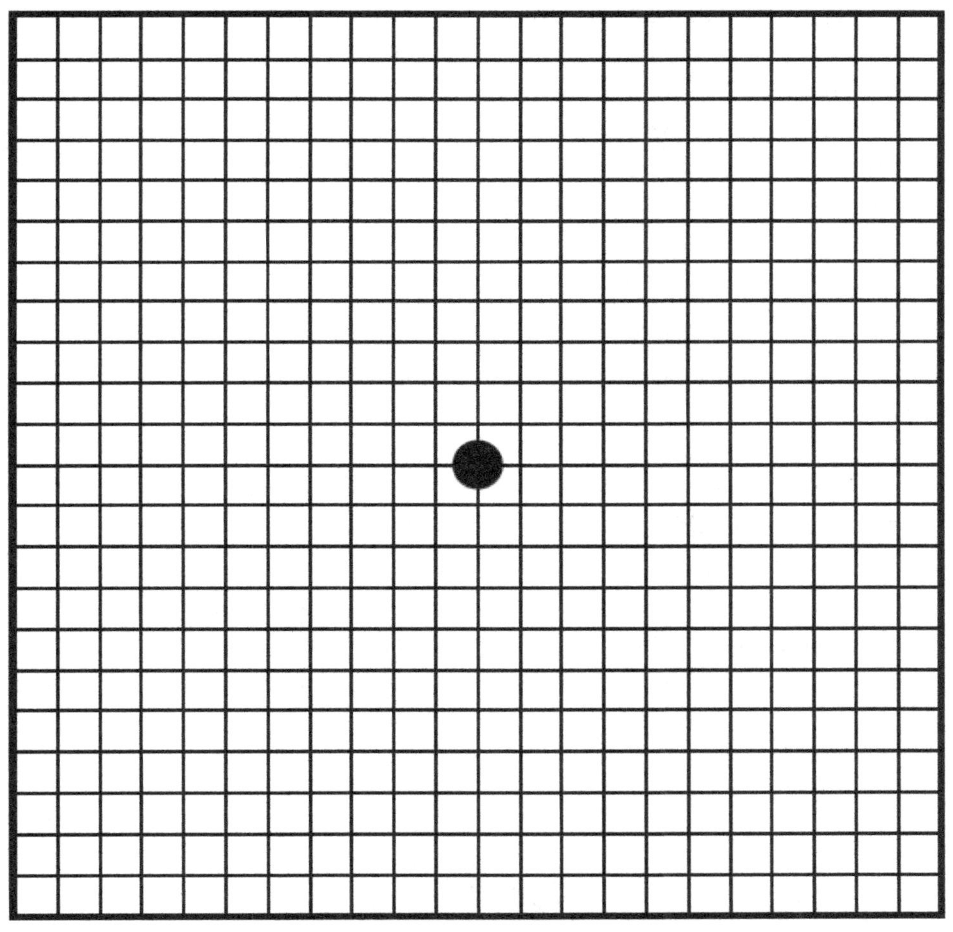

Auswertung ABC-Listen

Die ABC-Listen zeigen sehr eindrücklich, welche Wörter aktuell in Ihrem Bewusstsein präsent sind. Diese lassen einige Rückschlüsse zu, die aber auch immer mit Vorsicht zu genießen sind. Stellen Sie sich vor, ich fragte Sie zum Thema «Kunden-Service in Deutschland» – dann kommt es zum ersten darauf an, aus welcher Position Sie dazu Stellung beziehen. Als Verkäufer und als Kunde werden Sie das Thema diametral zueinander wahrnehmen. Nun ist auch die Wortwahl eine spannende. Bewerten Sie gerne einmal die Wörter und Begriffe, die Sie geschrieben haben in verschiedenen Kategorien:

- positiv oder negativ
- Substantive oder Adjektive
- Fach-Chinesisch oder Allgemein-Sprache

Sie werden viele weitere Kategorien finden, die es lohnt, näher anzuschauen. Mit der ABC-Liste können Sie also etwas über sich selbst lernen. Auch dient dieses Alphabet dazu, Lernerfolg zu visualisieren. Machen Sie zu einem bestimmten Thema in regelmäßigen Abständen eine Liste, versehen Sie diese mit einem Datum und so können Sie nach einem halben Jahr sehr deutlich Ihre Veränderung erkennen.

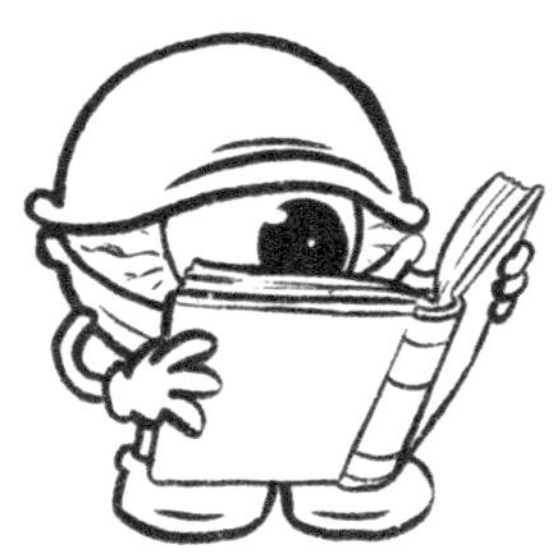

Muster Graffiti:

Das Graffiti dient als Ideenvorlage und kann bei Ihnen natürlich bunt oder völlig anders aussehen. Viel Spaß beim Erstellen der zahlreichen Bilder.

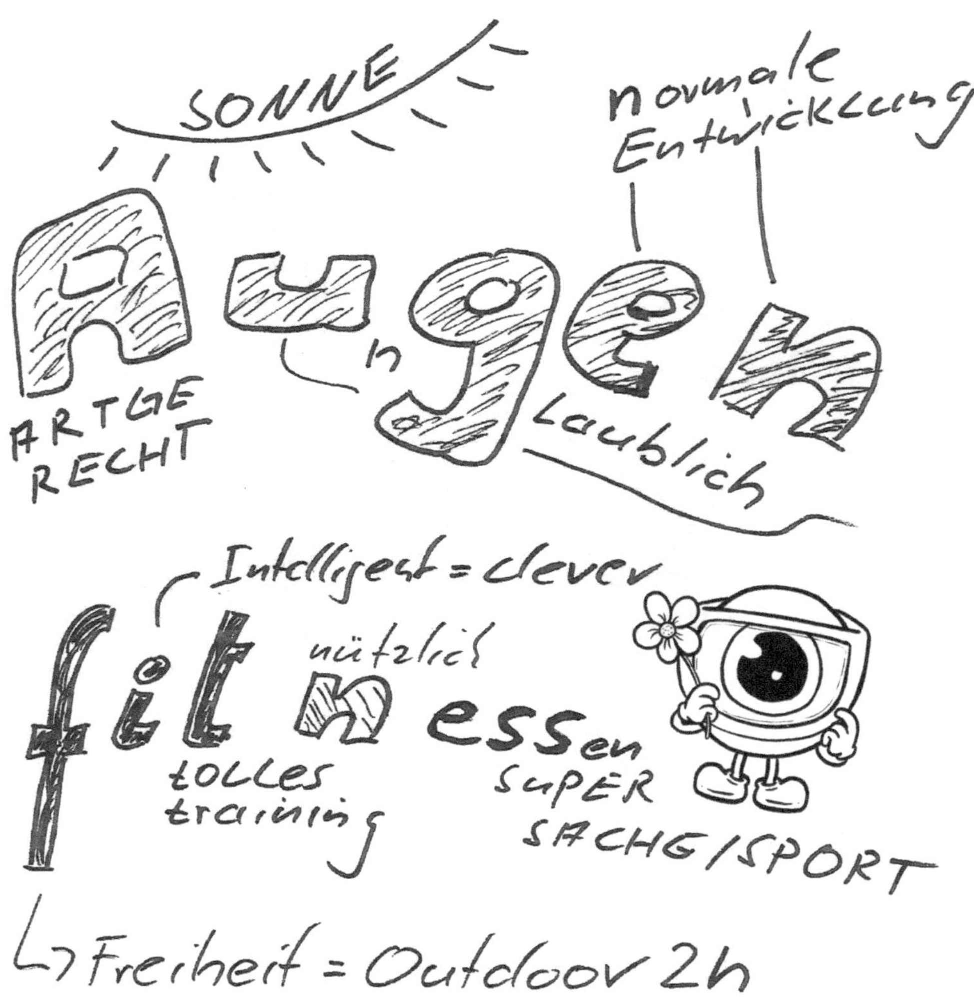

Erklärung: Schwarz-Weiß-Bild

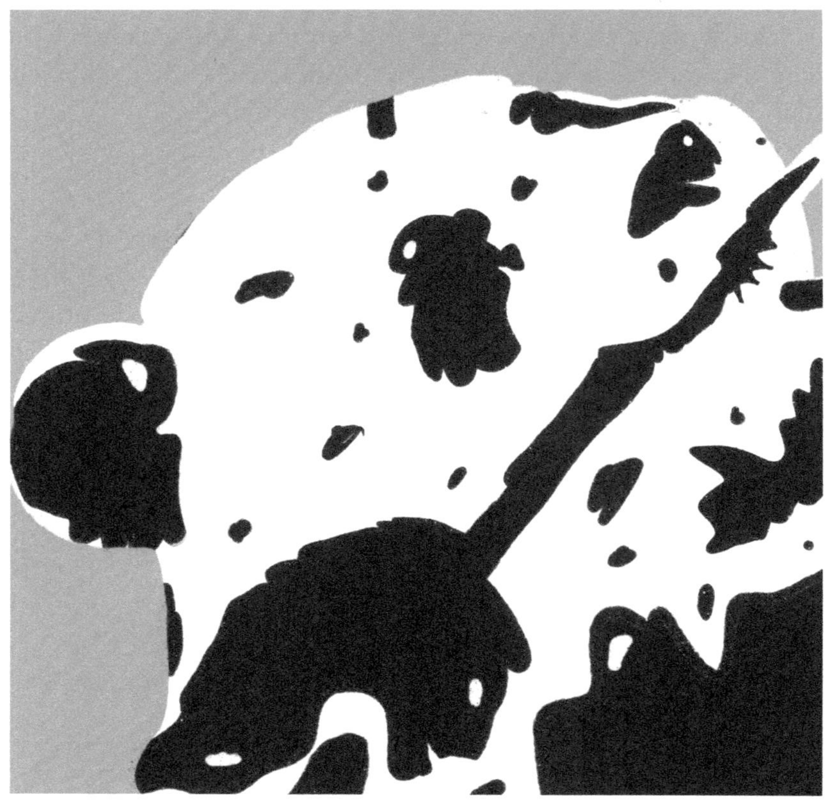

Wenn Sie sich die schwarz-weißen Flächen auf dem Bild anschauen, könnten Sie den Eindruck haben, es handle sich um die Darstellung eines Pandabären, der gerade an Bambus knappert. Sollten Sie diesen Panda nun erkennen, werden Sie es nie wieder in Ihrem Leben schaffen, das Bild anzuschauen, ohne dieses Tier auch nur im Ansatz zu erkennen. Wir sehen zwar mit den Augen, oder zumindest nehmen wir mit den Augen die Umwelt wahr – die Verarbeitung findet aber im Gehirn statt und muss in diesem Prozess immer berücksichtigt werden.

Mögliche durch Augen induzierte Probleme[160]

Die Beschwerdesituation bei einer symptomatischen Augenproblematik kann sehr unterschiedlich sein. Allgemein wird solch ein Symptomkomplex unter dem Begriff Asthenopie zusammengefasst. Die Beschwerden können einzeln oder in Kombination auftreten. Hierzu zählen unter anderem:

- Kopfschmerzen *(im Laufe des Tages, nicht nach dem Aufstehen)*, evtl. sogar Migräne
- Zug- und/oder Druckgefühl um die Augen
- Augenschmerzen
- Schwindel, evtl. Übelkeit
- Lesen trotz Brille anstrengend
- schnelles Ermüden beim Lesen
- Konzentrationsprobleme bei längerem Lesen
- extreme Probleme bei anspruchsvollen Sehaufgaben
- Schwierigkeiten beim Wechsel der Blickrichtung
- Schwierigkeiten beim Wechsel der Sehentfernung (*Fokuswechsel*)
- Sehschärfeprobleme *(gelegentliches verschwommen Sehen)*
- Augenblinzeln/-kneifen
- störende Lichtempfindlichkeit
- mit keiner bisherigen Brille gutes Sehen
- unruhiges Sehen/Fixationsschwierigkeiten
- anstrengendes Sehen, z. B. bei Bildschirmarbeit

---

160 Aus dem Buch «Nice to see You» 2020 von R.C. Jann

- Augenreizungen *(-brennen, -jucken, -tränen)*, evtl. Bindehautrötung
- Verspannungsschmerzen im Nacken und/oder Schulterbereich
- schlechtes bis fehlendes räumliches Sehen
- Schwierigkeiten beim Schätzen von Entfernungen
- Schwierigkeiten beim Schätzen von Geschwindigkeiten
- Probleme beim Lesen und Schreiben
- große Neigung zu Flüchtigkeitsfehlern
- schlechte Handschrift
- Lernunlust
- Lese-Rechtschreib-Probleme
- schlechte Feinmotorik *(malen, ausmalen, ausschneiden)*
- ungeschickte Grobmotorik *(Ballspielen, Fahrradfahren, Treppensteigen)*
- Gleichgewichtsprobleme

Wichtig ist aber zu ergänzen, das in allen diesen Fällen die Augen zwar beteiligt sein können, aber nicht müssen. Die Komplexität des Körpers macht es in vielen Fällen sehr schwierig bis unmöglich eine «Lösung» zu finden. Daher ist es immer ratsam verschiedene Therapien in Betracht zu ziehen. Stellen Sie sich, auf der nächsten Seite, die folgenden Fragen und überlegen welche Antwort auf Sie oder ihr Kind passt. Das lässt einen gewissen Rückschluss zu, welche Therapien sie als ersten angehen sollten.

Allgemein gilt für die Augen:
Stress vermeiden, Bewegung suchen.

Frage	Antwort	Lösung
Mag Ihr Kind Hörbücher oder vorgelesen bekommen?	Nein	Sprachentwicklung könnte verzögert sein. Eine Logopädie wird empfohlen.
Kann Ihr Kind Inhalte in eigenen Worten wiedergeben?	Nein	
Hat Ihr Kind Konzentrationsprobleme bei langen Texten?	Ja	Das Sehen könnte gestört sein. Machen Sie einen Termin für eine augenärztliche Untersuchung.
Rutscht Ihr Kind beim Lesen in den Zeilen hin und her, verliert es Wörter oder übergeht einige?	Ja	
Kann Ihr Kind bei grösserer Schrift besser lesen?	Ja	
Hat Ihr Kind Probleme beim Abschreiben an der Tafel?	Ja	Hier könnte eine Augenuntersuchung sinnvoll sein. Zudem wäre es möglich das die Informationsverarbeitung gestört ist. Hier sind Bewegungstherapien hilfreich.
Hat Ihr Kind Probleme beim Erkennen von einzelnen Buchstaben?	Ja	

Index

A

B

C

D

E

F

G

H

I

J

K

L

M

N

O

P

Q

R

S

T

U

V

W

X

Y

Z

Der Autor

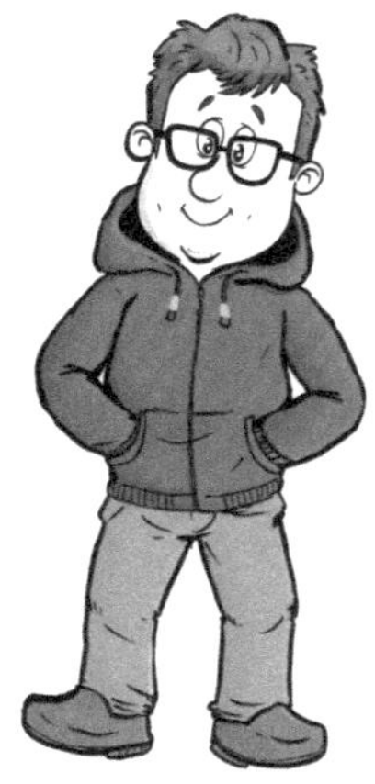

R. C. Jann, geboren 1978, ist Augenoptikermeister, Trainer in der Erwachsenenbildung und ein leidenschaftlicher Familienmensch.

Beruflich widmet er sich mit Leib und Seele seinem Spezialgebiet, der Augenoptik. Nach der Veröffentlichung des augenoptischen Nicht-nur-Fachbuches «**Nice to see You**» hat er sich an einen Roman gewagt, nicht jedoch ohne dafür auch Regeln aus der Augenoptik und Didaktik zu nutzen.

Nun kehrt er zurück in sein Fachgebiet und hat einen Kurz-Rad-Geber[161] für gesunde Augen entwickelt und geschrieben. Es ist sein größter Wunsch, dass **Alle** die Vorschläge aus den Handhabungshinweisen einhalten.

Erklärung des Autors:

«Die hier zusammengetragenen Informationen habe ich nach bestem Wissen und Gewissen recherchiert. Dennoch kann und will ich keine Garantie geben, dass mit den hier veröffentlichten Tipps eine Steigerung und Stabilisierung der Gesundheit, im Besonderen der Augengesundheit, einhergeht. Der menschliche Körper hat ein hohes Maß an Komplexität und es kann sein, dass was für den einen gut ist, für den anderen schlecht ist. Sie tragen immer die Verantwortung für sich und Ihr Leben. Sollten Sie eine Ernährungsumstellung angehen, machen Sie das immer bewusst, schreiben Sie ein Protokoll und beraten Sie sich mit Ihrem Arzt.»

---

161 Wundern Sie sich nicht über diesen vermeintlichen Schreibfehler, es ist gar keiner.